기적을 만드는
식생활 혁명

기적을 만드는

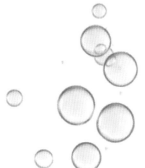

식食 + 생활生活 혁명

방태환 지음

좋은땅

목차

프롤로그

현대 사회는 살기 편하고 평균수명이 높아졌지만 역설적으로 병원은 많은 사람들로 붐비고 있다. 전 세계적인 문명의 발달은 인류에게 편리함을 안겨 주었지만 그 이면에는 온갖 질병들이 인간 사회를 괴롭히는 대상이 되어 버렸다. 전쟁보다 더 무서운 것이 질병인데 예전에는 잘 걸리지 않던 수많은 질병들이 계속해서 증가하고 있다. 질병으로 인해 사망하는 사람들이 너무 많다.

예전에는 성인병이라고 하던 암, 뇌경색, 고혈압, 당뇨 등이 생활습관병으로 어린아이들에게도 찾아오고 있으며 정신질환을 대표하는 알츠하이머, 정신분열증, 우울장애, 공황장애, 조울장애들도 늘어나고 있다.

인간의 의지는 점점 나약해져 오직 식욕에 따라 먹고 마시는 것에 익숙해졌다. 많은 사람들은 자신들이 먹고 생활하는 것들이 얼마나 건강에 해로운지를 알지 못한 채 살아가고 있다. 그런 삶을 살다가 갑자가 아프게 되면 병원에 가서 검사를 하게 되고 현대의학에 모든 것을 맡기게 된다.

생활습관을 고치지 못하면 질병의 치료는 없다. 약물을 사용하는 것은 잠시 통증을 완화시키고 질병의 외형과 위치는 바꿀 수 있으나 사실상 인체에 더 큰 문제를 일으킨다.

식생활습관을 바꾸면 고치지 못할 병이 없다. 암, 당뇨, 고혈압, 백혈병, 심장병, 신장염, 우울장애, 대장염, 크론병, 아토피 등 모든 질병들이 자연치유를 통해 회복될 수 있다.

종종 우리는 다양한 자연요법 중 한 가지만 골라서 실천해도 몸이 바뀌는 것을 느끼게 된다. 우리의 몸은 절대로 거짓말을 하지 않는다. 물 마시는 습관만 바꾸어도, 식사의 양만 줄여도, 저녁 한 끼만 굶어도, 생각만 바뀌어도, 매운 음식만 먹지 않아도, 운동만 늘려도, 좋은 산소만 마셔도 많은 변화를 느끼게 된다.

시온의 동산에서는 올바른 식생활에 관한 건강교육을 한다. 잘못된 생활습관으로 병들었다면 반드시 그 습관을 고쳐야 한다. 그렇지 않으면 어떤 방법을 다 동원해도 의미가 없다.

시온의 동산에 입소한 많은 사람들이 건강교육을 받은 뒤에는 개념이 바뀌어 다른 삶을 살게 된다. 고통스럽게 하는 대체요법이 아니다. 쉽고 인간의 존엄성을 높여주고 합리적인 방법으로 자연치유를 시작할 수 있다.

이 책은 질병으로 고통당하는 모든 분들을 위하여 쓰인 책이다. 돈이 없어도, 의학에 관한 특별한 지식이 없어도 누구나 원하기만 하면 치유가 될 수 있는 방법이라고 생각한다. 이 책을 통하여 참된 건강의 기쁨을 누리시고 또 회복하는 데 도움이 되기를 기도한다.

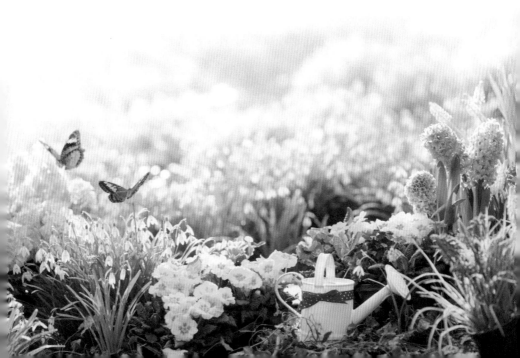

책을 다시 내야 하는 이유

처음 만들어진 책의 제목은 '자연의 법칙이 질병을 치료한다'이다. 책이 소진되어 책을 다시 출판해야 한다는 부담감을 가지고 1년이 넘는 세월을 보냈다. 그러던 어느 날 수년 전의 통화 내용이 갑자기 생각났다.

당시 자연치유센터 시온의 동산에 입소할 여건은 되지 못하지만 암에서 회복되기 원하는 한 아주머니가 계셨다. 그분의 이름은 모르지만 충북 어느 지역에 사셨던 것과 그가 암 환자였다는 것과 그분이 가지고 있던 암이 결국에는 깨끗이 나았었다는 사실이었다.

그분과의 통화는 두 번이 전부였다. 대화를 나누면서 암에서 회복될 수 있다는 확신을 주었고 책 한 권을 보내 드렸다. 그 암 환자는 저자와 약속을 했다. 책에 나온 대로 식생활을 바꾸는 일을 실천하겠다고. 수개월 후에 전화가 왔다. 암이 나았다는 내용이었다. 건강이 좋아지고 암이 나아서 감사하다는 마지막 통화는 지금도 잊히지 않는다. 이 한 권의 책에 나온 대로 열심히 실천하였더니 효과를 보았다는 잊지 못할 내용이었다.

그분은 단순하게 자연치유를 믿고 원칙대로 실천하셨다. 하나의 타협도 없이 건강 원리를 실천하였더니 암이 사라졌다는 것이다. 책 한 권이 암 환자를 살린 것이다.

이 책을 만들어서 죽어가는 한 사람의 생명만 살려도 혹은 질병으로 힘들어하는 단 한 사람의 고통을 덜어준다 해도 가치가 있는 일이 아닌가 하는 생각이 든다.

사실 자신의 강한 믿음이 자신의 질병을 회복시킨다. 그 확신이 생활 습관을 송두리째 바꾸어 놓을 수 있고 불가능해 보이는 불치의 병도 회복시킬 수 있다.

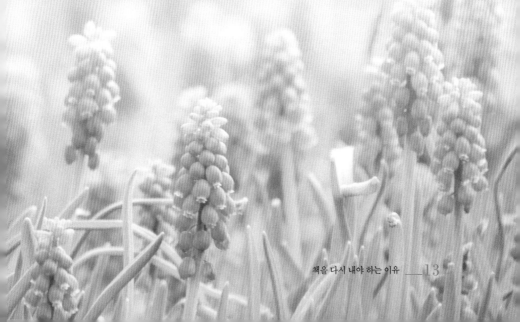

PART I

기적의 자연치유란

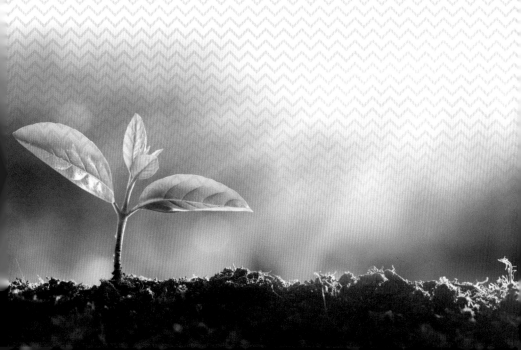

1

기적의 자연치유란

전쟁보다 무서운 질병

"암 말기입니다."라는 의사의 선고를 들으면 많은 사람들이 "이제 죽었구나."라고 하면서 자신의 생명이 다 되었다는 것을 느낀다. 두 달밖에 생명이 남지 않았다는 말을 들은 암 환자는 그 두 달의 마지막 생명을 가지고 투쟁하며 하루하루를 살다가 의사가 선고한 비슷한 날에 사망하는 경우를 종종 보게 된다. 인체의 놀라운 회복의 기적과 자연치유의 능력을 이해하면 절대 이런 일은 없을 것이다.

오늘날 얼마나 많은 사람들이 질병에 의해 안타까운 결과를 당하고 있는가!

인류는 증가하는 질병과 끊임없는 싸움을 하고 있다. 1971년 미국의 닉슨 대통령이 암과의 전쟁을 선포한 지도 47년이 지났지만 인류는 여전히 암을 정복하지 못하고 있다. 국가 암 퇴치법으로 어마어마한 돈

220조를 투입해 연구를 진행했으나 큰 의미가 없었다.

현재 암 환자 사망자 수를 통계적으로 보면 현대의학은 눈부시게 발전한 듯 보이나 암으로 인해 죽는 사람들은 더 많이 늘어나고 있다는 사실을 알게 된다.

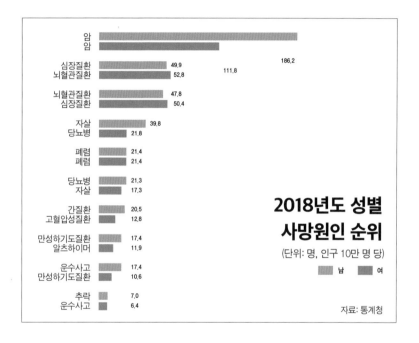

2018년도 성별
사망원인 순위
(단위: 명, 인구 10만 명 당)

자료: 통계청

통계적으로 환자들이 늘어가고 있다. 암 환자뿐 아니라 심장병, 당뇨, 중풍, 고혈압, 백혈병, 소아마비, 우울증 등이 세상의 행복을 빼앗아 가고 있다.

현대의학으로 질병을 고칠 수 있을까? 과연 의학계의 사람들은 자신의 몸을 현대의학에 다 맡길까?

일본의 한 보도 중에 깜짝 놀랄만한 것은 암 전문의 271명 중 270명이 자신이 암에 걸리면 항암제 치료를 하지 않겠다고 단호히 거부한 이야기이다.

사람들은 질병에 걸렸을 때 거의 무조건 현대의학에 몸을 내어 맡긴다. 현대의학이 할 수 있는 것은 검사하는 일과 응급처치와 기타 수술이 있겠지만 대부분의 질병은 현대의학이 해결할 수 없다.

사람들은 악순환의 딜레마에 빠져 있다. 암 환자가 항암치료나 수술을 한다고 가정해 보자! 수술이나 항암치료 혹은 방사선 치료를 한다고 모든 것이 해결될까?

눈에 보이는 것에 급급한 현대인들은 빨리 회복하고 싶어서 수술이나 항암제나 방사선의 도움을 받지만 또 다른 문제에 봉착하게 된다. 흔히 재발이나 전이는 급하게 받았던 수술과 방사선치료나 항암치료에 의해 생겨나는 경우가 허다하다. 현대의학의 대증요법을 하기 위해서는 식생활도 치유를 위한 자연식으로 바꾸기 어렵다. 왜냐하면 살집도 좀 있어야 하고 기운도 더 빨리 차려야 하기 때문에 오히려 불필요한 영양들을 더 섭취하게 될 수 있다. 그렇게 식생활을 하는 동안 인체 안의 암세포는 또다시 자라나게 된다.

암을 공격해서 치료하는 방법은 정답이 아니라는 것이 증명되었다. 마치 아카시아 나무를 잘라내면 더 많은 종족 번식을 위해 뿌리 마디마디마다 가지가 자라나는 것처럼, 한 나무만 뿌리째 뽑았어도 될 문제를 이제는 수십 그루의 나무에 대항해서 싸워야 할 것이다.

질병도 마찬가지다. 질병에 대해서 잘 알고 있다면 결코 무리한 행동을 하지 않는다. 생활습관을 바꾸는 것이 정답이다.

현대의학에서 "암이 완치가 되었다." 아니면 "백혈병이 완치가 되었다."라든가 심지어 "당뇨가 완치되었다."라는 말을 들어 본 일이 있는가? 별로 없을 것이다. 이것이 바로 현대의학의 한계점이다.

진정한 의미의 자연사가 줄어들고 있다. 교통사고 나서 죽어도, 늙어서 죽어도 죽음의 원인이 무엇이든지 간에 거의 모든 사람의 몸속에는 질병이 있다는 것이다. 인간 사회에 질병이 이렇게 많다는 것은 정말 안타까운 사실이지만 그 모든 것에는 원인이 있다.

자연치유에 대한 이해와 신뢰를 하기 위한 마음이 열리면 진정한 자연치유를 경험할 수 있으며 회복의 속도도 빨라질 것이다. 어느 시대를 막론하고 인류에게 질병은 가장 큰 적이다. 올바른 생활로 개혁하지 않는다면 질병은 이전보다 무섭게 인간을 장악할 것이다.

질병이란 무엇인가?

질병에 대한 이해가 반드시 필요하다. 12,420개의 질병은 이름만 들어도 복잡하다. 그러나 질병이 무엇인지 아는 순간 질병의 회복은 시작된다.

일반적인 요법에는 수만 가지의 질병에 치료법도 수만 가지다. 오늘날처럼 홍수 같은 정보의 시대에 환자는 더 혼란에 빠지기 쉽다.

질병이란 인체 안에 쌓인 노폐물(독소)이 자리 잡은 것을 말한다. 질병이란 심신의 전체 또는 일부가 일차적 또는 계속적으로 장애를 일으켜서 정상적인 기능을 할 수 없는 상태를 말하는데 통증을 수반한 상태든 그렇지 않은 상태든 우리 몸이 정상적인 상태에서 비정상적인 상태로 변한 것을 말한다.

몸이 자주 아픈 사람, 소화가 안 되는 사람, 스트레스를 많이 받는 사람, 화를 잘 내는 사람, 오해를 많이 하는 사람, 걱정이 너무 많은 사람, 사회적으로 잘 어울리지 못하는 사람, 도덕성이 결여된 사람 등이 건강하지 못한 사람들이다. 건강상태는 정신에도 영향을 미치게 된다.

질병은 감염성 질환과 비감염성 질환으로 나뉘는데, 감염성 질환은 바이러스·세균·곰팡이·기생충과 같이 질병을 일으키는 병원체가 질환을 일으키는 것을 말한다. 바이러스 감기, 독감, 수두, 대상포진, 홍역 등이 대표적인 예이다.

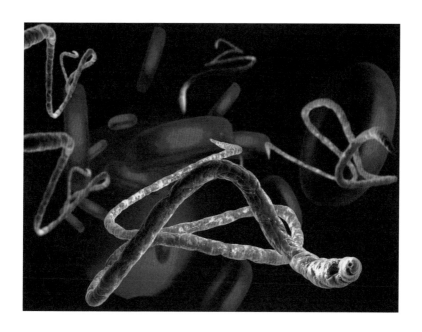

세계 역사 가운데 남을 만한 감염성 질환은 페스트균에 의한 흑사병, 스페인독감, 말라리아, 에볼라바이러스, 조류독감, 신종플루 등이 있으며, 때로는 유럽인구의 3분의 1 이상, 스페인에서 4,000만 명 정도의 사망자를 낳기도 했다. 최근에는 에볼라가 주목할 만한 두려운 감염성 질환이었다.

그런데 중요한 사실을 알면 이러한 감염성 질환도 두렵지 않다. 감염균은 서식할 수 있는 노폐물이 인체 안에 있을 때에만 발생한다는 것이다. 건강식을 철저하게 실천해서 노폐물이 비교적 적은 사람들은 그렇지 않은 사람들에 비해 감염이 잘 되지 않는다는 사실이다.

비감염성 질환은 암, 고혈압이나 당뇨, 중풍 같이 병원체 없이 일어날 수 있고 발현 기간이 길다. 다시 말하면 성인병, 즉 생활습관병을 말한다.

먼저 말한 감염성 질환은 바로 감기 같은 것을 말하지만 두 번째 것은 사람이 살아오면서 잘못된 습관으로 얻은 질병을 말한다. 물론 두 경우 모두 인체의 노폐물과 관련이 있다.

현대의학은 감기도 치료할 수 없다. 시간이 지나야 한다. 그러나 질병이 무엇인지 알기만 하면 자연치유를 통해 암도 치유할 수 있다는 사실을 이해하게 된다.

병원에 검사를 받으러 가면 병의 이름이 수만 가지나 있는데 그것은 어디까지나 병의 이름일 뿐이다. 질병의 이름이 중요한 것은 아니다. 중요한 것은 질병 자체이다. 인체 안의 노폐물이 정상적으로 배출되지 못하는 경우, 곧 인체 안에서 독소를 내보내는 것보다 들어오는 것이 더 많은 경우에 그 노폐물(독소)이 인체 내의 피를 타고 돌다가 인체의 가장 약한 곳에 정착하게 되면 그것을 바로 질병이라고 한다. 노폐물이 정착한 그 장기의 이름을 따서 질병의 명칭이 정해진다.

노폐물이 폐에 정착하게 되면 폐렴, 폐결핵, 폐암, 심장에 정착하면 심장병, 위에 정착하면 위염, 위궤양, 위암, 피부에 정착하면 피부병, 피부암 등. 이렇게 이름을 짓는 일은 사실 그 병의 회복과는 상관이 없는 것이다. 어떤 이름을 가지고 있든지 관계없이 질병의 원인을 알면 모든 것이 간단하게 그리고 좀 더 쉽게 해결될 수 있다. 물론 노폐물이 어느 기관에 있느냐에 따라서 회복의 시간은 차이가 있다.

그렇다면 자가 면역질환은 어떻게 이해해야 할까? 필자는 역시 노폐물 때문이라고 생각한다. 즉 몸에 질병을 일으키는 독소들이 우리의 몸을 병들게 하는 것이다. 현대의학에서는 내 면역력이 내 몸을 공격한다는 이상한 이론으로 많은 사람들을 약물에 의존할 수밖에 없도록 만든다.

내 면역체계가 미쳐서 내 몸을 공격한다는 그럴듯한 현대의학의 이론은 틀린 것이다. 염증이 생기는 곳에는 사실 우리 몸이 면역 활동을 하고 있는 것이다. 잘못 이해하면 면역이 나를 공격한 것이 되고 제대로 이해하면 면역은 끊임없이 염증과 싸우고 있다는 사실을 알게 된다.

외부의 독소들과 끊임없이 싸우는 면역체들의 놀라운 작용을 이해할 때 우리는 적어도 내 면역이 미쳐서 나를 공격해서 염증을 만들어낸다고 말하지는 않을 것이다. 우리 몸의 면역체들은 외부로부터 들어오는 이물질 혹은 독소와 끊임없이 싸운다. 그때 열심히 싸웠던 백혈구의 시체가 바로 염증인 것이다.

자가 면역질환이 만일 사실이라면 아토피가 약물 없이 자연치유로 해결될 수 없을 것이며, 크론병 또한 회복될 수 없다. 지금도 시온의 동산에서 자연치유를 거친 많은 사람들이 자가 면역 질환이라고 불리는 질병들로부터 약물 없이 건강하게 살아가고 있는데 이것을 현대이론과 얼마나 다른지를 삶으로 보여주고 있다.

> **참고**
> "후식으로 단 케이크를 우유와 크림과 함께 먹는다면 위장 안에서 발효가 일어날 것이다. 그러면 그때에 인체의 약한 곳이 그것을 나타낼 것이다."(Counsel on Diet and Foods, p.552)

질병의 원인을 찾아라

질병에 걸린 사람의 가장 큰 소원은 질병의 고통에서 해방되는 것이다. 그러나 많은 사람의 바람에도 불구하고 생명을 구하지 못하는 사람들이 있는 것을 보면 참 안타깝다. 고정관념, 편견만 바꾸어도 회복될 사람들이 많이 있다. 대부분의 경우에 라이프 스타일(생활습관)만 바꾸어도 회복될 사람들이 많다.

현대의학이 놀랍게 발전했다고 하지만 질병의 정확한 원인을 알지 못한다. 암의 원인, 당뇨의 원인, 고혈압의 원인, 백혈병의 원인, 심지어 감기의 원인도 모르기 때문에 해결책이 없는 것이다.

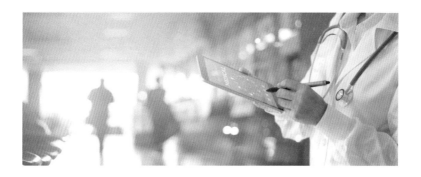

　무조건 병원치료를 거부하거나 약물치료를 중단하거나 현대의학을 무시하라는 말이 아니다. 이 책에서 말하고자 하는 것은 사람들이 단순하면서도 쉬운 자연치유의 길이 있다는 것을 말하고 싶은 것이다. 질병의 원인이 되었던 것만 바꾸어도 몸을 충분히 회복될 수 있다는 것을 말하고 있는 것이다.

　우리 몸은 절대로 거짓말을 하지 않는다. 내가 어떻게 먹고 생활하였느냐가 몸의 질병 상태를 말하고 있는 것이다.

　이 책을 읽고 있는 독자에게 한 가지 작은 바람은 자연치유의 정확한 원리를 배웠으면 하는 것이다. 원리를 이해하게 될 때 치유가 일어난다.

　암, 당뇨, 고혈압, 심장병, 백혈병, 관절염 등 질병에서 탈출하려면 먼저 병의 원인을 알아야 한다. 질병에는 반드시 원인이 있다. 그 원인을 알아야만 해결할 수 있다. 우리 몸은 우리가 먹는 대로, 우리가 생활한 대로 길들여져 있다. 우리의 행동 하나가 습관이 되고 습관이 질병을 만들지, 건강을 유지할지를 결정한다.

한국 속담에 "나를 알고 적을 알면 백전백승, 나를 모르고 적을 모르면 백전백패다."라는 말이 있다.

소크라테스도 "너 자신을 알라."라고 했다. 병이 생기면 최소한 나에게 생긴 질병의 원인만큼은 알아야 한다. 그렇게 할 때 자연치유를 통해 좋은 결과를 볼 수 있게 된다.

결코 어려운 것이 아니기 때문에 마음만 먹으면 누구나 할 수 있는 일이다.

현대의학이 발달해도 질병은 늘어나고 있으며 환자는 더 많아지고 있다. 이것이 문제다. 의학이 발달하면 그만큼 질병이 줄어들어야 하지 않을까?

본 서적을 읽고 자연치유에 대한 정확한 인식을 하는 사람들은 약 없이도 건강하게 살 수 있다. 현대의학이 만일 잘못된 식습관을 지적하고 절제에 대한 교육을 한다면 수많은 사람들이 건강을 되찾을 것이다.

암 환자가 암 진단을 받은 후에도 비교적 건강한 상태로 생활하다가 항암치료를 받은 뒤로는 얼마나 고생하며 끔찍한 고통을 당하는가? 많은 경우 암 때문에 사망하는 것이 아니고 약물과다, 항암제 부작용 등으로 사망한다.

원인을 몰라서 그런 일들이 계속 발생한다. 병은 피를 따라 돌기 때문에 어느 한 곳을 집중적으로 치유하는 것이 중요한 것이 아니다. 즉, 위에 암이 있으면 위만을 치료하려고 노력할 필요가 없다. 먼저 위에 있는 암이 살 수 없는 환경을 만들어 주는 것이 필요하다. 암이 받아먹을 수 있는 영양을 최소화해야 하며 암 때문에 차단된 산소와 좋은 피가 계속 순환되도록 해야 한다.

흔히 우리는 이런 말을 한다. "나는 위는 좋은데 간은 나빠요." 맞는 말일까? 전혀 그렇지 않다. 현대의학적 방식으로는 맞을 수 있으나 이런 표현은 잘못된 표현이다. 어느 장기가 망가지게 되면 자연히 다른 장기도 어느 정도 망가져 있다고 볼 수 있다. 우리 몸은 한 장기만 망가지도록 다른 장기가 놀고만 있지 않다. 신장이 무리를 하게 되면 간도 역시 문제가 생긴다. 우리 몸의 모든 세포들은 상호관계를 위해 도움을 주는 역할을 한다.

더 많이 망가진 장기가 통증을 유발하는 것뿐이다. 예를 들면 양쪽 손가락이 다쳤을 때 심하게 다친 곳이 더 아프기 마련이다. 이러한 원리를 알게 되면 질병의 자연치유는 더 쉬워진다.

병의 원인을 찾는 것은 질병의 회복에 있어서 첫 번째 길이다. 병의 원인이 된 생활습관을 고치지 않으면서 결과만 해결하려는 약물치료, 수술, 방사선, 민간요법은 처음에는 잘 낫는 것 같고 신통해 보이지만 시간이 지나면 다시 제자리로 돌아오거나 혹은 훨씬 더 악화된다. 자연 치유의 원리는 회복에 속도가 약물에 비해 늦은 것 같아도 결국에는 완벽하다. 침 맞고, 뜸 뜨고, 디톡스 하고, 찜질하고, 마사지하고, 약 먹고 하는 모든 것들이 단순히 생활습관을 개선한 것만 못하다는 것이다.

우리가 음식을 먹으면 그것이 우리 인체에 피가 되고 살이 되듯이 질병도 스스로 한 원인에 대한 결과일 뿐이다. 질병의 가장 큰 원인 중 하나는 식욕이다. 물론 좋지 않은 공기, 스트레스, 부적합하게 사용한 물, 운동 부족에서도 오지만, 식욕은 실병에 가장 큰 원인으로 손꼽을 수 있다. 그 결과로 피가 불결해지면서 여러 가지 이름의 질병들을 만들어 내는 것이다.

> **참고**
>
> "원인이 없는 질병이란 결코 있을 수 없다. 처음 질병의 원인이 자리를 잡고 있을 때 건강의 법칙을 무시하면 질병이 생긴다."(Selected Message Vol.2, p.469)
>
> "에덴에서 타락한 이래로 인류는 줄곧 퇴화되었다. 기형(畸型), 저능(低能), 그리고 질환 및 인간의 고통은 타락 이후 계속되어 온 매 세대마다 점점 더 정도가 악화되어 왔으나 대중들은 그 근본적인 원인들에 대하여 정확한 판단을 내리지 못하고 있다. 저들은 이러한 통탄스러운 상태에 대하여 대부분의 경우 인간 자신에게 죄가 있다는 사실을 생각지 못하고 있다. 저들은 일반적으로 인간의 온갖 고통이 하늘의 섭리에 의한 것이며 하나님이 마치 저희가 당하는 재난을 빚어낸 장본인처럼 책임을 전가하려 든다. 그러나 크고 작고 간에 고통의 근본적인 원인은 부절제로 말미암은 것이다."(Selected Message Vol.2, p.411)

생활습관 바꾸기 뉴스타트

의학도 과학도 모두 눈부시게 발전하였다. 많은 경우에 부모나, 그 위의 조상으로부터 유전적으로 질병이 내려와 후손에게 피해를 줄 때가 있다. 즉 유전의 법칙을 간과할 수는 없다. 그러나 이것이 큰 문제를 일으키는 확률은 극히 적다. 유전적인 문제보다 더 큰 문제는 잘못된 생활습관이다.

질병에 걸린 사람이 습관을 바꾸지 못하면 병에서 회복될 수가 없다. 생활습관을 고칠 수 있는 사람은 자신이 가지고 있는 질병을 회복시킬 수 있다. 그러나 생활습관을 바꿀 수 없는 사람에게는 아무리 작은 질환이라 하더라도 그것은 불치의 병이 된다.

미국의 로마린다 의과대학의 머독 박사는 다음과 같이 말했다. "우리의 질병의 원인은 두 가지입니다. 하나는 타고난 체질이요, 다른 하나는 생활습관입니다. 타고난 유전적 체질은 총알이 장전되어 있는 총과 같고 생활습관은 방아쇠입니다. 방아쇠만 당기지 않으면 총알이 발사되지 않듯이 비록 병약한 체질을 타고났다 하더라도 생활습관만 잘 길들이면 발병하지 않을 수 있을 것입니다."

물려받은 질병의 유전이 있을지라도 정확하고 규칙적이고 노폐물이 쌓이지 않는 생활을 한다면 아무 상관이 없다는 것이다. 오늘날 현대 질병의 대부분이 생활습관병이다. 성인병이라고 하는 질환들은 나이가 들어서 걸리는 퇴행성 질병들로 알려져 있었으나 최근에는 젊은 사람들, 심지어 어린아이들까지도 성인들이 걸리던 병에 걸려 고통당하는 상황을 보게 된다. 이제는 성인병으로 분류할 만한 특별한 질병이 거의 없다. 누구나 질병의 후보자가 될 수 있다.

잘못된 습관만 바꾸어도 병에서 낫게 된다. 지금까지의 잘못된 식습관을 과감하게 바꾸어야 한다. 먹는 것, 생각하는 것, 마시는 것, 행동하는 것, 말하는 것 등 모든 것이 바뀌어야 한다. 그래야만 치유가 가능하다.

지하상가에서 장사하는 사람이 있었는데 폐가 좋지 않은 사람이었다. 건강 상담을 통해서 도움을 요청했다. 특별히 해줄 게 없었다. 그때할 수 있는 단 한마디의 말은 "지하상가에서 나와 시골로 가세요."였다. 그때 그 사람은 다시 질문을 했다. "그럼 내 생계는 어쩌고요." 아마도 이 환자는 좀 돈이 들더라도 자신의 생활을 하면서 질병을 고치고 싶었을 것이다. 그러나 아무리 좋은 것을 먹어도 기본 원칙을 어기게 된다면 절대로 회복의 기적이 일어날 수 없다. 단순한 답이다. 건강을 얻기 위해서는 반드시 희생이 필요하다. 더 좋은 것을 선택하면 된다.

생활습관의 변화를 뉴스타트(NEWSTART)라고 한다. 즉 새로운 출발인데 그것은 여덟 가지로 나누면 다음과 같다.

① **N**(Nutrition): **영양(건강식)**

② **E**(Exercise): **운동**

③ **W**(Water): **깨끗한 물**

④ **S**(sunlight): **햇빛**

⑤ **T**(Temperance): **절제**

⑥ **A**(Air): **공기**

⑦ **R**(Rest): **휴식**

⑧ **T**(Trust): **신뢰**

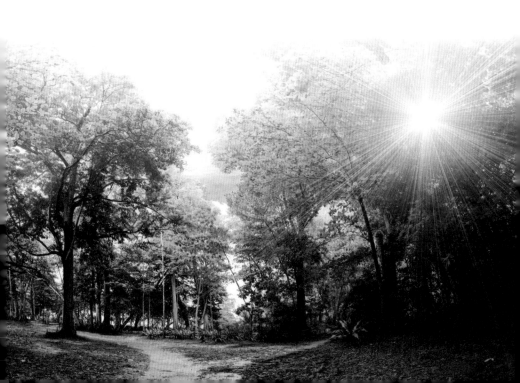

현명하다고 자처하는 수많은 사람들이 실제로는 어리석은 행동을 하고 있다. 자신의 생활습관은 바꾸려고 조금도 노력하지 않으면서 질병을 치료하려고만 하는 욕심이 있다. 과연 회복이 될까?

뉴스타트의 원칙을 공부하면 이제껏 좋은 것을 먹고 건강을 지키고 살아왔다고 자신하는 사람들도 정확한 자연치유를 하지 못했다는 것을 알게 된다.

사람들은 위장병 하나를 고치기 위해서도 이것저것 수많은 방법을 동원하며 좋다고 하는 것은 다 찾아 먹으려는 시도를 한다. 하지만 이런 방법이 결코 큰 유익을 주지 못한다.

위장병을 고치기 위해서 좋은 한약이나 좋은 식물을 골라서 먹을 것이 아니라 위장병에 좋지 않은 습관을 고치는 것이 훨씬 빠르다는 것을 알아야 한다.

생활습관을 바꾼다는 말은 무엇일까? 위에 열거된 8가지 법칙을 얼마나 준수하는지를 살펴보아야 한다. 우리의 생활 원칙과 너무나도 다르다는 것을 이해하게 된다. 충분한 노작, 운동을 해야 하며 인간에게 가장 이상적인 곡식 위주의 식사와 단순한 식사를 해야 한다.

특별히 자극적인 것이나 육류의 섭취를 피해야 하며 늦은 야식, 간식,

과식을 피하고 절제해야 한다. 일광욕을 충분히 해야 하며 충분한 산소를 마시고 충분한 쉼을 가져야 한다.

지금까지 자신의 생활습관이 얼마나 잘못되었는지 알게 될 것이다. 만일 자신의 식생활이 자연치유의 원리와 반대된다면 반드시 생활습관을 바꾸어야 한다.

> **참고**
>
> "깨끗한 공기, 햇빛, 절제, 휴식, 운동, 적당한 식사, 물의 사용, 하나님의 능력을 의지하는 것, 이것들은 참된 치료제이다. 모든 사람은 천연계의 치유력에 대한 지식을 알고 그것을 적용하는 방법을 알아야 한다. 환자의 치료에 속한 원칙들을 이해하고 이 지식을 올바르게 이용할 수 있는 실제적 훈련을 하는 것은 다 같이 요긴하다."(Ministry of Healing, p.127)

자연치유란?

자연치유란 무엇일까? 자연치유는 말 그대로 몸의 자연적인 치유를 말한다. 외부의 약물이나 인위적인 방법이 아닌 인체 자체의 회복을 말한다. 최근 들어 자연치유에 대한 내용이 많이 알려지고 있다. 대중요법은 수술, 항암치료, 방사선 등으로 많은 사람들이 선택하는 일반적인 치료다. 자연치유는 많이 알려진 것에 비해 소수의 사람들이 선택한다. 자연치유는 우리 몸에 이상이 생기면 인체 자체가 회복하기 위해서 일

어나는 과정이다. 이것을 기본적으로 이해하기 위해서는 염증 반응에
대해 알아볼 필요가 있다.

우리 몸은 면역이라는 놀
라운 작용이 있어 외부의 항
원에 대항하는 항체가 만들
어진다. 그런데 그 과정은
때때로 통증을 수반하기도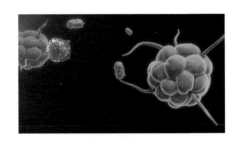
한다. 열, 몸살, 감기 등도 같은 원리 중 하나이다. 아프다는 것이 나쁜
것만은 아니라는 것이다. 자연치유는 인체 자체가 회복하는 놀라운 능
력이 있다는 것을 믿는 데서 시작된다. 사람들은 감기만 걸려도 약을
사서 먹는다. 그러나 감기는 약을 안 먹고도 약을 먹는 것보다 더 빨리
나을 수도 있다. 어떤 질병도 약물에 절대적으로 의존할 필요가 없다는
것이다. 물론 꼭 필요한 약물도 있기는 하다.

만일 넘어져서 다리를 다쳤다고 가정해보자! 그러면 인체는 그 부위
를 자연치유하기 위해 혈액을 보내고 열을 내서 다친 곳을 회복시킨다.
시간이 지나면 정상적으로 돌아온다. 인체 자체에는 회복할 수 있는 놀
라운 시스템이 있기 때문이다.

암이나 당뇨, 혈압, 백혈병 등 질병에 걸리게 되면 우리는 현대의학의
치료를 받게 된다. 그러나 이것은 현명한 방법이 아니다. 때때로 병원

에서 치료를 받아야 할 일들이 있겠지만 잘못된 생활 습관으로 인해 질병을 얻은 경우에는 인체 자체가 회복될 수 있는 자연치유를 선택하는 것이 현명한 방법이다.

원리는 다음과 같다. 질병의 원인이 잘못된 라이프 스타일이면 그것을 바꾸면 된다. 질병의 원인이 노폐물이었다면 그것을 해결하면 된다. 인체는 끊임없이 자연치유력을 통해서 염증이 일어난 곳을 해결하려고 노력을 한다. 그 과정에서 열도 나고 통증도 수반된다. 그리고 때로는 식욕도 떨어진다. 그러나 병에 든 환자는 항생제, 해열제, 진통제, 식욕 촉진제 등을 사용해 인체의 자연치유력을 대항해서 싸운다. 이것은 정말로 큰 전쟁이다. 약물을 사용하는 것 자체가 인체에 더 많은 짐을 지게 하는 것이다. 체내의 독소를 해독하는 인체는 약물의 독소까지 해결해야 하기 때문이다.

선택이 필요하다. 환자는 두 갈림길에서 현명한 선택을 해야만 살 수 있다. 아무도 해줄 수 없는 자신만의 선택을 해야 하는 것이다.
때로는 병행을 해야 할 때도 있다. 급한 불은 먼저 꺼야 하지만 점점 자연치유의 원리를 이해하고 적용해 나가야 한다. 자신의 몸은 자신이 가장 잘 알 수 있다.

대나무를 제거하는 가장 완벽한 방법은 뿌리째 캐내는 것이다. 그런데 대나무를 제거하기 위해서 나무만 자르면 대나무의 뿌리는 더 강해지고, 생명에 위기를 느끼면 나무는 더 많은 번식을 하게 된다. 모든 생명체는 공격을 받게 되면 더 강해진다. 나무들도 상처가 나거나 생명의 위험을 인지하게 되면 번식을 위한 모드로 바뀌게 된다. 암도 공격을 받으면 더 빠르게 커지고 퍼질 것을 계획한다. 그래서 대증요법에 대해 좀 더 많은 생각을 해야 한다는 것이다.

갑상선암에 걸린 환자분이 오신 적이 있다. 수술을 해야 할 크기의 상황이었으나 자신의 선택으로 수술을 미루고 자연치유를 했다. 매일 운동하고, 현미 채식을 하고, 물을 마시고, 햇빛을 보며 한 달간 자연치유를 한 뒤 퇴소 후에도 지속적으로 자연치유를 이어서 하셨는데 시간이 지나자 점점 암이 줄더니 암이 아예 없어졌다. 무엇을 해서가 아니다. 어떤 요법도 하지 않았다. 이것이 진정한 자연치유가 아닌가?

자궁에 근종이 여러 개나 있었던 사람이 여러 달 시온의 동산에서 라이프 스타일을 바꾸고 나니 자궁근종이 거짓말처럼 사라진 경우도 있다. 역시 아무것도 하지 않았다. 단 해독프로그램에 참여한 것뿐이다. 값비싼 치료방법이 아니다.

백혈병에 걸린 한 환자가 있는데 그 사람은 같은 병동 6명 중 가장 악화된 상태였고, 골수 이식도 하기 어려운 상황이었다. 다른 사람들은 항암도 받고 이식도 하는 등의 치료를 했지만 이 환자는 항암 이후 더 악화되어 할 수 있는 게 없었다. 병원에서 한 달밖에 살 수 없다는 통보까지 받은 상태였다. 열도 나고, 상처가 나면 지혈이 안 되는 상황에서 할 수 있는 것은 아무것도 없었다. 자연치유를 선택해서 열심히 운동하고 자연식을 했는데 7일이 지나 놀라운 효과를 목격하였다. 보통 때 같으면 상처가 나서 피가 나면 응급실에 가야 지혈이 되었던 몸이 등산 중 넘어져 피가 났을 때 지혈이 되었다. 식생활이 완전하게 바뀌고 여러 해를 봉사하며 시온의 동산에서 지낸 뒤 몇 년이 지나 병원에 가서 검사해 보니 완치되었다는 판정을 받았다.

자연치유의 놀라운 사례들이 너무나 많다. 한 부분만 더 예로 들겠다. 대장암에서 전이되어 복막암에 걸린 환자가 2015년 항암제를 1번 투여하고 죽어도 못하겠다며 입소하신 분이 있다. 처음에 입소할 때의 목적은 단지 편하게 쉬는 곳을 찾아오신 것이었으나 한 달이 지나자 몸에 변화가 오기 시작하였다. 그리고 세 달이 지나서 퇴소하셨다. 병원에서 검사한 결과, 암이 흔적도 없이 사라진 것이다.

이런 분들이 대체요법을 한 것도 아니고 엄격하게 자연치료를 한 것도 아니다. 그냥 물을 마시고 운동하고 감사하고 햇빛 보며 좋은 음식을 먹는 것이 전부였다. 진정한 자연치유다. 사람들은 어떤 요법을 찾아 하거나 비싼 대체요법을 따라 하지만 사실 치유에 큰 의미는 없다.

자연치유가 아무것도 하지 않는 것이라고 오해는 하지 말기 바란다. 인체 자체가 회복될 수 있는 방안을 지혜롭게 연구하고 자신의 몸에 대해 공부하는 것도 중요하다. 그리고 자신을 회복될 수 있는 환경에 두는 것이 아주 좋다. 도시의 삶을 피하고, 나쁜 물을 버리고, 해로운 음식을 찾아 끊고, 좋은 음식을 섭취하며 운동해야 할 것이다. 좋은 산소를 마음껏 마셔야 한다. 이러한 생활 속에서 회복의 놀라운 일들을 목격하게 된다.

노폐물(독소)을 제거하라

자연치유의 두 가지 큰 원리를 말한다면 인체 안에 노폐물이 발생하지 않는 생활과 노폐물이 제거될 수 있는 생활이다. 노폐물은 독소를 말한다. 현대인들이 즐겨 사용하는 보조식품들은 혈관 청소제, 영양제, 간해독제, 신장 청소제, 위장기능 보호제, 혈액 클린제 등의 역할을 한다고 믿고 많은 돈을 들이면서 그것들을 섭취한다.

원리를 모르면 노폐물이 들어오는 습관은 그대로 유지하면서 간을 좋게 한다고 보조식품을 먹게 되는데 이것은 큰 의미가 없는 행동이다. 가장 중요한 것은 어떤 것이 노폐물을 만드는지를 인식하는 것이다.

다음으로는 기존에 쌓인 노폐물을 제거하는 방법을 배워야 한다. 매일같이 인체 안에 쌓이게 되는 노폐물을 제거해야만 우리의 피는 깨끗해진다. 노폐물은 우리의 일상생활을 통해서 쌓이게 된다.

우리 인체에는 외부의 균이나 이물질로부터 자신을 보호하는 항체가 있다. 면역력은 항상 외부의 침입자들로부터 경계를 하며 싸우고 있다.

문제는 현대인들이 노폐물, 즉 독소를 이루는 수많은 물질들 속에서 살아가고 있다는 것이다.

도시의 탁한 공기, 깨끗하지 않은 물, 음료수, 인스턴트식품, 가공식품, 각종 화장품, 샴푸, 비누, 치약, 플라스틱 재질, 자동차의 히터와 에어컨, 전자파 등이 있다. 이러한 독소들을 인체 스스로 지켜내지 못하면 질병이 된다. 우리 몸을 망가트리는 것들이 생활 속에 얼마나 많은가?

일반적으로는 절제를 해야 하며 특히 암 환자들은 무조건 해로운 것들을 버려야만 한다.

질병에 걸렸는데 그 원인을 모르고 어떻게 해결해야 할지도 모른다는 것은 심각한 문제이다.

모든 질병의 치유 원리는 노폐물을 제거하는 것이다. 또한 노폐물로 인해 더러워진 피를 깨끗하게 한다면 자연스럽게 치유를 경험하게 될 것이다. 갖가지 방법들을 동원해 질병을 공격한다 해도 원인을 찾아서 해결하지 못한다면 오히려 고생만 하게 된다.

한 생리학자는 이렇게 말했다. "의사와 간호사는 수도꼭지를 틀어놓은 채 하루 종일 걸레로 물을 닦아내지만 수도꼭지를 잠그지 않는 한

물이 새어 흐르는 것을 감당할 수 없습니다. 이처럼 요즘 현대의학은 질병의 원인을 제거하기보다는 약물과 수술로써 증상만 치료하려 하기 때문에 질병을 치료하지 못하는 것입니다."

먼저 수도꼭지를 잠그지 않는다면 순리대로 될 문제를 더 크게 만들어 버린다. 시간이 지나면 좋지 않은 결과가 만들어질 뿐이다.

간에 염증이 있든, 위에 염증이 있든 혈액을 깨끗하고 건강하게 만들어 주는 음식을 합당하게 섭취하는 것이 좋다. 절대로 간이나 위에 좋은 음식을 골라서 먹을 필요가 없다. 대부분의 질병은 혈액이 깨끗해지기만 해도 치유될 수 있다.

노폐물을 제거한다는 것은 마치 음식물 쓰레기를 쓰레기통에 내버리는 것과 마찬가지이다. 음식물 쓰레기가 썩지 않게 하기 위해서는 약품을 치는 것이 아니라 쓰레기를 버리는 것처럼 인체의 독소를 제거하는 것이 진정한 치료라는 것이다.

우리 몸에 쌓이는 노폐물, 즉 독소는 최대한 빨리 해결해야 한다. 디톡스나 해독프로그램은 고액의 비용과 근사해 보이는 방법으로 다가오기도 한다.

특별한 경우가 아니라면 금식을 했을 때 많은 부분이 쉽게 해결된다.

과일식도 좋다. 또한 노폐물을 제거하는 방법은 너무나도 많다. 장 청소, 숯 복용 등 천연치료가 있으니 원칙을 세우고 정확하게 한다면 반드시 회복의 경험을 하게 될 것이다.

인체의 해독기관을 이해하라

우리 인체의 기능을 조금이라도 이해하면 인체의 해독 작용이 얼마나 위대한지를 알게 된다. 우리 몸은 하나님의 설계대로 놀라운 자연치유력이 설정되어 있다. 인체의 수많은 해독 기관 중 다섯 기관을 소개하도록 하겠다.

우리 몸은 스스로 독소를 해결하기 위해 간, 폐, 신장, 대장, 피부를 통해서 일한다. 이 다섯 기관을 어떻게 관리해야 하는지 잘 배워야 한다.

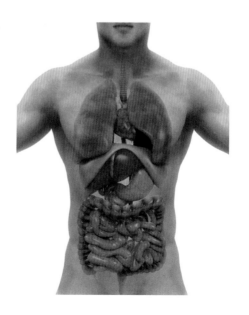

그렇다면 다섯 가지 기관에 대한 기본적인 이해를 하도록 하자! 이해가 된다면

그대로 실천하면 된다. 혹 간이 망가져 있어도 가능하다. 폐를 통해 간을 회복시키면 된다. 혹은 장을 잘 관리해서 간을 회복시킬 수도 있다.

(1) 간

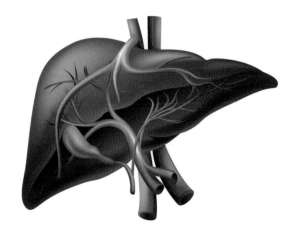

내부기관 중에 가장 크고 복잡한 기능을 가지고 있으며 천 가지 이상의 소화효소를 생산한다. 간의 무게는 1.4kg 정도 된다. 또한 500여 가지의 일을 하는데 특히 해독 작용이 매일 이루어지고 있다. 간은 침묵의 장기라고도 한다. 열심히 일을 하다가 갑자기 이상이 오게 되면 생명을 빼앗아 갈수도 있는 장기이며, 가정에 있어서 아버지의 역할이라고 할 수 있다. 이 간은 80%가 망가져도 20%로 회복할 수 있는 놀라운 기관이기도 하다. 그러나 그 이상으로 망가지면 회복하기가 힘든 장기이다.

만일 간이 망가져서 그 기능을 상실하게 된다면 술을 마시거나 약물 복용을 했을 때 심각한 상태가 될 수도 있다. 간에서는 술과 기타 독성 물질을 분해하고 대사해 배설할 수 있는 형태로 만든다. 간에서 활성산 소를 해독하며 음식을 통해 인체에 들어온 독소를 배출하기 위한 작업 을 하는데 이 작용을 해독 작용이라고 한다. 매일 간의 해독 작용을 원 활하게 하기 위해서는 스트레스나 부정적인 마음에서 벗어나야 한다.

　식사는 간에서 소화액이 보다 쉽고 원활하게 나올 수 있는 식품으로 잘 선택해야 한다. 육식이나 약물, 인스턴트식품, 유제품 등은 간을 망 가뜨린다. 간이 하는 해독 작용을 방해하지만 않는다면 약화된 기관들 이 빠르게 회복될 수 있다.

(2) 폐

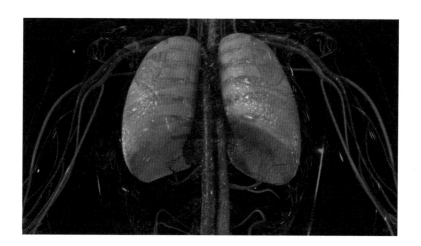

폐는 인체에서 호흡을 담당하는 기관이며 가장 훌륭한 작업을 하고 있다. 공기의 들숨과 날숨을 통해서 체외로부터 산소를 얻고 체내의 이산화탄소를 체외로 배출하는 역할을 하게 된다. 위치는 가슴 안쪽에 있고, 오른쪽과 왼쪽에 있는 한 쌍의 폐로 나뉘어 있다.

사실 입이나 기관지 그리고 코는 산소를 폐로 보내는 통로일 뿐 생명을 좌지우지하는 기관은 아니다. 폐는 인체 내의 독소를 체외로 배출시키는데, 인체 안에 들어오게 된 산소는 인체 내의 질병을 제거하는 중요한 역할을 하므로 폐를 건강하게 해야 한다. 오염된 공기, 흡연, 잘못된 호흡법 등을 통해서 폐가 병들게 되면 인체 내의 해독기관 하나가 위기에 처하게 되어 노폐물이 점차 더 쌓이게 된다.

노폐물을 제거하는 데 있어서 충분한 산소가 필요하다. 숲길을 걷고, 등산을 하고, 밖에서의 활동을 많이 하게 되면 폐는 건강해진다. 폐가 건강해지면 간도 빠르게 회복된다. 너무 더운 공기를 피해야 한다. 특별히 수면 중에 산소의 중요성을 인식하고 실천하게 되면 노폐물은 빠르게 배출될 수 있다.

(3) 신장

신장은 우리 인체의 아래쪽 배의 등 쪽에 두 개가 위치해 있다. 다른 말로 콩팥이라고도 하는데, 혈액 속에 있는 노폐물을 방광에 저장하여 소변을 통해 배출한다. 신장은 무게가 140g 정도이며, 네프론이라는 여과작용을 하는 구성단위를 100만 개 이상 가지고 있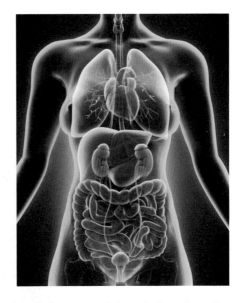

다. 혈액을 걸러서 노폐물은 배출시키고 좋은 혈액은 다시 몸에 보내는 역할을 하는 중요한 기관이다. 신장이 두 개라는 사실은 그만큼 신장이 중요하다고 말하는 것이 아닐까? 신장은 하나가 손상되면 다른 하나로 대체가 되기는 하지만 손상된 신장이 회복되기는 쉽지 않다. 또한 신장의 기능이 원활하게 이루어지지 않게 되면 생명에 큰 위험이 있을 수도 있다.

신장이 제 기능을 하지 못하면 병원에서 인위적으로 혈액을 투석하여 노폐물을 제거하는 방법밖에는 없다. 평상시 중요하게 느끼지 못하던 기관들이 얼마나 가치 있는 기관인지 빨리 깨달아야 한다. 충분한 수분 섭취가 있어야 하며 육식으로 인해 신장을 망가뜨리면 안 된다. 물 마시는 습관만 고쳐도 몸의 기능은 살아나고 많은 노폐물이 신장으로 배출된다.

(4) 대장

우리가 먹는 모든 음식의 찌꺼기는 소화기관의 종착점인 대장에서 해결된다. 즉 수분은 흡수되고 남은 찌꺼기가 항문을 통해서 나오게 되는데 이것을 대변이라고 부른다. 대장도 여러 가지의 기능을 하는 곳이지만 가장 큰일 중에 하나는 배설이다. 즉 대변을 통해서 노폐물을 내려보내야 한 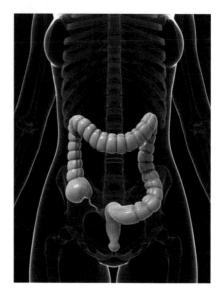 다. 특별히 동물성 단백질은 해가 된다. 소화되지 못한 모든 단백질을 인체 내에서 독성물질이 된다. 충분한 섬유질 식사를 통해서 체내 독소가 함께 배출되어야 하며, 매일 먹는 음식물 속에 노폐물이 적으면 적을수록 좋다.

음식을 섭취할 때 현미식이 기본이어야 하며, 국이나 찌개를 먹지 말고 구운 현미떡, 볶은 곡식 등 꼭꼭 씹어 먹을 수 있는 음식을 섭취해야 한다.

(5) 피부

약 200만 개나 되는 피부의 땀샘을 통해서 노폐물이 제거된다. 어쩌면 사람의 노력만큼 독소를 배출시킬 수 있는 중요한 곳이기도 한다. 피부를 통해서 인체의 노폐물이 빠져나오는데 고추, 파, 마늘, 양념들, 조미료들을 먹게 되면 인체에서 냄새가 난다. 즉 엄청난 노폐물들을 인체 밖으로 내보내는 과정 중 하나이다.

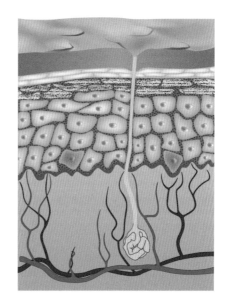

따라서 피부에 바르는 크림이나 머리에 바르는 젤, 몸에 바르는 모기약, 연고, 파스, 샴푸, 향수 등도 사용하지 않으면 좋다.

누구나 할 수 있는 자연치유

사람들은 질병에 걸리면 어떤 음식이 좋은지, 어떤 약이 좋은지, 어떤 방법이 좋은지를 찾는다. 많은 사람들이 헛된 희망을 가지고 하는 많은 요법들은 때때로 많은 돈을 허비하게 한다.

그렇다고 다 낫는 것도 아니다. 어떤 경우에는 몸을 더 악화시키기도 한다. 일반적인 요법들로는 질병의 회복을 경험하지 못한다. 이유는 정확한 원리를 모르기 때문이다.

두 사람이 있었다. 두 사람 모두 백혈병이었다. 한 사람은 부모님이 돈이 많아 개인 황토방에, 산삼에, 각종 요법에 안 해본 것 없이 다 해보았고, 한 사람은 모든 것을 포기하고 단순한 자연치유를 받게 되었다. 처음 상태는 각종 요법을 다 했던 사람이 훨씬 좋았다. 그러나 시온의 동산에서 자연치유를 선택한 사람은 완치 판정까지 받게 되었고, 복잡한 요법을 다 했던 사람은 결국 목숨을 잃고 말았다. 처음과는 완전히 다른 결과를 얻게 된 것이다. 단순하게 자연치유를 믿고 감사하게 하루하루를 살아가는 것이 얼마나 가치 있는 것인지가 증명되었다.

대부분의 환자를 보면 자신의 재산을 다 사용하여 치료를 하지만 예상했던 것보다 좋지 않은 결과를 가져오는 것을 보게 된다. 돈으로 질병이 치료될 것 같으면 세상의 돈 많은 사람들이 왜 치유를 받지 못한 채 죽어가고 있는가? 어떤 질병이든 결코 돈으로 치료될 문제가 아니다. 어떤 요법도 완전한 치유를 만들어 내지 못한다.

대중요법에서 대체요법으로 바꾼 많은 사람들이 너무나 많은 요법이나 보조식품으로 몸을 더 망가뜨린다. 질병에 걸린 환자는 누군가 몸에 좋다고 하는 보조식품을 추천받으면 충분히 살펴보지 않고 그것을 하고 싶은 충동이 생긴다. 또한 무엇을 먹거나 해서 질병이 나았다는 소식을 듣게 되면 그것을 하고 만다. 정보가 좋은 것이지만 그릇된 정보가 때로는 질병을 더 악화시킬 수 있다.

절대로 여러 요법을 하지 말아야 한다. 자연치유와 생리학을 잘 이해하게 되면 여러 요법을 의지하지 않고도 치유를 얻게 된다. 또 건강보조식품에 의지하지 말아야 한다. 꼭 필요한 경우가 간혹 있기는 하지만 대부분 아무것도 사용하지 않아도 회복이 될 수 있다. 일반적으로 자연에서 모든 것을 해결할 수 있다.

치유하는 데 있어서 복잡한 요법들은 인체 구조에 전혀 맞지 않다는 점을 기억해야 한다. 물론 필요에 따라서 해야 할 경우는 있지만 보조식품이나 대체요법에 강하게 의지하다 보면 진정한 의미의 근본적인 치료를 받기 힘들다는 것이다. 세상에는 한 가지 병에 만 가지 이상의 치유법이 있는데 하나님의 방법에는 만 가지 병에 단 한 가지의 치유 방법밖에는 없다. 그것이 바로 생활습관의 개선이다. 오늘날 얼마나 많은 방법이 있는가? 온열요법, 찜질요법, 포도요법, 요가요법, 물 마시는 요법, 소금요법, 주스요법, 정신요법, 수 치료, 뜸, 부항 등 외우기도 힘들 정도로 수없이 많은 것들이 나오고 있다. 때로는 인간의 존엄성이 무시되는 치료법들이 등장하는 것을 보면 마음이 아프다. 인간의 존엄성이 파괴되면서도 회복을 위해서 무리한 방법을 선택하는 사람들이 이 책을 읽고 나서는 반드시 바뀌었으면 하는 바램이다.

세상의 홍수 같은 정보 속에서 우리는 쑥, 버섯, 냉이, 현미, 가지, 콩, 그라비올라, 머위나물, 당근, 미나리 등 어떤 식물에서 좋은 성분을 기억하여 간에 좋은 음식, 신장에 좋은 음식, 위장에 좋은 음식 등으로 가려서 먹는 것이 유행처럼 번지고 있다. '어떤 음식이 항암제다?'라는 어처구니없는 말들은 더 이상 신뢰하지 말도록 하자!

하나님이 주신 식물은 모두 다 좋은 성분을 가지고 있다. 식물의 파이토케미컬은 어떤 특정식물에만 있는 것이 아니고 모든 식물에 다 포함되어 있다.

음식의 종류대로 음식이 주는 유익이 있는 것은 확실하나 사실상 이 문제를 크게 생각할 필요는 없다. 간에 좋은 음식은 위에도 좋은 음식이 된다. 또한 위에 좋은 음식은 폐에도 좋다. 모든 음식은 우리 몸과 연관이 되어 있다는 사실만은 확실하다.

매일 자연에서 나오는 채소, 곡식, 과일, 견과를 골고루 섭취하는 습관을 기르는 것이 가장 중요하다. 또한 매일 식단을 바꾸는 것이 가장 현명한 방법이다.

이런 것들을 세심하게 생각할 시간에 우리 인체의 생리학을 더 공부하고 우리 몸의 영양을 어떻게 채울 것인지에 대한 연구가 이루어져야 하며 좀 더 내 몸에 맞는 음식과 양, 그리고 배합에 대한 문제를 연구하는 것이 필요하다.

암에서 회복되어 건강하게 사는 한 여성분이 있었다. 그분의 남편은 건강했지만 자신의 건강을 지키기 위해 마늘이 좋다는 소문을 듣고 많은 양의 마늘을 섭취하였다.

문제가 생겼다. 몸의 힘이 쭉 빠지셨고 몸에서 마늘 냄새가 심하게 나게 되었다. 몸에서 그것이 흡수가 안 되고 스트레스를 받고 있다는 것이다.

어떤 사람이 만일 마늘을 먹고 좋아졌다고 가정해보자! 사실 모든 것을 지켜볼 때 마늘이 사람의 건강을 좋아지게 하는 것이 아니고 그 마늘을 매일같이 열심히 먹을 정도면 상당히 많은 건강규칙을 준수했을 것이다. 그러한 상황에서 좋아지는 것처럼 보이는 것이다. 술을 많이 마시던 사람은 술만 마시지 않아도 회복이 된다. 마찬가지로 건강규칙 몇 가지만 준수해도 반드시 회복은 일어난다.

세상의 요법은 백 명 중 한 사람만 좋아져도 과대광고와 선전을 하는 기만 속에 감추어져 있는 경우가 많다. 필자는 모든 것을 엄격하게 금지하라고 하지는 않는다. 단 보조식품을 남용하는 부분에 큰 문제가 있으며 일반적 요법이 모든 병을 낫게 하는 것 같은 인식은 버려야 한다는 것이다. 또한 어떤 천연의 식물들은 통증이 올 때나 영양이 고갈되었을 때나 기침할 때, 배 아플 때, 설사할 때, 가려울 때 잘 활용하는 것도 필요하다. 그러한 것들이 도움을 줄 수 있다고 말한다. 그러나 아무리 좋은 것일지라도 복잡하게 사용하는 것은 간에 무리를 주는 것이고 차라리 사용하지 않는 것이 훨씬 좋을 수 있다.

　원리를 알면 값비싼 산삼도, 상황버섯도, 차가버섯도 큰 필요가 없다는 것을 느끼게 된다. 오히려 3일에서 7일 금식을 하는 것이 훨씬 더 큰 효과적이다. 그래서 종종 산삼 1억짜리 한 개를 먹을 바에는 금식하는 것이 나은 경우가 있다. 자연치유는 누구나 할 수 있고, 누구나 건강해질 수 있다.

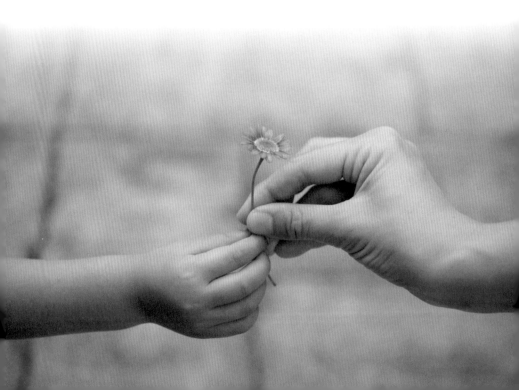

PART
2

생명 법칙의 원리와 회복

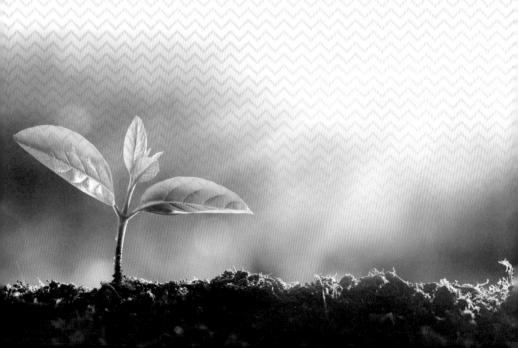

2

생명 법칙의 원리와 회복

암 사형선고에서 생명으로

현대인들에게 가장 보편적으로 알려진 죽음과 관련된 질병들이 있다. 흔히 암 4기 혹은 말기라는 판정은 사형선고와도 같이 인식된다. 의사도, 환자도, 보호자도 모두 그 사실을 받아들일 수밖에 없다.

지난 20여 년 동안 환자들을 봐오고 자연치유센터를 10년 정도 운영해오며 알게 된 분명한 사실이 있다. 암 말기 환자에게 내려진 공통적인 시한부 판정은 실로 절묘하게 맞아떨어지는 경우가 대부분이라는 것이다.

그렇다면 그 말이 확실할까? 현대의학의 통계는 대부분 맞아떨어진다. 자연치유센터에 입소한 환자 중 병원에서 시한부 판정을 받고 오신 분들이 많다. 특별히 간암 말기, 백혈병 말기, 췌장암 말기, 폐암 말기, 위암 말기, 간경화 말기, 심장동맥경화 말기, 유방암 말기 등 심지어는 복수에 황달까지 찬 환자, 숨 쉬기도 힘들고, 잘 먹지도 걷지도 못하는 환자들도 종종 입소한다.

마지막 한 가닥의 희망이라도 잡고 싶은 심정이 아닐까 싶다. 물론 자연치유를 한다고 다 살 수 있는 것이 아니다.

말기 암에서 회복되었던 두 사람에 대한 이야기다. 병원에서 "두 달 밖에 못 사십니다" 혹은 "빨리 준비하세요", "맛있는 것 많이 드시고, 하고 싶은 일 하세요"라는 말을 들은 많은 사람들은 스스로도 생명을 포기하는 경우가 많다. 이유는 의사의 그 말을 확실하게 믿기 때문이다. 또한 그 말이 확실하게 머릿속에 입력이 된다. 아무리 그 말에서 자유로워지려 해도 아무리 지워보려고 해도 그 말은 귀에 생생하게 남아 있다. 이 환자에게는 삶보다는 죽음이 더 강하게 인식되어 있기 때문에 하루하루가 생명력을 소모하도록 설정된다.

일부의 남은 믿음으로 자연치유를 하고 열심히 붙들어 보지만 이미 입력된 죽음의 정보가 더 강하기 때문에 뛰어넘을 수 없다. 그래서 죽는 것이다.

아무리 건강 교육을 받거나 긍정의 말을 들어도 이겨내지 못한다. 이러한 사람들에게는 절대로 기적이 일어나지 않는다.

간암 말기 시한부 1개월 판정을 받고 정말 1개월 만에 죽은 사람을 본 적이 있다. 그뿐만 아니다. 3개월 선고받은 사람도 3개월하고 며칠을 더 살다가 죽는 경우를 보았다. 안타깝지만 그런 환자에게는 그것이 최선이었다.

또 다른 경우가 있다. 병원에서 10일, 한 달, 6개월 정도의 시한부 판정을 받은 또 다른 환자들이 입소한다. 자연치유센터에는 치료의 형태가 없기에 사실상 다른 요법도 없고 특별히 해주는 것이 없다. 그러나 시한부 판정들을 무시하고 당당하게 살아 있는 사람들이 있다. 혹은 십수 년을 사신 분들도 많다.

백혈병 환자 몇 명은 한 달 혹은 몇 개월의 시한부 판정을 받았지만 지금까지 살고 있다. 벌써 15년이 넘게 흘렀다. 동맥경화로 몇 개월 못 사신다는 분 역시 십수 년을 살다가 돌아가셨다. 폐암 2개월에서 십 년 이상, 유방암 10일에서도 살아나셨고, 간암 2개월 판정에서도 오랫동안 살아 있는 사람들이 있다.

무슨 차이일까? 죽음보다 더 강한 생명을 바라보고 그 생명의 법칙에 순종하게 되면 때때로 기적들이 일어나게 된다. 사실 이것은 특정한 사람들에게만 국한되는 것이 아니라 모든 사람들에게 가능한 인체 신비이다.

이제부터 어떠한 상황에서도 살 수 있다는 강한 희망을 붙잡기를 바란다. 강한 믿음이 생기고 확신이 생기면 우리 몸은 죽을 수밖에 없었던 기능들에 변화가 오고 생명이 소생하는 놀라운 일들을 목격하게 될 것이다.

건강이란 무엇인가?

현대인들이 가장 중요하게 생각하는 것들에는 돈, 명예, 쾌락 등이 있다. 그러나 건강 없이는 아무것도 이루어지지 않는다. 몸이 아프면 그때서야 자신에게 가장 중요한 것이 무엇인지를 깨닫게 된다.

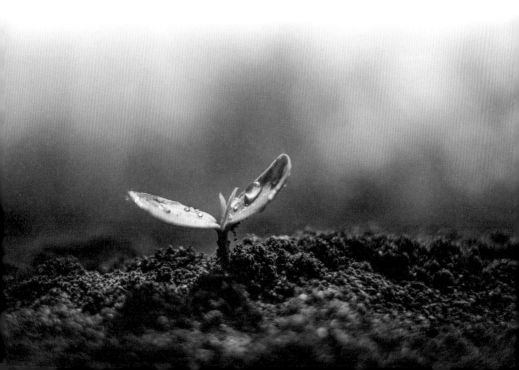

어떤 환자는 암 말기임에도 불구하고 흡연을 하고 술을 마신다. 왜 그럴까? 진정으로 생명의 가치를 인식하지 못했기 때문이다.

지상 유토피아를 꿈꾸는 수많은 사람들에게 사실 건강이 첫 번째가 아닐까? 내세를 위한 준비도 건강한 몸과 정신으로 해야 하지 않을까? 건강은 참으로 중요하다. 건강을 위해 습관을 바꾼다는 것은 힘든 일이지만 잘못된 습관이 바뀌어야만 건강해질 수 있다. 건강은 어떠한 요법으로 이루어지지 않으며 습관으로 이루어진다.

한 시인은 이런 시를 썼다. "돈을 잃으면 조금 잃은 것이요, 명예를 잃으면 조금 더 잃은 것이요, 건강을 잃으면 모두 잃은 것이다."
세상에는 자신의 건강을 해하기까지 돈 벌고 명예를 얻으려고 최선을 다하는 어리석은 사람들이 많다. 건강이 얼마나 중요한지를 모르고 사는 사람보다 더 어리석은 사람은 없다.

사람은 한 치 앞을 보지 못하고 살아간다. 생활의 염려에 의한 탓인지 욕심에 의한 것인지 자기밖에 모르고 돈밖에 모르는 사회는 병들어 있다. 육체적인 질병도 무섭지만 마음의 질병과 영적 질병도 무섭다.

건강이란 단지 육체적인 것 이상의 것을 말한다. 우리는 활동을 잘하고 아픈 데가 별로 없으면 건강하다고 생각한다. 그러나 자연치유센터에 오는 수많은 사람들의 이야기를 듣게 되면 50년 동안 크게 아프지 않았던 사람이 갑자기 암 말기, 60 평생 건강하던 사람이 뇌종양 등에 걸려 입소하시는 분들이 있다. 건강하다고 자신만만하게 생각하지 말아야 한다.

건강을 육체적인 부분에서만 생각하게 되면 문제가 생긴다. 건강은 사회 속의 자신의 관계, 가족 간의 관계, 자연과의 관계, 도덕적인 관계 속에서의 원만함을 말한다.

거짓말을 많이 하고 짜증을 잘 내고 자기 위주로 살아가는 삶은 건강한 삶이라고 말할 수 없다. 사회에서 사람들과의 관계가 좋지 않은 사람도 건강한 사람이라고 할 수 없다. 가족 간의 관계가 좋지 않은 사람도 건강한 사람이라고 할 수 없다. 자연과 생명의 가치를 모르는 사람도 건강한 사람이라고 할 수 없다. 도덕적이지 않은 사람들도 건강한 사람이라고 할 수 없다. 영적이지 않은 사람도 역시 건강한 사람이라고 할 수 없다.

건강한 삶, 그것은 자신에게 달려 있다. 우리는 건강에 대해서 어떤 사람도 해줄 수 없는 것을 자신이 실천하고 노력해야 할 것임을 기억해야 한다.

건강하면 행복해진다. "건강한 육체에 건전한 정신이 깃든다."라는 말은 정말로 건강할 때 우리의 판단력, 사고력, 또 영적인 상태가 더 향상된다는 것이다.

　인간에게 건강은 참으로 중요하다. 건강하지 못하면 아무것도 할 수 없다. 건강하지 못하면 매사에 짜증이 나고 아무리 겉을 꾸며도 표시가 잘 나지 않는다. 건강할 때 건강을 지키는 것이 현명하다.

　독자 중 대부분이 잃어버린 건강을 찾기 위해 이 책을 읽을 것이다. 책을 읽을 수 있다는 것만으로도 희망이 있다. 이것은 회복될 수 있다는 생명의 법칙이다. 자신이 지금 건강하지 않아도 건강해질 것이라는 믿음의 계단을 밟게 되는 순간, 선강은 기적같이 찾아올 것이다.

참고

"건강은 보화이다. 현세의 일시적인 소유 중에서 건강은 가장 귀하다. 건강의 활력을 잃으면서 재물과 학식과 명예를 얻는다면, 그것은 값비싼 희생을 치르고 얻는 것이다. 만일 건강이 좋지 못하다면 이들 중에 아무것도 행복을 확보해 주지 못할 것이다. 하나님께서 우리에게 주신 건강을 남용하는 것은 두려운 죄이다. 왜냐하면 비록 그러한 방법으로 다소간의 교육을 얻었을지라도 그러한 남용은 우리의 생명을 약화시킬 것이며, 우리를 실패자로 만들기 때문이다."
(Counsel on Diet and Foods, p.20)

좋은 피와 건강

　피의 상태는 건강의 상태를 가장 잘 나타내며, 내 몸 안의 5~6L가량의 피의 상태가 곧 건강상태를 말해준다.

피가 깨끗해야 질병에 걸리지 않는다. 좋은 피를 갖고 있어야만 건강을 유지할 수 있는데 현대인들의 식습관은 좋은 피를 갖는 데 실패하게 한다.

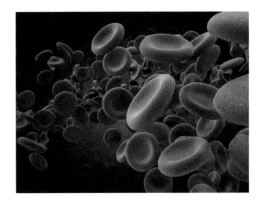

성경에는 "육체의 생명은 피에 있음이라"(레 17:11)고 말한다. 피가 생명이라면 얼마나 중요한 문제인가? 생명 유지에 있어서 피를 관리하는 것보다 더 중요한 것은 없다. 피에 대한 신비로움은 사실상 인간의 유한한 두뇌로 이해하기 어려운 부분이다.

우리가 먹는 모든 음식이 피가 되고 그것들이 생명을 만든다는 것은 실로 놀라운 일이나 많은 사람들은 하나님이 주신 피에 대해서 제대로 이해하지 못하고 있다.

우리 몸에는 어떤 요법도 필요하지 않다. 좋은 피를 만드는 방법을 연구하는 것이 생명 회복에 가장 중요한 것이다.

우리 몸에 흐르는 생명의 피는 하나님이 인간에게 주신 놀라운 사랑의 실체이다. 어떻게 피가 형성될까? 피는 우리가 먹은 음식이 소화되는 과정 중 하나의 부분에서 형성되는데, 특히 소장에서 만들어진다.

우리는 자주 "음식이 피가 된다."는 말을 해오면서 피를 구성하는 음식의 중요성은 인식하지 못하고 살아가고 있다.

노란색 음식을 먹어도, 초록색 음식을 먹어도, 갈색 음식을 먹어도, 흰색 음식을 먹어도, 모든 음식은 붉은색 피를 만드는데 피가 만들어지는 것은 하나님의 영역이다. 인간의 두뇌로 이해하거나 설명하기는 부족하다.

달걀도 어미 닭이 알을 낳은 직후에는 피가 형성되지 않다가 어미 닭이 알을 품어 부화하기 직전에 피가 형성된다. 인간에게 피를 공급해 주시는 분이 인간을 만드신 하나님이라는 사실은 그분께서 인간의 질병을 회복시켜 주실 수 있는 놀라운 지혜와 회복의 기적을 만들어 주실 것이라는 확신을 갖게 한다.

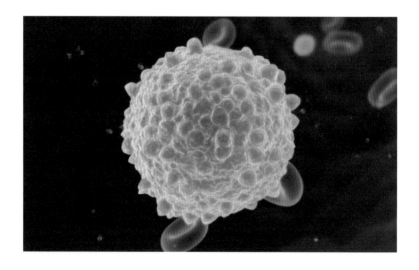

피는 크게 세 가지 일을 한다. 적혈구는 붉은색을 띠고 피에 가장 많이 분포되어 있다. 온몸의 세포조직에 영양을 공급하고 산소를 공급하며 되돌아올 때는 혈장과 함께 세포에서 발생한 탄산가스를 가지고 정맥으로 온다. 생명을 유지하기 위해 적혈구는 끊임없이 몸 안에서 일한다.

백혈구는 흰색을 가진 피다. 면역을 담당하는 피가 백혈구인데 외부의 병균과 싸우고 함께 죽는 군사적인 피다. 백혈구는 일정 수를 유지하다가도 병균이 많아지면 그 수도 증가한다.

백혈구는 골수계와 림프계로 나뉘고 과립구와 림프구로 갈리게 된다. 과립구는 호중구와 호산구로, 림프구는 T세포, NK세포로 되어 있다.

백혈구

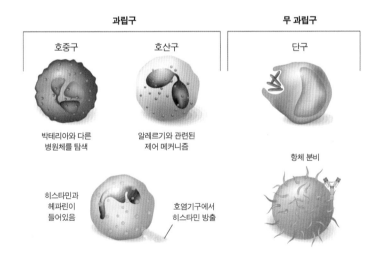

과립구

호중구 — 박테리아와 다른 병원체를 탐색

호산구 — 알레르기와 관련된 제어 메커니즘

히스타민과 헤파린이 들어있음

호염기구에서 히스타민 방출

무 과립구

단구

항체 분비

백혈구와 적혈구의 봉사적인 그리고 자기희생적인 활동을 보면서 우리도 좀 더 겸손해지고 이타적인 모습으로 변해야 하지 않을까 생각해 본다. 생명 유지에는 자아 보존의 법칙이 아닌 자아 희생의 법칙이 자리 잡아야 한다는 사실을 잊으면 안 된다.

행복해지려면 마음을 비워야 하고 건강해지려면 부절제를 피해야 한다.

좋은 건강을 소유하려면 반드시 좋은 피를 소유해야 한다. 피가 생명의 흐름이기 때문에 먹는 것, 입는 것, 산소 흡입 등에 큰 관심을 가져야만 한다. 생명건강의 원리를 이해하지 못하는 사람들은 혈액에 신경을 쓰기보다는 몸에 좋은 음식에 매달리게 된다. 피의 실체를 알면 올바른 길을 따라가게 될 많은 사람들이 올바르지 못한 요법 주위로 몰려다니고 있다.

피가 깨끗하면 각종 질병에 걸리지 않는다. 피의 면역이 강하면 질병에 걸리지 않는다. 어떻게 하면 좋은 피를 소유할 수 있을지에 대한 연구는 계속되어야 한다. 물을 충분히 마시면, 운동을 열심히 하면, 밥을 꼭꼭 씹어 먹으면, 육식을 하지 않으면, 설탕을 먹지 않으면, 간식을 하지 않으면, 자극적인 식사를 하지 않으면 피는 깨끗하고 강해진다. 그때부터 모든 질병으로부터 벗어나는 경험을 하게 될 것이다.

피를 잘 관리하는 것, 그것이 바로 생명의 법칙이다.

진정한 치유는 이타적일 때 시작된다

사람의 마음은 두 가지로 나뉜다. 이기심과 이타심은 성질이 너무나도 다르기 때문에 확실하게 구분된다. 인간의 질병은 이기심 때문에 온 것이다. 자기를 사랑하고 돈을 사랑하고 자아중심적인 삶은 영, 혼, 육을 병들게 한다.

자연을 보면 인간의 마음과는 다르게 이타적이라는 사실을 발견하게 된다. 이 세상에 가장 악한 것은 사람의 마음이다. 자연은 선하다. 마음이 바뀌지 않으면 자연과 동화될 수 없고 자연치유도 일어나지 않는다.

똑같은 환경에, 똑같은 식사에, 똑같은 운동을 해도 마음이 바뀌지 않으면 어떠한 치유도 일어날 수 없다. 질병의 정도가 심할수록 내려놓아야 할 것도 많다.

시온의 동산에 입소하신 한 분은 성격이 강하고 사랑이 메마른 분이셨다. 동맥경화라는 질병에 걸려 시한부 판정을 받았다. 당시 이분의 성격은 매우 난폭하며 욕도 잘하고 살던 동네에서 성격 안 좋기로 소문난 분이었다. 입소하셔서 강아지와 산책할 때 강아지를 발로 걷어차기 일쑤였고, 부인에게도 소리소리를 지르곤 하였다. 해독프로그램을 실시하면서 마음이 조금씩 바뀌기 시작하였고 그러자 질병도 빠르게 회복되기 시작하였다. 결국에는 시한부에서 해방된 것이다.

몸이 아프면 마음도 약해진다. 그러나 그런 상황일수록 강한 마음을 먹어야 한다. 가족을 사랑하고 이웃을 사랑하고 이기심을 버리고 선한 마음을 갖게 되면 자유로워질 것이고 마음이 편해질 것이다.

자연에는 질서가 있고 규칙이 있다. 그리고 하나님의 놀라운 역사 아래 움직이고 있다. 해는 동쪽에서 떠서 서쪽으로 지고, 바다의 물은 정해진 시간에 의해 나갔다 들어오고, 별의 운행, 지구와 달의 자전과 공전, 그리고 물은 위에서 아래로 흘러 바다로 가고, 지상의 물과 바다의 물이 수중기가 되어 구름이 되고, 또 구름은 비를 만들어 땅에 내리고, 사계절이 있다. 이 모든 것은 자연에 질서가 있다는 것을 분명하게 보여준다.

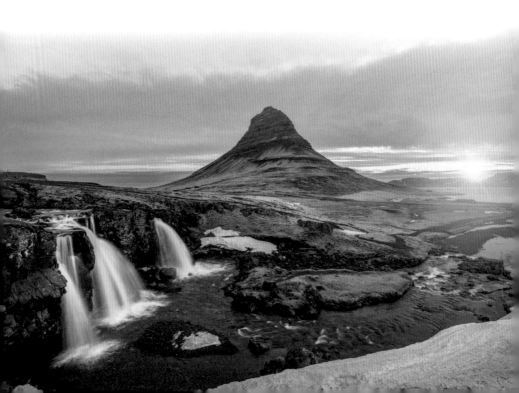

인간 사회에 질서가 필요하고 더 나아가 환자에게 질서와 규칙이 존재할 때 치료가 가능하다는 것을 잊지 말아야 한다.

규칙적인 시간에 잠자고 일어나야 한다. 그리고 규칙적인 시간에 식사를 해야 한다. 모든 생활이 규칙적으로 바뀌어야만 우리 인체의 세포도 규칙적인 틀 안에서 서로 일하며 혼동하지 않게 된다.

특히 우리의 위장 같은 경우에는 규칙을 무시하게 될 경우에 가장 빨리 망가지게 된다.

건강을 회복하려면 자신만 위해서 살지 말아야 한다. 통계적으로, 욕심이 많거나 자기중심적이거나 부정적일수록 질병에 걸린 사람이 많다. 이타적인 삶, 남을 용서하는 삶, 그리고 긍정적인 삶을 살기 위해서 노력해야 한다.

신체 법칙을 준수하는 사람들은 이타적인 사람들이다. 우리의 일생은 단 한 번밖에 주어지지 않기 때문에 자신을 잘 돌보고 계발시키는 것이 의무이다. 자신의 몸을 관리하지 못하고 질병에 걸리게 되면 가족과 사회에 큰 짐이 되고 주변에 걱정을 끼치게 된다.

사람들에게 "건강을 해치는 습관을 고치시오."라고 말하면 대다수의 사람들이 이런 말을 한다. "내 몸을 가지고 내 맘대로 하는데 당신이 무슨 상관이오." 비록 직접적으로 말을 하는 사람은 드물겠지만 거의 그러한 생각을 하고 있다. 마치 자기의 몸을 마음대로 사용하거나 학대하여도 되는 듯이 말한다. 그러나 그것은 어디까지나 자신의 욕구지향적인 삶이지 진정으로 자신을 위한 것도, 가정을 위한 것도, 사회를 위한 것도 아니다. 그렇게 말하는 사람은 결코 애국자가 아니요, 가정을 사랑하는 사람들이 아니다. 만일 부절제로 인해 병에 걸리게 되면 그때는 후회를 해도 소용이 없다.

자신의 몸을 자신의 마음대로 사용할 의무나 권리를 법으로 막을 수 없지만 그것은 바로 천연의 법칙을 범하는 것이다. 자신의 선택이 사회에 어떠한 저주를 가지고 올지 아는 사람은 거의 없다. 오늘날 10살도 안 되는 많은 아이들이 당뇨병, 암, 백혈병, 중풍, 고혈압, 심장병, 정신병 등 차마 눈뜨고 보지 못할 병들로 고통당하고 있는데 과연 이 책임은 누구에게 있을까?

또 잘못된 생활습관으로 인해 질병에 걸려서 자기 자신에게 피해를, 그리고 가족에게 슬픔과 근심과 걱정을, 또 사회에 어려움을 주는 일은 정말로 안타까운 일이다. 그러므로 누구든지 '내 몸을 가지고 내 맘대로 하는데'와 같은 엉터리 같은 말은 지워버리자!

암이나 기타 질병에 걸리신 분들이 있다면 반드시 마음을 바꾸어야 한다. 사랑해야 하고, 감사해야 하고, 기뻐해야 한다. 가장 중요한 것은 마음이 이타적으로 바뀌는 것이다. 그때에 자연치유는 놀랍게 이루어질 것이다.

병든 인류를 위한 성경의 해답

복잡한 세상에는 복잡한 치료 방법들이 정신을 혼란하게 한다. 일반적인 치료는 영적이지 않고 생명의 법칙과도 조화되지 않는 경우가 많다. 그러나 생명의 법칙인 하나님의 치유 방법은 정확하고 놀랍다. 우리의 세포 하나하나가 하나님의 뜻과 조화가 된다면 아무리 심한 질병이라도 회복될 수 있다.

건강 잃고 소망 잃은 인간을 고치시는 분은 인간을 창조하신 하나님 한 분뿐이시다. 라디오나 기계에 있어서 기계를 만든 사람이 가장 쉽게 수리할 수 있는 법이다. 이처럼 사람을 창조하신 하나님은 능히 모든 질병을 쉽게 치료할 수 있으시다.

하나님께서 병든 인간에게 하신 약속은 "너희가 너희 하나님 나 여호와의 말을 청종하고, 나 보기에 의를 행하며 내 계명에 귀를 기울이며 내 모든 규례를 지키면"이라는 조건 아래 "내가 애굽 사람에게 내린 모든 질병의 하나도 너희에게 내리지 아니하리니 나는 너희를 치료하는 여호와임이니라"(출 15:26)는 것이다.

사람이 자신을 비우고 믿음을 행사하기 전에는 자연치유가 성립될 수 없다. 자연을 창조하신 하나님의 역사와 정보가 인간에게 깊이 들어올 때 그때 치유의 역사가 일어난다. 다음의 성경 말씀은 참으로 의미심장하다.

"또 너의 뿌리는 것은 장래 형체를 뿌리는 것이 아니요, 다만 밀이나 다른 것의 알갱이뿐이로되 하나님이 그 뜻대로 저에게 형체를 주시되 각 종자에게 그 형체를 주시느니라"(고전 15:37-38)

모든 천연계는 놀라운 역사를 만들어낸다. 천연계에 자신을 맡겨버리면 천연계를 주관하시는 하나님의 놀라운 생명을 얻게 된다. 이는 천연계의 모든 생명체에 하나님의 정보가 들어 있기 때문이다. 하나님의 정보는 생명이다. 우리는 하나님의 뜻을 알기 위해서 천연계와 더 많이 교제해야 한다.

천연계와 성경은 모두 우리에게 하나님의 놀라운 뜻과 역사와 사랑을 보여준다. 사람은 여기에서 믿음이 싹트기 시작한다.

신뢰가 있어야 한다. 우리는 '병 낫는 것이 기적이 아니라 순종하는 것이 기적'이라는 것을 알아야 한다. 사람의 마음이 바뀌는 것보다 더 큰 기적은 없다.

우리의 치료는 믿음에서 시작된다. 하나님의 약속을 100%로 믿고 아무 의심 없이 따라가면 모든 병은 급속히 치료된다.

성경을 통한 하나님의 말씀은 분명히 계약관계이다. 그분을 믿을 때 그리고 온전히 순종을 할 때 완전한 치유가 있다고 약속하셨는데 그것이 어떤 목사님들의 안수로 인한 치유도 아니고 부흥회를 통한 치유도 아니다. 단지 성경에 나타난 하나님의 말씀대로 살고 성경이 요구하는 삶을 살아가는 것을 의미한다.

성경은 인간의 병든 몸과 마음을 치료하는 놀라운 책이다. 더 쉽게 말하면 인간 사용설명서이다. 이 세상에 이처럼 놀라운 인간 사용설명서를 본 적이 없다.

성경대로 살면 질병이 존재할 수 없다. 성경대로 살면 암도, 혈압도, 당뇨도, 백혈병도, 감염성 질환도 걸릴 수 없다.

성경을 연구해서 지성을 넓히고 사람에게 가장 좋은 건강 법칙을 찾아내어 준수하도록 하라! 그리고 믿음 안에서 성경을 새로운 시야로 바라보도록 하라! 그러면 하나님의 놀라운 약속들이 성취될 것이다.

성경은 많은 사람들이 아는 것처럼 단순히 신앙만의 책이 아니다. 그것은 사람이 어떻게 해야 건강하게 살 수 있고 축복을 받을 수 있으며, 사회적으로 도덕적으로, 영적으로 건강하게 살 수 있는지에 대해서 가르쳐 주는 책이다. 또한 질병에 걸린 인류에게 어떻게 해야 회복될 수 있는지를 말해주는 책이다.

이제 우리는 일부 교회들처럼 안수해서 나았다, 혹은 기적으로 나았다, 하는 개념의 신앙 치료가 아니라 성경이 분명히 말하는 것, 즉 어떻게 먹어야 하는지, 어떻게 살아야 하는지, 어떻게 말해야 하는지, 어떻게 생각해야 하는지, 어떻게 숨 쉬어야 하는지에 대한 여러 말씀들을 귀 기울이고 순종할 때 치유가 일어난다는 것을 실제적으로 배우는 사람들이 되도록 하자!

이제 성경이 약속한 몇 가지 말씀을 통해 확신을 얻도록 하자!

"너의 하나님 여호와를 섬기라 그리하면 여호와가 너희의 양식과 물에 복을 내리고 너희 중에 병을 제하리니"(출 23:25)

"저가 네 모든 죄악을 사하시며 네 모든 병을 고치시며"(시 103:3)

"사람의 심령은 그 병을 능히 이기려니와 심령이 상하면 그것을 누가 일으키겠느냐"(잠 18:14)

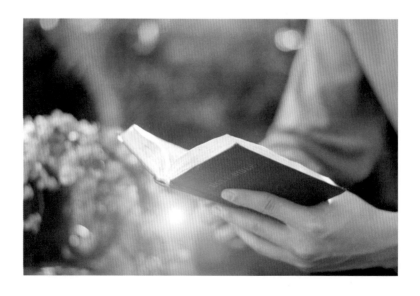

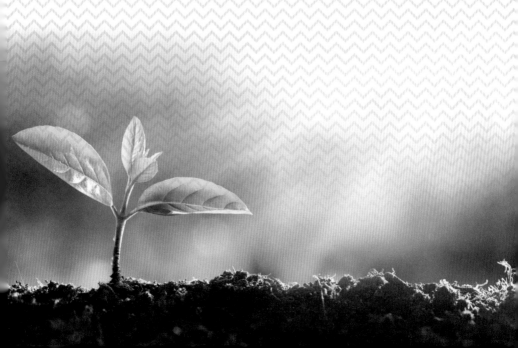

PART
3

소화의 생리학
- 음식이 피가 된다

3

소화의 생리학 - 음식이 피가 된다

장 조혈설과 음식물

자연치유에서 가장 중요한 부분은 매일 먹는 음식물이다. 먹는 음식물이 바뀌지 않으면서 무리하게 진행하는 암 치료는 큰 의미가 없다. 왜냐하면 혈류를 타고 독소가 매일 인체의 약한 곳에 정착될 것이기 때문이다. 원인을 제거하지 않으면서 결과만 놓고 하는 치료는 환자를 더 지치게 만든다. 그리하여 질병의 재발, 전이라는 악순환에 빠지면서 삶의 의욕을 잃게 된다. 하지만 자신이 먹는 음식물이 피를 만들어 낸다는 강한 확신을 갖게 되는 순간 엄청난 일들이 일어나게 된다.

일반적으로는 골수에서 피가 만들어진다고 한다. 그러나 이것은 장에서 피가 만들어진다는 이론보다 설득력이 없다. 잘 알려지지 않았던 장 조혈설, 즉 장에서 피가 만들어진다는 학설이 최근에 많은 사람들에게 인정받고 있다.

만일 장 조혈설이 맞지 않다면 우리는 우리가 생각하는 것보다 훨씬 더 심각한 상황에 놓이게 된다. 설사를 하게 되면 하늘이 노랗게 보이 거나 음식 섭취를 하지 않으면 기력이 쇠해지는 것은 바로 혈액이 장에 서 생성된다는 것을 증명하기도 한다.

내가 먹는 음식이 피를 만들어 낸다면 장의 건강이 우리 몸의 건강과 가장 직결되어 있다는 결론을 내릴 수 있다. 그렇게 되면 우리는 병의 원인도 찾아낼 수 있고 해결할 수 있는 길도 마련하게 되는 기쁨을 얻 게 된다.

일본의 자연치유의 대가 모 리시타 케이이치 박사는 장 조 혈설과 관련된 진실성을 입증 하여 국회에까지 이것을 가지 고 가서 현대의학과 쟁론하였 다. 그의 주장을 보면 "현대의 학의 암에 대한 사고방식은 완 전하게 틀리다. 암은 지금의 의 학이 말하고 있는 것같이 돌연 변이에서 생기는 것이 아니라

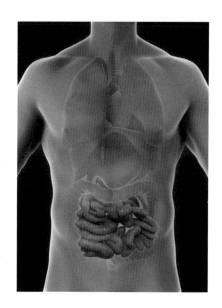

혈액에서 발생하는 것이다. 혈액은 음식에서 만들어지므로 음식을 잘 못 먹어서 생기는 것이다."

장의 표면은 흰색이며 장의 맨 바깥 부분을 장막이라고 부르는데 그 안에는 수많은 두둘두둘한 돌기들이 있다. 이 돌기가 있는 곳으로 음식 물이 들어오게 된다. 일반적으로 융모조직은 영양 흡수를 위한 곳이라 고 말한다. 그러나 이것보다 더 중요한 원리가 있다는 것을 알아야 한다.

우리가 음식을 먹게 되면 음식이 위에서 아주 미세하게 바뀌게 되고 그것이 십이지장을 통해 소장으로 옮겨가게 된다. 소장의 융모조직에 서 영양이 만들어지고 그것이 혈액을 타고 간으로 옮겨진다. 사실 음식 물의 소화라는 것은 우리가 먹는 식물을 혈구라는 생명체로 발전시키 는 놀라운 과정이다.

소화효소의 작용과 장운동에 의해 암죽 상태의 음식이 융모의 표면 을 덮게 된다. 음식물이 장의 융모로 흡수되어 융모조직 안에서 소화작 용이 일어나게 된다. 조직 안에서 소화작용을 마치면 적혈구의 모세포 가 나타나게 된다. 이것이 장에서 혈액이 만들어지는 단순한 과정이다.

적혈구의 모세포는 그 안에 수많은 적혈구를 갖게 되며 이 적혈구가 신생 적혈구가 되어 혈관 안에 방출하게 되는데 이것이 혈액이 만들어 지는 과정이다.

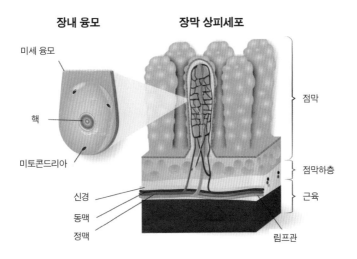

장내 융모   장막 상피세포

미세 융모

핵

미토콘드리아

신경
동맥
정맥

점막

점막하층
근육

림프관

모리시다 게이치 박사의 재미있는 발견은 적혈구의 모세포가 장의 융모조직에만 존재한다는 사실이다. 다른 어떤 조직에도 적혈구의 모세포가 존재하지 않는다. 음식을 조직 안으로 흡수시키고 소화시키는 것은 아메바의 운동에 의한 결과이기도 하다.

우리가 섭취하는 모든 음식은 입을 통해 위장을 통해 십이지장을 통해 장으로 내려간다. 먹은 음식의 종류와 양과 방법에 따라서 그것이 장에서 부패가 될 수도 있고 완전한 소화가 될 수도 있다. 음식이 장내에서 부패하거나 가스가 일어나게 되면 반드시 독소가 발생하며 그것은 혈액을 타고 온몸을 돌아다니게 된다.

음식이 피가 된다는 학설을 잘 이해하기만 해도 우리의 생활습관과 섭취하는 음식물이 달라질 것이다.

생리학을 연구하라

생리학에 대한 기본 이해는 학교에서 공부하는 학생만 하는 것이 아니다. 살아서 숨 쉬는 사람들은 자신의 인체를 알아야 하고, 그 구조를 통하여 자신의 건강상태를 진단하기도 하고 어떻게 해야 건강할 수 있는지를 연구해야 한다.

질병에 걸렸을 때 원인을 모른다면 회복될 수 있는 방법도 알 수 없다. 질병의 증상만 해결하는 것은 위험한 일이다.

생리학을 연구하는 이유는 인체에 어떤 음식이 좋은지 어떻게 생활해야 건강할 수 있는지, 질병에서 회복할 수 있는지의 여부를 알기 위함이다.

음식을 먹으면 그 음식이 피가 된다는 것과 장기에서 어떻게 소화되는지를 알아야만 좋은 음식을 선택할 수 있다. 소화의 생리학에서 이해해야 할 몇 가지 사항을 살펴보자!

음식을 꼭꼭 씹어 먹는 것도 대단히 중요하다. 음식을 철저하게 씹을 때에만 침 속의 아밀라아제;프티알린(ptyalin) 등의 효소들이 분비되어 원활한 소화작용을 이루어낸다.
식도의 성질을 알게 되면 절대로 뜨거운 음료를 마시지 않을 것이다.

위장의 구조를 알게 되면 저녁 식사를 금할 것이고 과식을 피하고 간식과 복잡한 식사를 피하게 되며 또한 자극적인 식사를 피하게 될 것이다.

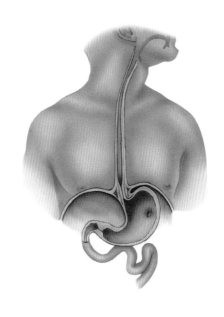

장의 기능을 알게 되면 음식 섭취에 많은 신경을 쓸 것이다. 조혈기관이 장이기 때문에 먹는 음식 하나하나가 대단히 중요하다는 사실을 알게 된다.

대장의 구조를 이해하면 육식을 피할 것이다. 또한 인체 구조와 맞지 않는 음식과 물에 대해 보다 분명하게 이해하려고 할 것이다.

좋은 음식을 잘 섭취해서 좋은 피가 만들어지면 거기서 끝나는 것이 아니다. 그 음식이 소화된 영양소, 만들어진 혈액을 인체에 어떻게 순환시켜야 할지도 공부해야 한다. 몸을 조이는 옷을 피하고 반드시 좋은 공기를 마셔야 하며 일광과 운동을 충분히 해야만 한다.

소화의 생리학에 대한 이해는 학문적일 필요는 없다. 의학을 공부하는 학생처럼 공부하는 것이 아니다. 건강과 생명을 좌우하는 올바른 건강교육을 통해서 실질적인 생리학자들이 되어야 한다.

적어도 내 몸에 필요한 음식, 필요하지 않은 음식은 알아야 하며 좋은 음식을 섭취할 양과 방법을 잘 이해해야 한다. 그것이 건강에 최고의 도움이 된다는 사실을 알게 된다.

독자 여러분은 이 세상에 어떠한 의사도 처방해 주지도 못하는 방법을 경험하게 될 것이다. 앞으로 배우게 될 건강에 대한 이해는 결코 복잡하지도 않고 어렵지도 않을 것이다. 또한 돈이 많이 들어가는 방식도 아니다. 누구나 경험적인 의사가 될 것이다. 내 몸을 다른 사람에게 맡길 것이 아니라 이제 내 몸은 내가 지켜야 한다. 그것만이 살길이다.

> **참고**
> "(환자들은) 생리학과 위생학에 대하여 익숙해져야 할 필요가 있다. (환자들은) 마땅히 육체적인 생명과 또한 정신적 영혼의 건강에 관한 저들의 태도를 주관하는 법칙들을 이해하여야 한다."(Counsel on Diet and Foods, p.452)

소화란 무엇인가?

먹은 음식이 정상적인 소화작용만 해도 대부분의 질병은 회복될 수 있다. 음식이 소화가 안 되면 갖가지 문제들이 일어나게 된다. 소화라는 단어는 현대인들에게 부담이 되는 단어이기도 하다. 대부분의 한국 사람들은 위가 좋지 않다. 이유는 자극적인 식사, 간식, 늦은 저녁 식사, 야식, 발효식품의 사용이 원인이기도 하다.

좋은 음식을 먹고 소화가 잘 된다면 그것은 최적의 건강을 얻게 되는 증거이다.

식물은 자신의 체구성과 생활 활동에 필요한 모든 물질을 물과 이산화탄소와 태양의 빛에너지로부터 체내에서 직접 합성하여 각종영양을 뿌리와 잎을 통해 공급받는다. 이것을 광합성이라고 한다. 이러한 식물에는 탄수화물, 단백질, 지질, 비타민, 무기질, 효소, 파이토케미컬이 충분하다.

사람은(동물도) 식물과는 다르게 인체가 필요로 하는 모든 영양을 직접 합성하는 능력이 없으므로 체외로부터 그러한 것들을 얻어야만 한다. 다시 말하면 각종 영양소들을 식물로부터 섭취해야 한다는 것이다.

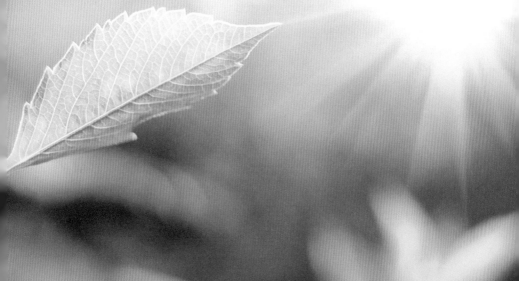

그래서 하나님은 세계적으로 그곳의 환경과 기후를 감안하여 그곳에 사는 사람들에게 가장 좋은 성분을 곳곳에 심어 놓으셨다.

세계 곳곳에 특수한 식물들이 있으나 크게 부러워하거나 비싸게 사서 먹을 필요까지는 없다. 왜냐하면 내가 사는 나라에도 나에게 알맞은 충분한 영양소를 가진 식물들이 있기 때문이다.

그래서 외국의 특수하고 신비로운 식물들이 선전될 때 초기에는 사먹지 않는 것이 좋다. 비싸고 검증되지 않은 것들을 구태여 먹어볼 필요가 없다. 시간이 흐르고 값이 싸졌을 때 먹어도 상관없다는 것이다.

사람은 영양공급을 위하여 식물을 섭취해야 한다. 소화라는 말은 인체에 필요한 각종 영양소들이 소화효소에 의해 분해되는 과정이다. 포도당은 분자가 작아서 소화기관에 그대로 흡수되지만 전분이나 단백질과 지방들은 그 분자량이 크기 때문에 분해되지 않고는 흡수될 수 없다. 바로 이러한 과정 곧 작게 흡수할 수 있게 분리되는 것을 소화라고 말한다. 쉽게 말한다면 아궁이에 큰 나무를 넣어서 불을 땔 수 없기 때문에 그 나무를 여러 번 잘게 도끼로 패는 것과 같다.

그렇게 되면 화력이 좋고 잘 탈 수 있게 되는데 이것이 소화의 원리와 같다.

아무리 좋은 식물일지라도 제대로 소화되지 않는다면 그것은 전혀 소용이 없다. 잘 소화되지 않은 음식은 아무 영양도 인체에 주지 못하고 그냥 대변을 통해서 나올 뿐이다. 그래서 소화가 인체생리학에서 가장 중요하다.

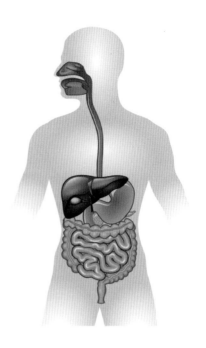

우리 인체에는 음식물을 이동하기 위하여 하나로 연결된 긴 통로가 있는데 이것을 우리는 소화관이라고 한다. 소화관은 입에서 시작하여 항문까지 연결되어 있다. 그것은 대략 9m 정도 된다.

그것을 정리하면, '입 - 식도 - 위 - 소장 - 대장 - 항문' 이렇게 나열되는데 이 기관을 통해 우리가 먹는 음식이 소화되어 흡수되고 또 나머지는 찌꺼기인 대변으로 나온다.

음식이 소화관을 통해서 이동되는 동안 음식물은 소화액에 의해서 분해된다. 소화액은 우리가 먹은 음식물을 잘 소화시키는 역할을 한다. 단백질, 지방질 등의 소화를 원활하게 하기 위해 인체의 소화기관들은 부지런히 일해야 한다.

음식을 먹게 되면 입에서는 침을 분비한다. 침 속에는 소화제인 아밀라아제가 있다.

음식은 반드시 꼭꼭 씹어 먹어야 하는데 오래 씹을 때에 침과 음식이 잘 섞여야만 부담 없이 소화가 이루어진다. 이것이 첫 번째 소화 과정이다. 충분히 씹은 음식이 위에 들어가면 위에서는 두 번째 소화작용을 시작한다. 그때 위에서는 위액을 분비하고 위액 안에 펩신과 염산이 분비된다. 현대인들은 위산이 과다한 것으로 착각하고 제산제를 사용하지만 사실상 위산은 부족한 것이 더 문제가 되며 현대인들 대부분이 위산 부족하거나 위산이 나오지 않는다. 좋지 못한 생활습관으로 인해 위산 부족이 일어나게 될 때에 인체는 고장 나기 시작한다. 위에서 음식물의 소화가 원활하지 않게 되면 장에서도 문제가 생기고 그것이 혈액을 다고 온몸에 돌면서 문제를 크게 만든다. 그래서 평소 위장 관리를 잘 해야 하며 간식은 절대 하지 말아야 한다.

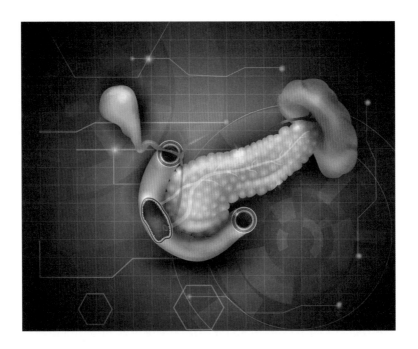

다음으로는 간에서 쓸개즙(담즙)이 만들어진 다음에 쓸개(담낭)에 저장된 후, 담도를 통해 저장 되었던 쓸개즙(담즙)이 소장으로 분비되는데, 이것은 지방을 분해하는 역할을 한다. 만일 쓸개즙이 부족하면 지방질의 소화가 잘 이루어지지 않는다.

췌장은 이자액과 소화효소인 아밀라아제, 트립신, 리파아제 등을 소장으로 보내서 소화 작용 하게 한다. 오늘날의 사람들은 채식보다는 육식을 더 선호하고 인스턴트식품을 주로 먹기 때문에 효소 부족의 상태를 경험하게 된다. 그 상황을 대처하기 위해 췌장은 열심히 소화효소를 만들어내며 이 상태가 지속되면 췌장은 비상사태를 맞이하게 된다. 그때 췌장 자체가 비대해지며 효소를 만들어내는 데 힘이 들게 된다. 그래서 인스턴트식품, 육류 등의 섭취를 금해야 하는 것이다.

장에서 장액을 분비한다. 장액에는 말타아제 펩티다아제 등의 여러 효소가 들어있다. 역시 소화에 중요한 역할을 한다.

소화에는 기계적인 소화와 화학적인 소화가 있다. 기계적인 소화란 각 신체의 기관의 역할 이동과 움직임을 담당한다. 화학적인 소화는 각 소화기관의 효소를 통한 소화를 말한다. 즉 타액, 위액, 장액, 쓸개즙, 이자액 등에 의한 소화라고 볼 수 있다.

소화기관이 하는 일

(1) 입에서의 소화

사람이 음식을 먹으면 첫 번째로 입에서 소화가 시작된다. 우리의 치아는 음식을 씹어서 부수어 주는 역할을 하여 소화관으로 가는 데 수월하게 해 준다. 그리고 혀는 우리가 씹는 음식이 골고루 섞이고 침과 융화되도록 돌려주고 식도로 내려보낸다.

우리는 음식을 아주 꼭꼭 씹어 먹어야 한다. 이것은 위장 관리의 첫째 길인 것이다. 그리고 음식을 꼭꼭 씹어 먹을 때에 가장 좋은 영양제와 치료제가 우리에게 공급될 것이다.

음식은 침에 의하여 첫 단계의 소화가 이루어진다. 침샘이 있는데 그것은 귀밑샘, 혀밑샘, 턱밑샘의 세 군데에 있다. 음식물이 입안으로 들어오게 되면 우리의 인체는 반사적으로 침을 분비하게 된다. 이것은 정상적인 인체의 반응이다. 또 침 속에 있는 아밀라아제라는 소화효소는 녹말을 엿당으로 분해하여 영양을 공급한다. 오늘날 얼마나 많은 사람들이 씹는 것을 하찮게 여기고 있는가?

음식을 제대로 씹지 않을 때에 우리가 먹은 음식은 영양분(소)을 충분히 공급하는 기능을 잃어버린다. 그렇게 되면 다른 소화기관들이 얼마나 힘이 들까 하고 생각하는 사람은 과연 몇 명이나 될까?

아무리 소장에서 영양을 뽑아낸다 해도 첫 단계, 즉 씹는 일에서 부주의하면 정상적인 영양분(소)을 만드는 데 실패한다. 예를 들어 독자가 흰쌀밥을 먹다가 현미밥을 먹을 경우, 별로 씹지 않고 먹게 된다면 대변은 거의 설사를 하거나 현미가 통째로 나오게 되는 것을 발견하게 될 것이다. 그렇지만 현미를 백 번 정도만 씹어도 우리의 대변에서 현미를 발견하지 못할 것이다. 그러므로 필자는 소화의 과정과 영양 흡수의 과정 중에서 가장 중요한 것이 바로 위라고 생각하지만 또 그만큼 중요한 곳이 입이라고 생각한다. 이것은 누구나 경험 가운데서 느낄 수 있는 것이다.

(2) 위에서의 소화

입안에서 일단 소화가 된 음식물은 짧은 관인 식도를 통하여 위장으로 내려간다.

위에서는 음식이 약 두 시간 정도 머무른다. 위장에 대한 깊은 연구는 나중에 하기로 하자. 위에서의 소화에 대해서도 많은 신경을 써야 한다. 먼저 입에서의 소화는 위장을 돕는 역할을 하는 것이다. 위벽 근육의 수축 운동에 의하여 음식물을 위액과 잘 섞어 암죽과 같은 상태로 만든 다음, 연동운동에 의하여 음식물을 십이지장으로 보낸다. 위에서 음식이 소화되는 과정에 대해 우리는 깊은 관심을 두어야 한다. 만일 위장을 잘못 관리하면 여러 가지 질병에 걸리기 쉽다. 위장을 위하여 가장 깊은 관심을 두라.

위샘에서 분비되는 위액 속에 는 점액, 염산, 펩신이 들어 있으 며, 이 중에서 펩신이 화학적 소 화를 담당하는 효소이다. 펩신은 위샘에서 분비될 때 처음에는 펩 시노겐인데 염산의 반응으로 펩 신이 된다. 그것은 단백질을 분해 한다. 그리고 염산은 강한 산으로 음식물 속의 세균을 죽이며 음식 물의 부패를 막는 역할을 해준다.

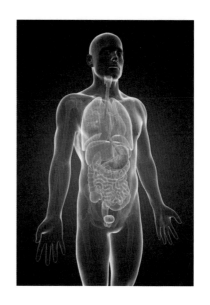

음식이 위장에 머물러 있는 동안 간식을 하면 안 된다. 그리고 스트 레스를 받게 되거나 식후나 식전 바로는 심한 운동이나 독서를 피하는 것이 좋다.

일반적으로 '소화'라는 말은 대부분 위장을 두고 하는 말이다. 물론 정상적인 소화라는 것은 소장에서 마지막 단계까지 가는 것을 말하지 만 보통은 우리의 위장에 생각을 고정시켜 놓았다. 물론 그만큼 위장의 소화가 중요하기 때문이다. 식후 찬물을 마시거나 혈액순환이 되지 않게 추운 날 살을 노출시키거나, 조이는 옷을 입게 되면 위장은 병에 들기 시작하며 결국에는 소화에 장애가 될 것이다. 이러한 소화 장애의 반복은 위에 염증을 일으킬 수 있고 과식은 위하수를 일으킬 수 있는 주요 원인이 될 수 있다.

여기에 더 정확한 내용은 14장의 '규칙적인 식사와 간식'과 15장의 '질병을 이겨내는 식사법'에서 좀 더 다루기로 하겠다.

(3) 소장에서의 소화

소장은 최종적으로 먹은 음식물을 흡수하기 쉬운 영양소로 바꾸고 나머지 찌꺼기는 대장으로 내려보내는 역할을 한다.

소장 벽이 부분적으로 수축과 이완운동을 함으로써 위장에서 내려온 음식물이 소화액과 잘 섞이도록 한다. 그리고 소장의 잘록한 부분이 뒤로 밀려가면서 음식물을 아래로 내려보내는데, 췌장에서 이자액, 간에서 쓸개즙, 소장에서 장액에 의하여 탄수화물, 지방, 단백질을 모두 소화시킨다.

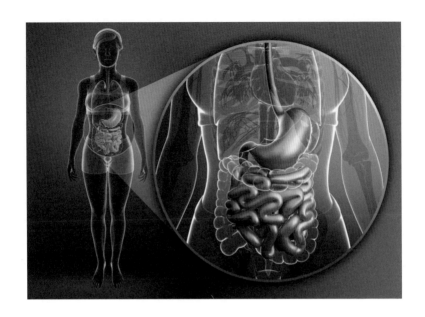

　이자(췌장)에서 나오는 이자액은 트립신, 리파아제, 아밀라아제, 말타아제 등의 소화효소를 분비하여 단백질을 펩톤으로, 지방을 글리세롤과 지방산으로, 녹말을 맥아당으로, 맥아당을 포도당으로 분해시킨다.

　간에서 나오는 쓸개즙은 지방의 소화를 돕는다. 장 샘에서 나오는 장액은 말타아제, 수크라아제, 락타아제, 펩티다아제의 소화효소를 분비하고 맥아당을 포도당으로, 펩톤을 아미노산으로, 설탕을 포도당 또는 과당으로, 유당을 포도당과 갈락토오스로 펩톤을 아미노산으로 분해시킨다.

(4) 대장에서의 작용

대장은 약 1.5m가량의 길이를 가지고 있으며 소장보다는 굵고, 맹장, 결장, 직장의 순서로 배열되어 있다. 대장에는 소화효소가 없어 소화작용은 일어나지 않으며, 주로 소장에서 흡수되고 남은 물이 흡수된다. 대장균과 같은 세균에 의하여 찌꺼기가 분해되어 가스가 발생한다. 찌꺼기가 굳어져 대변이 되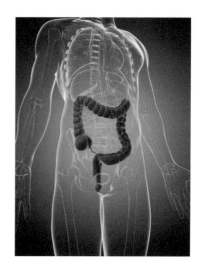면 이것은 대장의 연동운동에 의하여 항문을 통해서 인체 밖으로 나오는 생리 과정을 거친다.

이러한 대장에 그 길이나 구조에 있어서 합당하지 않는 음식들이 있다. 육식은 장의 구조와 맞지 않다. 고기 속의 아미노산은 장에서 부패하고 독성물질을 일으켜 혈액을 더럽게 만든다.

육식이라는 장에서 설명할 것이지만 고기를 먹게 되면 장내에 그 고기가 오랫동안 머물러 있게 됨으로써 독소가 발생하게 된다. 장을 강하게 하는 방법은 소화 법칙에 따라서 철저하고 규칙적인 식사가 가장 좋다. 그리고 해로운 음식들을 먹거나 소화가 안 되는 음식들은 장내에 오래 머물러 있게 되고 또 숙변의 원인이 되므로 모두 다 해롭다. 유산소운동이나 혹은 냉수욕과 냉수마찰은 장을 강하게 하고 또 식사의 습관을 바꾸면 좋지 않았던 장도 좋아질 수 있다.

채식인가? 건강식인가?

내 몸에 가장 합당한 음식물이 무엇인지 알아야 한다. 사람의 건강을 만들고 건강을 유지할 수 있는 음식이 무엇인지 알아야만 한다. 너무나 많은 정보의 포화 속에 살고 있기 때문에 무엇이 올바른 것인지 분별하기가 너무나도 힘이 든다. 여기저기 흔들릴 수 있기 때문에 생리학의 기본을 공부하는 것이 필요하다.

송충이는 솔잎을 먹고 산다. 소는 풀을 뜯어먹고도 건강하게 살아간다. 그 거대한 코끼리가 무엇을 먹는가? 풀을 먹지 않는가? 음식의 양분이 중요하기보다는 소화기관이 어떠한 구조로 되어 있는지에 따라 먹는 것이 중요하다.

영양 과잉도, 부족도 모두 위험하다. 그렇다면 우리는 무엇을 먹고 살아야 가장 건강할 수 있을까? 채식이라는 말의 진정한 의미를 이해해야 하는데, 채식이라고 하면 채소를 많이 섭취하는 식사로 이해하기 쉽다.

성경으로 돌아가면 정답을 알 수 있다. 인간에게 가장 합당하고 건강한 식품이 무엇인지 알려면 하나님이 인간을 창조하시고 인간에게 주신 최초의 음식물이 무엇인지 알아야 한다.

창세기 1장 29절을 읽어보면 "하나님이 가라사대 내가 온 지면의 씨 맺는 모든 채소와 씨 가진 열매 맺는 모든 나무를 너희에게 주노니 너희 식물이 되리라"고 하셨다. 이때 본문에 기록된 채소는 풀이 아니다. 씨 맺는 곡식이다. 즉 우리가 먹고 있는 현미, 옥수수, 밀, 보리, 수수, 조, 귀리 등이다. 그 당시 짐승에게는 푸른 풀을 식물로 주셨고 범죄 후 사람에게 주신 식물은 곡식이 포함된 푸른 풀이었다.

성경을 통해 인간의 소화기관에 가장 합당한 것이 곡식임이 입증되었다. 채소는 해독을 위해 주신 식품이다. 채소에 파이토케미컬이 많다고 무작정 채소만 많이 먹는 식사는 영양에 불균형을 가져온다.

해독프로그램 시에는 이미 금식과 장청소를 하기 때문에 과하게 독을 빼려고 노력하지 않아도 된다. 그러나 금식을 하지 않은 분들은 처음에 과일 혹은 채소를 잘 섭취해주는 것도 좋다.

과일은 저녁 시간에 섭취를 해주어도 충분한 해독제 역할을 한다. 그리고 보통 식사 시 곡식을 중심으로 채소는 적게 섭취해야 한다. 올바른 채식은 곡식 중심의 견과와 채소이며, 근채류들은 함께 단순하게 그리고 매일 다른 종류로 섭취를 할 때 가장 이상적인 건강식사가 된다.

사람의 장은 일반 초식동물과는 다르다. 소는 자기 몸의 약 22배인 55m가 장이다. 소화기관이 길기 때문에 육식은 장에서 부패하게 된다. 소나 기타 초식동물들의 주식은 채식이라고 볼 수 있다. 이 동물들은 긴 장을 가지고 있기 때문에 충분한 영양소를 뽑아낼 수 있다.

사람의 장은 7m 정도이다. 소화기관을 다 합쳐놓으면 9m가량이기 때문에 채소 위주의 식사는 인체에 전혀 맞지 않는 식사이다. 그래서 사람의 장에 혹은 소화기관에 가장 알맞은 식사는 바로 곡식과 과일과 견과와 채소를 섭취하는 식사인 것이다.

내 몸에 알맞은 건강식을 찾기가 쉽지는 않다. 그러나 찾게 되면 실천하기는 그다지 어렵지 않다. 식사를 할 때 가장 중요한 것은 음식 하나하나의 영양소를 따지기보다 그것이 인체에 얼마나 잘 흡수되는지가 더 중요하다.

과한 단백질, 무기질, 비타민, 효소 등을 섭취하게 되면 그것이 인체 안에 모두 흡수되는 것이 아니다. 몸에 흡수되지 못하는 것은 모두 독이 된다. 그래서 과식과 영양 과잉은 더 문제가 될 수도 있다는 것이다.

특히 생채소를 많이 먹게 되면 장내에서 부패하기 쉽다. 또한 유기농이 아닌 채소들은 암의 원인이 되는 질산염이 아질산염으로 바뀌면서 문제를 일으킨다. 모든 식사에 조금씩 섭취하는 것은 괜찮지만 과한 양이 되면 문제가 된다. 그러면 생채소는 어떻게 섭취해야 할까?

개인적인 프로그램에 따라 지혜롭게 섭취해야 한다. 생채소를 많이 먹어서 좋은 사람이 있고 적게 먹어야 할 사람이 있다는 것도 자신의 몸을 통해 알아가야 하나 기본적인 양만큼은 먹어주어야 한다.

모든 곡식은 통곡식을 먹는 것을 원칙으로 해야 한다. 곡식은 대부분 익혀 먹는 것이 좋고 떡을 만들어 오븐이나 프라이팬에 구워먹는 것도 좋으며 밀을 반죽해서 얇게 밀어 이스트 없이 구워 먹거나 빵을 만들어 구워 먹으면 최상의 식사가 된다.

성경적인 식사법이 바로 위의 식사법이었고, 세계 장수마을의 공통적인 특징 역시 곡류를 잘 요리해서 먹는 식사이다.

곡식을 이용해서 잘 섭취하게 되면 장에서 열이 생긴다. 이때 야채나 과일이 과하게 섞이게 되면 음식물이 장에서 부패하게 된다. 장에서 음식이 최적의 상태로 바뀌기 위해서는 곡식이 많아야 하며 침과 함께 섞여서 음식이 섭취되어야 한다. 또한 소식을 해야만 한다. 과일은 사실 한 끼에 과일만 먹는 것이 최상이다. 올바른 식사를 하게 되면 변의 색이 황금색으로 바뀌고 냄새가 잘 나지 않는다.

　좋은 음식을 먹게 되면 그것이 우리 몸의 피와 살이 되기 때문에 가장 많은 관심을 가져야 하며 많은 사람들이 혼동하고 있는 채식에 대한 바른 인식을 갖게 될 때에 진정한 건강을 소유할 수 있게 된다.

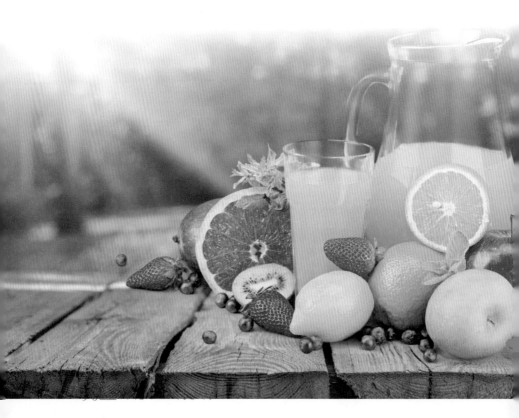

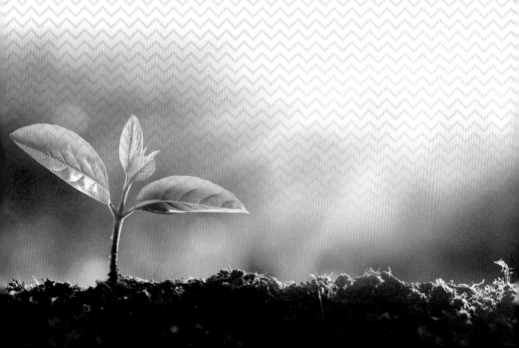

PART
4

수면과 휴식 속의 치료제

4

수면과 휴식 속의 치료제

쉼이 없는 사회, 간이 병든다

　현대인들은 너무나 바쁘고 복잡하고 힘들게 하루하루를 살아간다. 도시의 삶은 너무나 분주하고 숨 막힌다. 더 힘든 것은 상대적 빈곤감이다. 주변의 사람들이 좋은 차를 사거나 집을 사거나 여행을 가거나 좋은 물건을 사거나 자녀 교육에 돈을 많이 들이면 상대적으로 자신의 빈곤함을 심하게 느낀다. 아예 포기하고 사는 사람들이 있는 반면 대부분의 사람들은 끝없는 욕망을 채우기 위해 온갖 노력을 다한다.

　그 노력이 남을 위한 것이거나 좋은 일을 위한 것이라면 가치와 수고의 결과라도 있지 않겠는가? 오늘날의 많은 사람들은 올바른 가치관이 형성되지 않아 있고 남보다 더 잘살고 행복해지고 싶고 부를 축적하고 싶은 삶을 꿈꾸고 있으나 이 꿈은 결코 이루어지지 않는다. 왜냐하면 욕심은 끝이 없기 때문이다.

이러한 베이스에서 사람은 흐르는 강물처럼 모두 그렇게 흘러간다. 당연한 것이 되었다. 그러나 바꾸어야 한다. 연어는 생명을 탄생시키기 위해 물을 거슬러서 올라간다. 진정한 생명을 얻기 위한다면 지금의 삶에서 돌아서라! 그것이 사는 길이다. 그것이 행복한 길이다.

사람들은 이런 말을 한다. "나는 욕심이 없어. 그저 먹고살면 돼." 과연 그럴까? 그것은 먹고살기가 힘든 상황에서 나오는 말이고 그 상황을 넘어서 여유가 생기면 과연 다른 사람을 위해 사용할까? 아니다. 욕심은 끝이 없다.

그러다 보니 사람들은 더 많이 벌어야 한다. 남보다 더 벌어야 하고 남보다 더 일해야 한다. 잘살기 위해서는 다른 사람을 밟고 일어나야 한다. 나밖에는 없다. 치열한 경쟁의식은 어렸을 때 학교를 다니는 순수한 아이들 때부터 교육된다. 어떻게 하면 다른 사람보다 더 훌륭한 사람이 될 수 있을지, 어떻게 하면 남보다 잘살지를 고민하게 만드는 그릇된 가치관이 형성되는 경우가 많다.

남들이 타는 차, 휴대폰, 집, 남들이 하는 교육, 보험, 메이커 의류, 취미 등을 다 하기 위해서 무엇이 필요할까? 당연히 돈이다. 돈만 있으면 다 해결된다고 생각한다. 그래서 돈을 더 벌기 위해 그렇게도 힘든 일과 스트레스를 견뎌내야만 하는 것이다.

　사람의 삶 속에 진리가 사라지고 진정한 목적이 사라져 더 바쁘고 불행하게 살아가야 한다는 것은 참으로 슬픈 일이다.

　이렇게 해서 얻는 것은 무엇일까? 질병이다. 질병에 걸리고 나서야 소수의 사람들은 행복이 무엇이고 인생의 가치가 무엇인지를 생각하게 된다.

　과로는 질병의 기초가 된다. 과로를 하게 되면 심신은 병에 들어 정상적인 기능을 하지 못한다.
　사람이 자신의 기능에 무리한 짐, 다시 말해 무리한 일을 하게 되면 그것이 독소가 되어 질병이 된다. 인체가 건강할 때는 그것을 잘 느끼지 못하게 되어 있지만 인체가 약해지게 되면 과로가 얼마나 해로운지를 알게 될 것이다. 과로를 하게 되면 간이 손상된다.

　간은 오백 가지 이상의 일을 하며 일천 가지 이상의 효소를 내어 우리 인체에 화학적으로 반응한다. 간이 정상적인 기능을 하기 위해서는 간 내의 혈액순환이 정상적으로 이루어져 간세포에 충분한 산소와 영양이 공급되어야 한다.
　긴장이나 피로한 상태를 지속하게 되면 근육과 간에 저장된 글리코겐을 소비하여 지방을 분해시키고 에너지를 얻어야 하기 때문에 피로감이 증가하며 세포조직의 활동이 저하된다.

쉼이 없으면 피로가 쌓이게 된다. 인체가 피로하다는 것은 지쳐 있다는 것이다. 얼마나 많은 사람들이 피로로 인하여 고통당하고 있는가? 규칙적이고 지혜롭게 한다면 동일한 양의 일을 해내고도 휴식을 취할 수 있을 것이다.

간은 독소를 해독하는 곳이다. 과로를 할 경우에 간이 가장 먼저 병이 든다. 일을 많이 하거나 신경을 많이 쓰거나 무엇인가에 시달리게 되면 그날 저녁 아주 많이 피곤한 것을 느낄 수 있다. 그것은 우리의 인체에 피로가 축적되었다는 증거인데 만약 그러한 일이 계속 반복되게 된다면 피가 더러워지고 독소가 인체 안에 쌓이게 되면서 심신이 병들게 되고 간은 그 독소를 해결하지 못한 채 제 기능을 하지 못하게 되는 것이다.

그러므로 사람은 무리한 일을 피해야 하고 될 수 있는 한 규칙적으로 일하고 규칙적으로 쉼을 갖는 것이 대단히 중요하다.

> **참고**
> "인간의 신체조직을 가장 효과적으로 파괴시키는 방법 중의 하나는 돈벌이에 몰두하고 부에 대한 과도한 욕망에 사로잡히는 것이다. 그들은 오직 돈을 추구하는 대로만 그들의 생활을 집중시키고 이 한 목적을 위하여 휴식과 수면과 생애의 안락들을 다 희생시킨다. 그들의 타고난 좋은 신체조직은 훼손되고, 그들의 신체력을 남용한 결과로써 질병에 걸리게 되어 그들의 그릇된 일생의 장면은 사망으로 종지부를 찍고 만다. 그처럼 두려운 값을 치르고 번 그 사람은 그의 재물 가운데서 일 원이라도 가지고 갈 수 없다. 돈도 궁전도 화려한 의복도 이젠 그에게 아무 소용이 없다. 그의 일생의 업적은 완전히 무용지물이다."(HR, 1877, 4월호)

자율신경과 휴식의 중요성

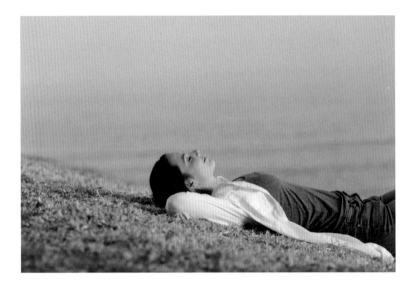

사람들은 휴식의 중요성을 제대로 인식하지 못한다. 또한 "설마 갑자기 몸이 이상해질까?"라고 하면서 안일한 마음을 먹는 경우가 허다하다.

경쟁사회에서 매일 일어나는 스트레스와 과로 등 축적된 피로들이 자율신경계를 망가뜨리게 된다.

자신의 의지와는 상관없이 작용하는 신경계는 환경에 의해 빠르게 반응을 한다. 현대인들은 여유롭고 느긋하지 않다. 너무나 바쁘고 지쳐 있으며 남보다 더 잘살기 위해 이기적인 유전자가 활성화되어 움직인다. 좀 쉬어야 할 때에는 게임, 텔레비전, 스마트폰, 격한 취미들을 통해 쉬지 못하고 피곤을 계속 누적시키는 사람들이 많다.

하나님은 이런 인간 사회에 주일 제도를 제정하셨고 일주일에 하루는 푹 쉴 수 있는 법을 제정하셨다. 지금 알고 보면 6,000여 년 미래를 내다보시고 쉼을 어떻게 정해 놓아야 인류가 평안하게 쉴 수 있는지를 알려주신 듯하다. 성경을 들여다보면 단순히 쉬는 쉼이 아니다. 몸과 마음이 푹 쉬는 진정한 쉼이다.

푹 쉬지 못하면 인체에 축적된 피로가 회복되지 않는다. 이스라엘 사람들이나 재림교인들의 안식일 준수를 볼 때 진정한 쉼이 무엇인지 알 수 있게 된다. 게임도, 장사도, 근심도, 걱정도, 분노도, 원수 만드는 일도, 먹을 것을 준비하거나 생활을 위해 신경 쓰는 것도, 오락을 하는 것도, 스포츠를 하는 것도, 영화를 보는 것도, 어떤 행위도 하지 못하는 이스라엘의 안식일 준수는 형식적이고 율법주의적 쉼 같지만 사실은 인간을 위해 주신 하나님의 놀라운 쉼이다.

이날에 완전히 쉴 수 있다면 인간에게 주신 최고의 축복인 회복을 주신다는 사실은 너무나도 놀랍다.

스트레스가 많은 사회에서 걱정 근심 없이 모든 것을 내려놓고 쉬려면 욕심을 내려놓아야 한다.

자율신경은 교감신경과 부교감신경으로 나뉜다. 현시대의 사람들은 분주함과 스트레스로 인해 교감신경이 자극되어 면역력이 떨어져 있는 상태이다. 교감신경이 자극될 정도의 스트레스가 얼마나 많이 있는가를 적절하게 보여주는 것이다.

교감신경이 자극되면 과립구가 증가하며 활성산소의 대량 발생으로 조직세포가 파괴된다. 또한 혈액순환에 문제가 생기고 소화, 배설, 호르몬 대사 문제 등이 생겨나게 된다.

부교감신경은 아무 생각 없이 편히 휴식을 취할 때, 걱정 근심 모두 내려놓고 편하게 쉼으로 작용한다. 소파에 편하게 앉게 되면, 따뜻한 방의 이불 밑으로 들어가서 눕게 되면, 돗자리를 가지고 따뜻한 햇살 아래 눕게 되면, 그때 부교감신경이 자극된다. 그러면 면역력이 활성화되고 몸이 회복되는 시간을 갖는다.

옛날에는 노동을 하고 나면 그래도 편히 쉴 수 있는 환경이었다. 심지어 농사를 짓는 동안도, 육체노동을 하더라도 많은 스트레스 없이 일했다. 오늘날은 컴퓨터, 휴대폰, 텔레비전이 있고 저녁에 처리해야 할 업무도 늘어나다 보니 쉼을 잃어버린 듯하다.

휴식은 인간 사회에 절대적으로 필요하다. 휴식의 시간이 줄어들면서 인간은 병들고 불행하게 되었다. 규칙적인 생활에는 휴식이 포함된다. 남녀노소 누구에게나 휴식이 필요하다.

믹서 등 여러 기계의 경우에 그것을 정지시키지 않은 채 계속 모터나 엔진을 돌리게 되면 그 기계는 열을 받아 금방 망가진다. 사람도 쉬지 않고 살아가면 마찬가지다. 이것은 너무나 미련한 짓이다.

얼마나 많은 사람들이 휴식을 모른 채 살아가고 있는가? 진정한 쉼이란 모든 것을 잊어버리고 쉬는 것이다. 마음이 바뀌지 않으면 진정한 쉼을 얻지 못하게 된다. 쉼이 없으면 절대로 질병에서 회복되지 못한다.

하나님께서는 사람을 창조하시고 쉼에 대한 교훈을 가르치셨다. 제육일간 일하고 제칠일에 안식하신 그분의 모습 가운데 휴식이 무엇인지 알 수 있게 된다.

쉼이 없으면 일의 능률도 없다. 인체는 약물 없이 스스로 치료하는 놀라운 힘이 있는데 이것을 자연치유력이라고 한다. 이렇게 휴식하는 동안 충전된 에너지가 자연치유력을 활성화시킨다.

휴식하는 동안에 사람은 자신이 병들기까지 걸어온 생을 살펴보게 될 것이다. 삶이 바뀌어야 한다. 생각이 바뀌어야 한다. 마음이 바뀌어야 한다. 계획이 바뀌어야 한다. 인간에게는 진정한 목적이 있음을 기억해야 한다. 왜 내가 아팠는지도 알게 되고 어떻게 해야 회복될지도 깨닫게 된다. 그렇게 되는 순간 희망이 생기고 기쁨과 큰 확신이 생긴다. 삶의 의욕이 생기면서 치유가 일어나게 되는 것이다.

> **참고**
>
> "피로한 신경은 자극과 과로 대신에 휴식과 안정을 요구한다. 신체는 소모된 활력을 회복할 시간을 필요로 한다."(Counsel on Diet and Foods, p.424)

진정한 쉼의 세 가지 이해

휴식이라는 것은 단순히 육체만의 쉼이 아니다. 현대인들의 잘못된 휴식 중 하나는 오락을 하거나, 컴퓨터를 하거나, 영화를 보거나, 취미를 갖는 것인데 이런 것들은 사실상 진정한 휴식이라고 볼 수 없다. 에너지를 빼앗겨서 또 다른 쉼이 필요하기 때문이다. 그것이 진짜 쉼이라고 할 수 없다.

또한 때로는 무리하지 않는 운동을 해야 그것이 진정한 쉼이 될 수도 있다. 쉼이라고 하니까 다른 극단적인 입장, 즉 눈감고 잠만 자는 것일 수도 있다고 생각하나 그렇게 하면 인체는 활력을 잃고 만다.

오래전 폐암 말기 환자분이 오셨다. 이분은 임파선까지 전이되어 심각한 상태였고 빼빼 말라서 힘들어 보였고 방사선 치료를 통해 기력이 빠져 있는 상태였다. 당시 이분은 살기를 진심으로 원했고 새 삶을 얻기로 선택했다.

우선 살기 위해 결정해야 할 주거환경, 돈 문제, 차, 식욕, 가족 문제 등 모든 것들을 포기해야만 했다. 가족과 당분간 떨어져 있기로 하고 시온의 동산에 입소하였고, 고급 차도 팔아버리고 운영하던 카센터도 다 정리하였다. 손해 보더라도 가족들에게 알아서 정리하게 하고 아파트도 큰 평수에서 작은 평수로 이사하라고 한 뒤 모든 것을 내려놓고 자연치유에 임하게 되었다. 마음속에 걸리는 것이 아무것도 없었고 홀가분한 자신만 남게 되어 마음껏 하나님께 매달리며 진정한 쉼을 찾을 수 있었다. 상태는 심했지만 하루하루 회복되는 것이 눈에 띄게 보였다. 그러더니 한 달쯤 지나면서 기적이 일어나기 시작했다. 숨도 잘 차지 않고 산꼭대기까지 등산도 했다.

어떻게 이런 일이 일어날 수 있었을까? 이것은 바로 포기할 때 냉정하게 했기 때문이다. 이렇게 해야만 진정한 쉼을 얻을 수 있기 때문이었다. 진정한 쉼은 모든 것을 내려놓을 때 이루어진다. 즉 무엇인가 자신이 개입해서 해결하려고 할 때 스트레스를 겪게 되고 그것은 암 환자에게 치명적인 독소를 안겨줄 수 있기 때문에 쉼은 정말로 중요하다. 그러한 결정을 통해 자연치유에 임한 그분의 몸은 6개월 후, 검사 결과 폐암 완치 판정을 받게 되었다. 참 놀라운 일이다. 이것은 시온의 동산이 어떤 큰 능력이 있어서가 아니다. 자신이 믿고 선택하고 포기하고 진정한 쉼에 들어왔기 때문이라고 말할 수 있다.

질병의 회복을 위해 꼭 필요한 세 가지 쉼에 대해 이해해 보도록 하자!

(1) 위장의 휴식

많은 사람들이 자신의 위장을 학대시키고 살아간다. 불규칙한 식사, 잘못된 배합, 식사와 함께 마시는 물, 늦은 저녁 식사, 술과 자극제, 당분이 가득한 음료와 탄산음료, 폭식, 과식, 간식, 속식 등 위장을 망가뜨리면서 살아온 사람들은 자신의 위장이 얼마나 학대당했는지를 깨달아야 한다.

위장이 지치면 소화기관 모두 다 지치게 된다. 한 번도 쉼을 주지 못한 위장에게 사과하고 위장에게 짧은 휴가를 주도록 하라! 일주일 휴가는 아주 좋을 것이다. 인체는 절대로 거짓말을 하지 않는다. 내가 한 만큼 나에게 돌아온다.

금식을 하거나 과일식을 하게 되면 위는 편하게 쉴 수 있다. 과일식보다는 금식이 좀 더 위를 많이 쉬게 한다. 금식을 하기 힘든 상황이라면 규칙적인 식사를 하되 간식은 절대 하지 말아야 하며 저녁 식사를 금하는 것도 효과적인 방법 중 하나이다. 또한 음식의 소화를 위해 소식을 하며 음식을 꼭꼭 씹어서 위에 부담을 덜어주도록 하라!

금식이 끝난 뒤에도 철저하게 규칙적인 생활을 해야 한다. 어떤 일이 있더라도 위장을 학대시키지 않도록 해야 한다. 위에게 매일 공복의 시간을 충분히 주는 것, 그것이 위를 쉬게 하는 것이고 건강의 비법이다.

(2) 육체의 휴식

잘못된 생활습관으로 육체는 병들고 힘들어 있을 것이다. 이때 일을 중단해야 한다. 계속 일하게 되면 스트레스가 밀려올 것이고 영양과 에너지 부족으로 몸은 더 빠르게 망가질 것이다. 주일 제도를 통해 일주일에 하루를 쉰다고 하나 그것이 진정한 쉼일까?

쉬다 하더라도 늘 무엇인가를 즐기려 하는 현대인들에게 진짜 쉼이 필요하다. 일주일에 하루를 아무 일도 하지 않고 쉬면 빠른 회복이 시작된다. 쉰다는 말 그 자체는 정신적인 압박과 스트레스에서 다소간 자유를 줄 것이다.

육체적인 일을 쉬지 않고는 자연치유의 놀라운 경험을 할 수 없다. 물론 소일거리는 아주 좋다. 여기에서 말하는 것은 어느 직업에 종사하거나 어떤 노동을 한다는 것을 말한다.

암 환자는 최대한 에너지를 아껴서 질병을 치유하는 곳으로 가야 한다. 그래서 텔레비전을 금지하는 것이며, 인터넷 자제, 휴대폰 자제, 과한 독서 자제를 시키는 것이다. 왜냐하면 그런 것들도 에너지를 많이 낭비를 시키기 때문이다.

(3) 생각의 휴식

스트레스는 현대 질병 중에 아주 큰 기초를 놓고 있으며, 심지어는 생명까지도 앗아가는 경우도 있다. 스트레스를 쉽게 표현하자면 과한 생각, 즉 많은 생각이다. 그 생각이 별것 아니라고 할지 모르지만 과한 것은 무엇이든지 독이 된다는 사실을 이해해야 한다.

암 환자 대부분이 저녁에 잠을 잘 자지 못하는 경우가 많다. 근심 걱정 모두 벗어버려야 한다. 그리고 생각하지 말아야 할 생각들을 다 버려야 한다.

만일 마음이 바뀌지 못해서 생각 속에 휴식을 취하지 못하게 되면 암은 자라고 회복이 안 될 수가 있다.

자연치유센터에 입소하는 분들은 사소한 것에 신경 쓰지 않고 입소기간에 편안하고 자연스러운 마음으로 생활해야 한다. 내가 신경 쓴다고 바뀔 것은 아무것도 없다. 많은 사람들은 과거의 추억, 원망, 지난 잘못된 일들을 긁어모아 매일 한탄하며 살아간다. 이것은 너무나 미련한 행동이다. 왜냐하면 과거에 있었던 일들을 생각한다고 해서 바뀔 것은 질병 외에 아무것도 없기 때문이다. 또한 일부의 사람들은 앞으로 "어떻게 살까?" 하며 고민한다. 이것도 중요하지 않다. 내가 죽으면 아무것도 필요하지 않다. 지금은 나만 생각해야 하며 내 건강만을 위해 삶을 바꾸어야 한다.

옛날의 그 성격 그대로 병이 나으려고 꿈도 꾸지 마라! 모든 것이 바뀌어야 한다. 생활 문제, 가족 문제, 명예 문제, 직장 문제, 돈 문제 등의 걱정과 절대로 생명을 바꾸지 말아야 한다.

암 환자는 스트레스를 받게 되면 기력이 쇠해지고 그렇게 되면 더 많은 영양분을 갈망하게 된다. 그 순간 자연치유는 끝나게 될 수 있다. 최대한 적은 영양소를 통해 몸을 관리해야 한다. 많이 일하고 신경 쓰고 스트레스 받아서 식사 양을 늘리게 되면 문제가 될 수 있다. 음식은 언제나 절제하되 생각의 쉼이 해결되지 않는 한 좋은 자연치유를 경험할 수 없게 된다.

수면과 멜라토닌

하루 얼마나 자야 건강할까? 잠자는 시간은 언제가 적합할까? 수면은 규칙적이어야 한다. 특별히 일정한 시간에 잠자고 일어나는 것은 인체에 큰 유익을 준다. 피로에 시달리고 있는 사람이 한둘이 아니다. 거의 모든 피로는 수면 중에 회복이 된다. 기억, 소화기관, 순환계, 호흡계, 피부, 세포 등 모든 조직의 회복은 수면 중에 일어난다.

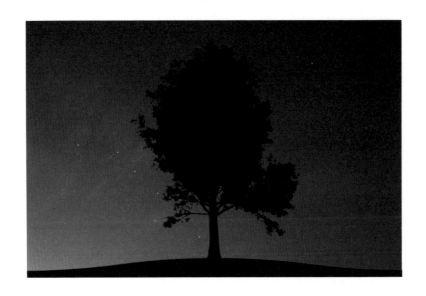

　수면과 관련된 뇌에서 분비되는 호르몬이 있다. 멜라토닌인데 멜라토닌은 뇌 안에 있는 송과선이라는 기관에서 생산된다. 송과선이라는 인체의 중요한 호르몬을 생산하는 기관에서 멜라토닌이라는 호르몬을 생산하여 미백 효과, 또 수면을 유도하기도 하고, 인체를 성장시키고 노화를 방지하기도 한다. 멜라토닌이 부족한 사람은 자동적으로 불면증을 앓게 되는데, 그것은 그만큼 규칙적인 수면을 얻지 못했던 이유도 포함된다. 불면증은 스스로 만들어 놓은 결과라고 볼 수 있다. 매일 습관을 조금씩 바꾸어나가면 불면증도 개선된다.

　포스텍 생명과학과는 "햇빛이 비치는 시간을 인식하는 뇌 단백질이, 햇빛이 없는 밤이 되면 멜라토닌 합성을 유도하는 또 다른 효소 단백질을 만들어 낸다는 사실을 세계 최초로 규명했다."라고 발표했다.

또 "뇌의 호르몬 분비 조직인 송과선은 낮과 밤, 계절에 따라 햇빛이 비치는 시간이 달라지는 것을 파악하는 인체의 시계 역할을 한다."라고 했다. 다시 말해서 멜라토닌은 햇빛이 줄어들면서 인체의 시계가 밤이 왔다고 통보를 하게 될 때 바로 분비되기 시작한다. 멜라토닌이 부족하게 되면 정신병이나 우울증세가 나타날 수 있다.

우리 몸은 신비롭게도 자연과 조화되어 멜라토닌을 분비하는 시간을 조율해서 만들어 낸다. 사실 꼭 수면시간을 9시나 10시로 정할 필요는 없다는 것이다. 옛날 시골 사람들은 해 떨어지면 잠자리를 준비하곤 했다. 그 사람들에게는 그때 멜라토닌이 나올 준비가 된 것이다. 요즘은 늦어도 9~10시 사이에 수면을 스스로 준비해야 한다. 사실 겨울철은 좀 더 초저녁으로 당길수록 멜라토닌 호르몬이 많이 생겨나게 된다.

휴대폰 배터리를 전기에 의해 사용하지 않을 때 충전을 시키듯이 인체도 잠자는 동안에 원기를 회복할 수 있다. 그러나 규칙적인 수면을 취하지 않는다면 성장 부족, 원기회복 상실, 신진대사의 불균형, 심지어 정신분열이나 우울증 등 정신에까지 큰 영향을 미칠 수 있게 된다.

멜라토닌은 초저녁에서 자정을 넘어서 가장 절정에 이르는데 그것을 통해서 인체의 노화 방지나 정신 회복, 성장 발육에 큰 도움을 주는 것이다. 같은 밤이라도 어두울 때에만 멜라토닌은 분비가 된다.

불빛이 조금이라도 들어오게 되면 뇌는 멜라토닌을 분비하지 않게 된다. 혹은 적게 분비하게 된다. 빛은 뇌 자체가 밤이라고 인식하지 못하게 만든다. 그래서 잠자는 방은 어두워야만 한다. 도시에 산다면 반드시 암막커튼을 쳐야만 한다.

수면 중에 인체의 성장이 이루어지는데 수면을 제대로 취하지 못한 어린 아이들은 비교적 수면을 많이 취한 아이에 비해 성장이 더디다는 것을 알 수 있다. 물론 과한 단백질 섭취와 성장촉진제의 간접 섭취들은 빠른 성장을 갖게 하지만 결국에는 문제가 된다. 정상적인 수면으로 성장하지 않은 아이들은 반드시 건강에 문제를 일으킨다.

하루 8시간 수면이 가장 적합하다. 여기서 1시간 적게 잔다고 큰일 나지는 않지만 인체의 완전한 회복은 8시간을 푹 자게 될 때에 일어나게 된다. 하루 3분의 1을 수면에 낭비한다고 생각할지 모른다. 이렇게 수면을 하면 일도 못하게 되고 공부도 못하게 되어 시간적인 손해를 본다고 생각하지만 수면 중에 나오는 여러 호르몬들은 중단되고 밤 동안 이루어지는 인체의 회복이 중단된다는 것은 얼마나 큰 손해인가? 사람들이 적절하지 못한 수면을 통해서 건강을 잃게 되면 그 나머지 시간을 투자해 병원에 가야 하고, 보조식품을 사 먹게 되고, 일도 잘 안되고, 생각 외로 지출되는 것이 많다. 계산을 해보면 무엇이 손해인지 알 수 있지 않을까.

초저녁잠이 부족한 청소년들에게 문제가 되는 것은 성장만이 아니다. 호르몬 대사가 잘못되기 때문에 성격에도 문제가 생기고 정신 쪽에 많은 문제를 일으킨다. 또한 기억상실증도 수면 부족에서 일어난다는 것이다.

보통 성인, 혹은 육체노동자, 정신노동자들이 하루의 모든 피로를 수면 중에 회복하는데, 오늘날 많은 사람들이 수면의 중요성을 점점 간과하고 있다. 현대 문화가 인간을 10시 이전에 잠을 자지 못하도록 만들어 놓고 있다.

살기 좋은 사회, 건강한 사회를 만들어야 하는데 쾌락 중심으로 수면 시간이 늦어지고 있다. 그 결과 피로, 정신질환, 암, 당뇨, 혈압, 백혈병 등에 시달리고 있는 사람들이 늘어나게 되었다.

늦은 저녁까지 먹고 놀며 텔레비전을 보는 가운데 건강을 상실하는 사회가 되었다. 텔레비전과 스마트폰은 건강을 망치는 가장 효과적인 물건이다. 텔레비전 시청을 줄이고 스마트폰 사용을 줄인다면 더 나은 건강을 얻게 될 것이다.

하루의 좋은 컨디션과 만족한 삶과 즐거운 마음은 수면을 크게 좌우하는데 정상적인 수면을 취하지 못한다면 하루를 피곤하게 시작하게 된다. 이러한 삶이 연속된다면 인체는 무뎌지게 되고 인체 내의 질서가 파괴된다. 모든 질병은 무질서에서 일어난다고 보아도 과언이 아니다.

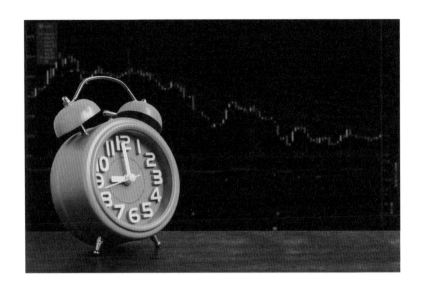

늦게 잘수록 또 조금 잘수록 인체는 피곤하다. 특별히 암 환자에게는 치명적이다. 보통 일반적으로 하루 7~8시간 자는 것이 가장 이상적인 수면 법칙이다. 즉 9시에서 4시 혹은 5시까지의 수면은 인체에 가장 좋다.

> **참고**
>
> "밤 12시 이전에 자는 두 시간은 밤 12시 이후에 자는 4시간의 수면과 맞먹는다. 특히 정신노동을 하는 자에게 유익하며 밤 9시 이후에 하는 공부는 효과가 없다." (letter, 1885)
>
> "신체를 건설하는 일은 휴식하는 동안에 행해지는 것임으로 청소년들에게는 수면을 규칙적으로 또한 충분히 취하도록 할 것이다."(Education, p.205)
>
> "대체로 낮일을 밤까지 연장시켜서는 안 된다. 이렇게 하는 자들은 흔히 유익을 얻기보다는 손해를 더 보는 것을 나는 보았는데 이는 그들의 정력이 소모되고 신경의 흥분 상태에서 일하기 때문이다. 그들은 즉각적인 손상을 깨닫지 못할 수도 있지만 분명히 부지 중에 신체를 해치고 있는 것이다."(CH, p.99)

올바른 수면 방법

올바른 수면은 자연의 법칙에 조화되는 것으로 해가 지고 난 후의 수면법이다. 즉 9시 정도가 가장 적합한 시간이다. 혹 수면시간을 뒤로 미루어 12시로 설정한다고 가정해보자. 그렇게 해서 같은 8시간을 잘 때 효과가 있을까? 큰 차이가 난다. 혹 12시부터 오전 10시까지 잔다고 한들 인체에 회복은 정상적으로 이루어지지 않는다.

무조건 많은 잠을 잔다고 좋은 것은 결코 아니다. 오히려 무기력증이나 나태함, 인체의 게으름을 초래하게 되는데 그래서 규칙적인 수면이 좋다. 수면의 시간은 9시에 취하는 것이 좋다.

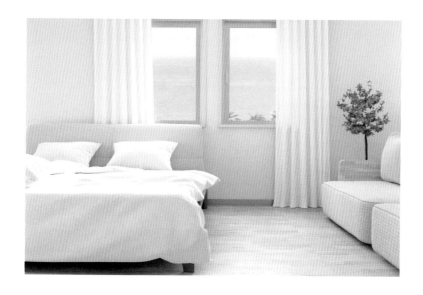

수면 중에는 가능한 깨지 않는 것이 좋다. 오랜 습관에 의해, 항암 부작용에 의해, 질병의 상태에 의해 종종 잠에서 깨는 경우는 있다. 이것도 바뀌어야 한다. 무엇인가 문제가 있기에 우리 몸이 그렇게 반응하게 된다. 그러면 수면 중에 깨지 않는 방법을 찾아봐야 할 것이다.

환자들 가운데 가장 많이 깨는 이유 중 하나가 야간뇨다. 수면 중 체온은 떨어진다. 그때 인체는 체온을 맞추기 위해 인체의 수분을 빼낸다. 그때 소변을 통해 수분이 나오게 된다. 원인은 여러 가지가 있다.

첫째, 소금의 양과 수분 섭취량이다. 소금은 인체의 물이 체외로 빠져나가지 않도록 삼투작용을 한다. 그런데 인체의 염도가 0.9%가 되지 않게 되면 자연적으로 물을 계속 빼낸다. 이것을 개선하기 위해서는 물은 잠자리에 들기 최소 2시간 전에 마셔주는 것이 좋고, 평상시 소금의 양을 충분히 늘려주는 것이 좋다.

둘째, 저녁 식사를 하게 되면 위에 음식물이 오랫동안 머물러 있으면서 뇌신경을 자극하게 된다. 그때 뇌는 충분한 수면 상태에 들어가지 못하게 된다. 위가 힘들게 일하는 과정에서 인체는 얕은 잠에 빠지고 자주 깨게 된다.

셋째, 낮 동안에 충분히 활동해야 한다. 활동은 생명의 법칙이다. 활동을 통해 단잠을 잘 수 있다. 운동을 규칙적으로 해야 한다. 암 환자라고 자신이 환자 대우를 받아야 한다고 생각하지 말라!

자신의 손으로 할 수 있는 일은 스트레스가 되지 않게 최대한 하는 것이 좋다. 만일 육체적인 활동이 줄어드는 환자는 반드시 에너지를 소비하기 위해 뇌를 사용하게 된다. 그리하여 쓸데없는 잡념과 스트레스로 자신의 건강을 위태롭게 하는 일들이 생겨나게 된다.

이렇게 몇 가지만 잘 개선해도 수면 중에 깨는 일은 최소화시킬 수 있다. 만일 환자가 잠만 푹 자는 상태라면 건강의 회복은 쉽게 일어나게 되며 그 건강을 유지하게 되면 질병이 낫게 되는 것을 느끼게 된다.

잠자는 환경은 쾌적하고 공기가 잘 통해야 한다. 될 수 있으면 벽지의 색은 혼란스러운 색보다 녹색이나 부드러운 색상으로 택하는 것이 좋고 잠자는 방에는 최대한 단순하게 꾸며놓는 것이 좋다. 잠자리에 들기 전에 유심히 보는 사물들은 뇌 속에 가장 쉽게 저장되기 때문에 좋은 글과 그림들을 걸어 놓는 것도 좋고 될 수 있으면 방을 상큼하게 꾸며 놓는 것도 환자의 마음을 편하게 한다.

그리고 허브의 향들 중 라벤더를 곳곳에 자주 뿌리는 것도 도움이 된다. 은은한 천연 100%의 향들은 신경을 안정시켜주고 마음을 편하게 해준다.

음악을 자주 듣는 것도 신경을 안정시킨다. 대신 좋은 음악을 들어야 하며 너무 우울하거나 흥분된 음악들은 인체의 뇌신경을 흥분시키고 수면에 방해가 된다.

수면 중 방 안의 온도는 최대 20도가 넘지 않는 것이 좋으며 가능하면 인체를 저온으로 훈련시키는 것은 아주 좋다. 겨울이라도 창문을 아주 조금이라도 열고 이불을 두툼하게 덮고 자면 아주 좋다.

자신의 건강은 누구도 지켜줄 수 없다. 자기 스스로 지킬 수 있다.

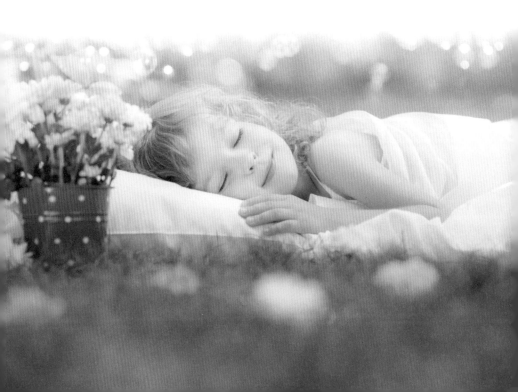

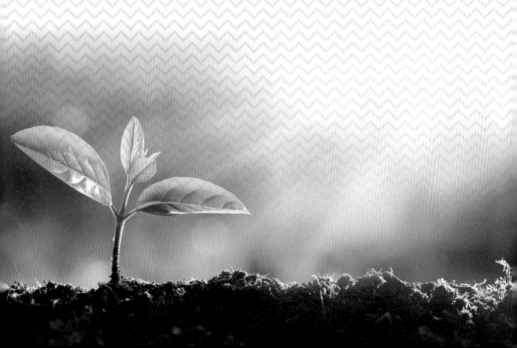

PART
5

산소와 건강

5

산소와 건강

산소의 중요성

1772~1774년에 셸레와 프리스틀리에 의해 산소가 발견되었다. 프리스틀리는 산화수은에 빛을 쪼여 산소를 얻게 되었고 1775년 이를 발표하였다. 이 발견은 물질이 타고 철이 녹슬고 변하는 것이 모두 산소 반응이라는 것 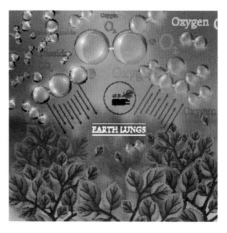 을 알게 되었고 음식의 소화, 자동차의 연소와 에너지도 산소 과정이라는 사실이 밝혀지기 시작하였다.

일반적으로 공기는 생명의 공기라고 할 수 있다. 그것은 호흡에 필요한 공기에 산소가 포함되어 있기 때문이다.

산소는 공기 중에 21%, 물에는 88%, 인간의 몸에는 65%가량이 있다. 생명을 유지하는 데 산소는 말할 것도 없이 아주 중요하다.

물고기는 물속에서 많은 산소가 필요하고, 사람은 대기 중 산소가 필요하다. 그런데 점점 오염되는 공기 속에서, 오존층의 파괴와 온난화 현상으로 지구의 산소는 점점 줄어들고 있다. 이러한 사실은 인류를 위협하고 있음을 피부로 느끼게 된다. 그래서 현대인들은 산이나 바닷가에만 가도 공기가 좋다는 것을 바로 느끼게 된다.

인간은 공기 없이는 단 4분도 살지 못한다는 것이다. 뿐만 아니라 모든 생물계가 공기를 필요로 한다.
우리가 살아서 숨 쉬고 있다는 것은 정말 큰 기적 중에 기적이다. 한 번 호흡한다는 것이 귀중하다고 생각하는 사람들이 아주 많다. 생명이 호흡에 있고 그만큼 공기의 중요성을 인식하게 되면 정말 감사가 무엇인지 느끼게 된다.

우리의 인체는 산소 없이 살아갈 수 없는 생리적인 구조를 지니고 있다. 폐, 간, 뇌, 혈관, 소장, 대장, 위장 등 모든 인체기관들이 산소를 필요로 하고 있다. 특히 뇌는 4분만 공기의 차단이 있게 되면 뇌세포가 죽는다. 우리 몸에서 뇌는 산소 소비량이 가장 많은 곳이기도 하다. 우리 몸에서 사용하는 산소 소비량은 200~500리터나 된다. 그중 뇌는 20% 를 사용하며 뇌로 보내지는 혈액은 하루 2,000리터로 혈액의 400배가 량이나 된다. 또 간에 산소가 차단되면 해독 작용이 정지되고 세포에 공기를 80% 차단하면 24시간 내에 암세포가 된다. 또 적혈구는 영양과 산소를 세포에 공급하지 못하게 된다.

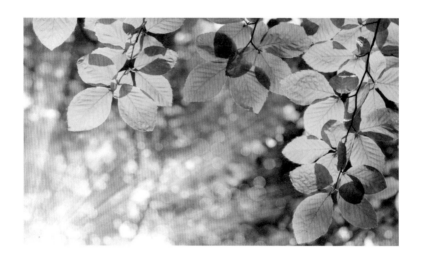

숲은 산소탱크다. 커다란 나무 한 그루는 두 사람이 하루를 살 수 있는 산소를 제공한다. 음식을 먹지 않고는 한 달을 버틸 수 있고, 물은 마시지 않고는 7일을 버틸 수 있지만, 숨 쉬지 않고는 4분 이상 살기 힘들다.

소화기관을 통해 유지되는 생명 기본 요소는 단백질, 탄수화물, 물, 에너지다.

물은 산소와 수소로 되어 있고, 탄수화물은 산소와 수소와 탄소로 되어 있으며 단백질은 산소, 수소, 탄소, 질소로 되어 있고 에너지는 산소와 탄수화물로 이루어진다는 것을 볼 때 정말 중요한 사실임을 인정하게 된다.

산소는 살아가는 데 있어서 필요한 물질이지만 질병에 걸렸을 때에는 더더욱 필요하다는 것을 이해해야 한다.

산소 부족과 질병

인체에 필요한 물질 중 무엇이든지 하나만 부족해도 질병에 걸린다. 영양소가 부족해도, 물이 부족해도, 활동이 부족해도, 햇빛이 부족해도 질병에 걸리겠지만 산소 부족도 질병의 아주 큰 원인이다. 일상생활 속에서 사람은 산소 부족의 인식을 하지 못한 채 살아가고 있다. 도시의 오염된 공기, 지하철의 공기, 환기를 잘 시키지 않은 방 안의 공기, 사무실의 공기 등은 사람의 생명을 조금씩 망가뜨린다.

산소가 부족하면 어떤 증상이 생길까?

1. 가슴이 답답하다.
2. 식곤증이 온다.

3. 피로감과 무기력증이 온다.
4. 혈액순환이 안 된다.
5. 우울증과 각종 질병에 걸리게 된다.
6. 면역력이 감소하게 되어 감기나 기타 감염성 질환에 걸릴 확률이
   높아진다.

이외에도 많은 증상들이 있으나 우선 위의 증상을 산소 결핍의 기본 증상이라고 볼 수 있다.

산소탱크였던 지구가 점점 망가지고 있으며 이제는 숲이나 바다로 가야만 충분한 산소, 질병을 회복할 수 있는 좋은 산소를 공급할 수 있게 된 것이다.

도심 속의 대기오염 물질은 다음과 같다. 미세먼지, 초미세먼지, 오존, 이산화질소, 일산화탄소, 아황산가스, 중금속, 휘발성 유기화합물질 등으로 창문을 열거나 공원에서 산책하거나 운동하기에 적합하지 않은 장소가 되었다. 그래서 암 환자는 반드시 도시를 떠나야 한다.

모든 질병에는 원인이 있다. 우리가 좋은 음식을 먹었다 하더라도 산소의 부족은 그 음식을 좋은 피로 바꿀 수 없다.

우리 몸은 섭취한 에너지원인 탄수화물과 단백질과 지질을 기본적으로 위에서 소화시킨다. 그때 에너지를 만들어 내기 위해 포도당으로 바

꾼다. 이때 산소가 부족하게 되면 포도당을 모두 다 에너지원으로 사용하지 못하게 된다. 세포로 가는 영양은 부족하게 되고 대사 효율이 떨어지게 된다. 즉 산소 부족은 완전연소가 되지 않게 한다.

이러한 상태가 지속되면 세포는 성질이 바뀌며 암세포가 증식하게 된다.

살아 있는 생명은 위기가 생길 때 종족 번식을 하게 된다. 식물들은 물이나 영양원(소)이 부족하게 되면 씨앗을 위해 수분을 내보낸다. 사람도 산소가 부족하면 유전자 변이 세포 상태가 되며 암이나 기타 질병에 걸릴 확률이 높아진다.

주로 암 환자가 말기에 겪게 되는 증상이 산소결핍증상이다. 주로 소화불량, 식곤증, 피로, 구토, 두통들이 일어나는 것을 볼 수 있게 된다.

◎ 산소 부족이 질병의 원인이라는 것을 밝힌 학자들

- 1931년 노벨의학상 수상자인 오토 바르부르크 박사 - "암의 원인이 유전자 손상 때문이 아니라 정상세포의 산소 부족 때문이다."
- 오토 바르부르크박사 - "세포에 산소가 35%수준 이하로 떨어지면 암세포로 변한다. 유전자의 손상은 산소 부족에 의한 2차 원인이다."
- 일본 의학박사 노구찌 히데요 - "모든 병의 원인은 산소결핍증이다."
- 일본 의학박사 마쓰모토 - "산소 부족은 모든 병을 발생시킨다."
- 일본 의학박사 요시마치 쥰이치 - "산소는 노화 방지와 치매를 저지하는 효과가 있다."

산소건강법

전라도 완도에서 삼치를 잡아서 생활하시던 부부가 있었다. 어느 날 몸이 안 좋아서 검사를 받은 결과 간암 말기였다. 부인은 너무나도 놀라 슬퍼하면서도 남편을 살리고 싶었다. 지인의 소개로 시온의 동산에 입소하게 되었는데 암이 8~10cm 정도 되는 크기였고, 크게 만져졌다.

운동을 많이 할 수도 없었다. 너무 힘들고 마음도 약해져 있었지만 한 가지 희망은 지인에 의해 "시온의 동산에 가면 살 수 있어."라는 말 한마디였다.

시온의 동산은 병원도 아니고 한의원도 아니고, 요양병원도 아니다. 그냥 소나무 숲속의 집이다. 해줄 수 있는 것은 환자의 마음을 편하게 해주는 것, 좋은 음식을 해주는 것, 건강에 대해서 이야기해 주는 것, 운동코스를 알려주는 것이 전부다.

그때 간암 환자는 자신이 정말 나을 수 있다는 확신을 하게 된 것이다. 자신의 선택이다. 이 환자가 할 수 있는 것은 아침 먹고 운동, 점심 먹고 운동, 저녁 창문을 조금 열고 자는 것, 이것 밖에는 없다.

운동도 심하게 할 수 없다. 고작 500m를 왕복하는 것이 최선이었다. 운동을 많이 할 수 없기에 소나무 숲에서 여러 시간을 보낸다. 그 숲속에서 부인과 함께 그냥 시간을 보내는 것이다. 그런데 한 달 만에 놀라운 일들이 벌어졌다. 매일 소나무밭에 앉아 있는데 암이 줄어든 것이다.

암이 거의 사라졌다. 도무지 믿기지 않는 기적이다. 지금에 와서 생각해보면 단순한 믿음과 확신 그리고 좋은 공기다. 산소가 살린 것이다. 사람들은 방을 좋아한다. 하지만 방은 단순히 잠자는 곳으로 생각하면 된다.

공기가 없으면 사람은 숨을 쉴 수 없게 된다. 공기는 사람의 생명과 아울러 건강을 주는 여러 질소들이 모여 형성된 것인데 사람은 하루에 무려 1만 리터나 마신다고 한다. 무게로 치면 15kg나 된다. 우리가 하루 먹는 음식과 물의 양에 비해 얼마나 많은가?

의심할 것 없이 인간의 모든 구조는 산소에 의해 움직인다는 것을 잊지 말아야 한다.

공기 중에 질소는 약 80%, 산소는 21%나 되는데 이산화탄소의 증가로 인하여 산소가 점점 적어지는 상황 속에서 살고 있다. 거의 암 말기 환자들을 보면 숨 쉬기 어려워하는 모습을 볼 수 있다. 만일 모든 사람에게 4% 미만의 산소가 지정된다면 다 죽게 될 것이다. 그렇다고 산소가 너무나 많을 필요는 없다.

인체는 산소가 없으면 작동이 되지 않는다. 먼저 호흡곤란이 일어나고, 뇌세포가 손상을 입게 될 것이다. 그리고 음식을 먹어도 소화가 되지 않을 것이다.

만일 세포에 탄산가스 교환이 정상적으로 일어나지 않게 된다면 인체는 화산이 폭발하듯이 폭발하고 말 것이다. 우리의 각 기관에 공기가 차단되면 모든 기능이 정상화되지 않게 될 것이요, 독소가 들어와도 해독 작용을 하지 못하게 된다.

공기는 결코 하찮게 생각할 물질이 아니다. 물론 우리가 마시는 공기는 상당히 많지만 그중에 산소는 21%이다. 이 공기 중의 산소가 질병을 태워서 죽이는 역할을 한다. 그것은 우리의 피를 깨끗하게 하고 더러운 피를 정화시켜서 정상적으로 영양을 공급하게 하고, 활동하게 한다.

환자에게 있어서 가장 중요한 것은 공기(산소)이다. 이것은 다른 어떤 것보다 우리의 인체에 면역체를 길러주기도 하고 직접 병들을 태우는 놀라운 일을 하는 것이다. 산소가 포함된 좋은 공기는 암이라는 단단한 병까지도 태울 수 있는 하늘의 선물이라는 것이다.

건강을 유지하려면 제한되지 않는 공기를 마음껏 마시는 것이 정말로 필요하다.

어떻게 해야 좋은 공기 속의 산소를 마음껏 마실까?

주거환경지를 잘 선택한다. 집을 숲 근처나 시골에 짓는 것이 좋다. 아니면 시골에 세라도 얻어서 살아야 한다. 그리고 매일 환기를 시키고 잠자리에서는 창문을 알맞게 열고 자야 한다. 더운 공기를 최대한 피하고 운동을 해야 한다. 가능한 숲속에 자리를 깔고 누워 있거나 충분한 쉼을 갖도록 해야 한다.

산소건강법은 특별한 것이 아니다. 숲속에서 노래도 부르고 운동도 하고 누워서 아무 근심, 걱정, 불안, 염려 없이 쉬면서 행복을 찾는 것이다. 호흡을 통해 심신이 안정이 된다.

반드시 좋은 공기의 산소여야 한다. 무조건 바다나 산으로 가야 한다. 특히 울창한 숲속은 혹은 소나무 산림지대, 편백나무 산림지대는 특별히 생명을 주는 엄청난 에너지가 있다. 여기에서 기적은 일어난다.

"깨끗하고 신선한 공기의 영향은 신체조직 전반에 걸쳐 혈액순환을 원활하게 하는 원인이 된다. 공기는 신체를 신선하게 하고, 굳세고도 건강하게 해 주는 경향이 있는 동시에 그 영향이 결정적으로 정신에 미쳐 어느 정도 침착성과 평온함을 끼쳐준다. 그것은 식욕을 돋우어 주며 음식의 소화를 더욱 완전하게 하여 주고 깊은 단잠을 자게 한다."(Counsel on Diet and Foods, p.104)

"몸의 건강은 신선한 공기를 얼마나 들이마시느냐에 크게 달려 있습니다."(건강한 삶, p.733)

"신선한 공기는 병자에게 어떠한 약보다 나으며 먹는 음식보다 더 필요한 것입니다. 음식은 끊더라도 신선한 공기를 제공해 주는 것이 저들로 신속하게 회복하게 하는 길입니다."(건강한 삶, p.652)

음이온과 양이온

화학적인 용어로, 이온이란 공기 중의 미세한 전자를 말하며 그중에 음이온이라는 것은 공기 중의 마이너스 전자를 가진 공기를 말한다. 다시 말해 원자가 전자를 잃으면 양이온이고, 전자를 얻으면 음이온이라고 한다.

음이온 공기는 공기의 비타민이라고도 불리고 있다. 음이온이 우리에게 주는 유익은 아주 많다. 세포에 영양 공급이 잘 되고 노폐물이 제거되는 데 아주 큰 역할을 한다. 세포의 신진대사는 음이온 공기와 밀접한 관계가 있다. 또한 약알칼리인 혈액과 혈압을 유지시켜준다. 좋은 공기는 혈액을 깨끗하게 한다는 사실을 꼭 이해해야 한다.

활성산소를 억제시키고 노화를 방지한다. 또한 대뇌 작용에는 뇌 속의 세로토닌 농도를 조절하여 불안증이나 긴장감을 덜어준다. 대기 중의 음이온이 많아지면 면역 수치도 올라가게 된다.

우리 인체는 미세한 5볼트의 전기가 흐르며 인체의 70%가 수분으로 되어 있다. 우리 인체 세포는 약 100조 개의 세포로 되어 있으며 그것들은 서로의 연결의 원활함을 위해 수신 작용이 필요한데 그것이 바로 미세한 전기의 작용에 의해 이루어진다는 것이다.

음이온은 우리 인체에 아주 필요한 것인데 오늘날 사회는 그것을 마치 상품화된 것처럼 취급할 정도이다.

예전에 물을 사 먹는다는 것은 있을 수 없는 일이다. 물 값은 종류마다 다르지만 휘발유값보다 비싼 물이 있는 것처럼 상상할 수도 없는 일들이 지금 우리에게 직면해 있다. 공기 역시 세계 곳곳에서 거래되고 있다.

최근에 유행하고 있는 공기청정기, 음이온 공기청정기는 방, 사무실, 자동차 실내까지 유행되어 사용되고 값도 저렴해서 누구나 쉽게 살 수 있는 제품이 되었다.

이런 것들이 효과가 있을까? 사실상 음이온 효과가 제대로 확인된 바는 없다. 만일 음이온이 제품으로부터 만들어져 공기 중에 방출된다 해도 상온의 공기 중에 존재하기가 어렵다. 상온에서의 이온은 불안정하기 때문에 음이온이 만들어진다 해도 의미가 없다는 것이다.

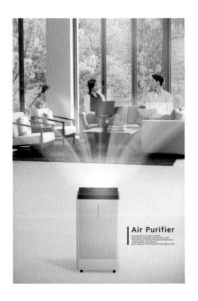

공기청정기는 실내 공기 중 먼지나 유해가스를 제거하는 것이 목적이다. 실내 공기를 빨아들이는 과정 중 전기가 발생한다. 정전기 생긴 옷에 먼지가 달라붙듯이 공기청정기가 먼지를 끌어온다는 것이다.

공기청정기가 음이온을 만들기 위해서는 오존이 발생한다. 시중에 판매되는 전자 제품의 음이온은 사실상 건강에 이롭다고 할 수도 없다. 또한 공기 중 세균을 잡는다는 것은 우스운 이야기다. 차라리 숯을 놓거나 허브나 식물을 실내에 키우는 것이 더 낫다.

암 환자는 무조건 도시의 삶을 포기해야 한다. 아파트의 생활 자체가 자연치유에 맞지 않다. 좋은 공기가 있는 시골에 살아야 한다.

음이온이 많이 발생하는 곳을 찾아야 한다. 깊은 산속, 바닷가, 폭포 주위, 연못 근처, 산림 등이다. 특별히 침엽수가 많은 곳이면 더 좋다. 이런 곳에서는 우리 인체에 가장 알맞은 음이온들이 발생하여 유익을 준다는 것이다. 몸은 빠르게 회복될 것이다.

노아 시대의 사람들은 천 살 가까운 수명을 가지고 있었다. 그 이유는 공기 자체가 달랐을 것이기 때문이다. 자외선을 막아주는 물층이 있었던 것이 효과적이었을 것이다.

할 수만 있으면 정원에 나무를 많이 심고 식물을 많이 기르고 집 안에도 숯을 놓거나 식물을 키우는 것이 좋다. 집 주위에 물이 없으면 연못을 만드는 것도 이상적인 것이다. 목욕을 하더라도 샤워기를 통하여 하고, 방은 통풍이 잘 되게 해야 하며, 야외에서 심호흡을 자주하는 것이 좋다.

가능한 숲속에서 많은 시간을 지내는 것이 좋다. 침엽수를 찾아가 삼림욕을 하는 것도 큰 유익이 된다.

공기의 질을 높여라

도시에 있다가 산속에 가면 공기가 얼마나 중요한지 알게 된다. 가슴이 뻥 뚫린다. 이 기분이면 모든 병이 나을 것만 같다는 생각이 든다.

실제로 방보다 숲을 사랑한 사람들이 회복이 되는 경우가 허다하다. 내가 거하는 대부분의 시간을 숲속에서 보내는 것이 아주 이상적이다.

공기는 찬 공기와 더운 공기로 나누어진다. 찬 공기는 폐에 아주 유익하지만 더운 공기는 폐에 그리고 모든 장기에 좋지 않다. 목욕탕에 가면 가슴이 조여 오는 것과 폐가 수축되는 것을 알 수 있다. 이와 같이 더운 공기는 폐를 수축시킨다. 반대로 시원한 공기는 폐를 넓혀준다. 상쾌한 공기를 마시면 폐활량이 커진다.

더운 공기는 폐뿐만 아니라 우리의 신경과 두뇌까지도 손상시킨다. 더운 공기 속에는 산소의 양이 적기 때문이다. 그리고 피는 불결해지고 신체는 흥분되기 시작된다.

특히 사무실이나 열기로 가득한 방, 사우나, 찜질방 등은 환자로 하여금 병을 낫게 하는 것이 아니라 오히려 병에 더 노출시키는 것이며 인체의 백혈구들은 힘을 잃게 되어 질병과 싸울 때 맥을 없게 만드는 것이다. 혈액순환이 제대로 되지 않아 심장도 나빠지게 되며 위와 간은 고통을 당하게 된다.

식물을 보면 실내에서 또는 하우스에서 연하게 자란 식물이 훨씬 생명력이 약한 것을 알 수 있다. 병에 걸릴 확률도 더 높고 약해 보인다. 그러나 야외에서 자란 자생하는 풀이나 나무를 보면 강하고 생명력이 강하다. 실내에서만 생활하는 사람의 면역력은 약하고 소화기관은 망가지고 두뇌는 산소 부족으로 위기에 처하게 된다. 문제는 몸이 급격하게 변화를 받으면 개선하기 쉽지만 그렇지 않으면 서서히 망가지며 암 환자일 때는 회복하기 어려운 상태까지 가게 된다.

시골 생활을 한다고 해도 안심할 것은 아니다. 집 안에서의 생활이 늘어난다면 문제가 된다. 숲으로 가야 한다. 그것이 건강 비결이다.

시골집도 문제다. 콘크리트 집에 화학적인 것들이 많기 때문에 개선해야 한다. 방을 너무 덥게 한다면 (24도 이상) 시멘트의 독성분, 장판, 도배지, 가구 등으로부터 해로운 물질이 상당히 많이 나온다는 것은 누구나 아는 바이다.

벽지를 시공할 때 사용한 본드나 다이옥신을 대량 생산하는 PVC 제품들은 찬 공기일 때보다 더운 공기일 때 독성분을 실내에 꽉 차게 한다.

만일 집을 짓는다면 황토집이나 목구조 집을 짓는 것이 좋다. 순환이 잘 되는 집에 살 때에 가장 좋은 유익을 얻게 된다. 만일 그 여건이 안 된다면 최대한 덥지 않게 살고 창문을 열고 자는 것이다. 어떤 집이든 창문을 열어놓고 충분한 산소를 마시며 잠자는 것이 좋다.

될 수 있으면 화학성분들을 피하는 것이 좋다. 특히 환자의 경우에 있어서는 새 가구나 장판, 벽지를 개선하는 것이 좋을 것이다. 왜냐하면 이런 것들은 시간이 오래 지나도 방이 더워질 경우에 또다시 그들의 성질을 내뿜기 때문이다.

특히 환자는 방을 단순히 잠자는 장소로만 생각하도록 해야 한다. 질병이 치료되기까지는 방이라는 곳은 잠자는 곳이고 그의 생활은 옥외에서 하는 것이 유익하다. 누구나 다 그렇게 할 수 없지만 질병의 치유를 위한 길이라면 이것은 정말로 필요한 것이다. 그리고 잠자는 방은될 수 있으면 환기가 잘되고 햇빛이 잘 들어오는 방이어야 하고 수면중에도 창문을 열어 놓고 자도록 훈련이 되어야 한다.

자동차 매연과 도시의 공기

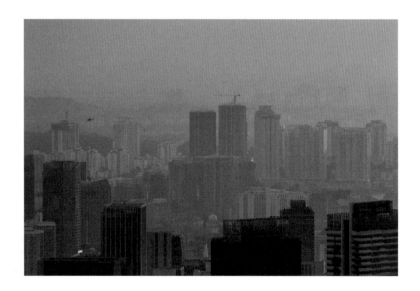

산업화시대에서 정보화시대로 넘어가면서 공기에 더 심각한 문제가생겨났다. 도시에는 점점 차들이 늘어나 매연이 증가하는 것이다. 매연이 증가하게 되면 자연스레 공기가 오염되는 문제를 유발한다.

전 세계적으로 300만 명이 대기오염으로 인한 호흡기 질환과 심장병으로 사망한다. 2020년에는 800만 명이 사망할 것으로 세계보건기구가 보도했다. 서울의 대기오염은 세계에서 가장 심각한 곳 중 한 곳이 되었다. 수백만 대의 자동차가 서울로 몰리고 있다. 특히 경유차가 더 심한데 오래된 자동차는 좀 더 심하게 오염을 시킨다.

자동차에서 배출되는 오염 물질은 배출가스 규제 대상이 되는 일산화탄소, 탄화수소, 질소산화물 및 매연(경유차의 경우)과 그 밖에 아황산가스, 오존 등 해로운 물질 등이 있다. 이러한 배출가스의 생성 원인을 살펴보면 배출가스 중 탄화수소는 연료의 일부가 미연소된 그대로 또는 일부 산화, 분해되어 배출되는 것이다. 물론 엔진이 좋지 않아서 그런 경우도 있고 자동차가 오래되면서 고장으로 인해 그럴 수도 있다.

자동차 공기뿐 아니라 가정에서 쓰고 있는 냉장고, 공장에서 나오는 매연들은 환경에 그리고 인체에 큰 해가 된다. 도시에 사람들이 밀집해 삶을 살므로 공기는 더욱 오염된다.

미세먼지도 문제다. 호흡기, 피부 질환을 일으키고 초미세먼지 같은 경우 기관지를 악화시키는 직접적인 증상도 만들어 낸다.

미세먼지와 황사는 조금 다르긴 하다. 미세먼지는 먼지에 여러 오염물질이 붙어서 만들어지는데 이것은 발암물질 1급이며 암을 유발할 수 있는 위험한 물질로 도시에 아주 많다. 황사는 중국 몽골의 흙먼지를 타고 날아온 자연현상이지만 미세먼지는 인체에 아주 나쁘다.

알레르기나 아토피까지도 유발시킬 수 있다. 최근에 미국의 루이스빌 대학에서는 도시의 매연의 공기가 심장병, 심장마비, 혈액순환의 비정상, 당뇨, 맹장염 등 갖가지 질병의 원인이라고 한다. 그럴 수밖에 없다. 그러한 공기는 피를 더럽히기 때문에 루이스빌 대학에서 발표된 것보다 더 큰 질병의 원인이라 해도 과언은 아니다.

인체가 오염된 물질의 공기를 호흡하게 되면 급성피로가 오며 이어서 만성피로까지 올 것이다.

폐와 산소

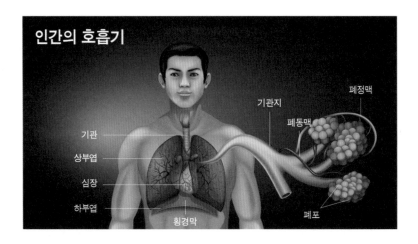

호흡기의 가장 대표적인 장기는 폐다. 폐가 충분한 산소를 공급받는 지에 따라서 건강이 좌우된다.

먼저 폐에 대해서 간단히 알아보기로 하자! 폐의 위치는 가슴 안에 있다. 심장은 가슴의 약간 왼쪽에 있고 가슴의 앞쪽에 위치하며, 나머지 부분은 거의 폐가 차지하고 있다. 폐는 오른쪽과 왼쪽에 각각 1개씩, 총 2개가 있으며 가슴과 배를 나누는 횡격막 바로 위에 있다.

숨을 들이 쉴 때 공기는 코나 입을 통해 들어가서 성대를 지나 '기관'으로 먼저 들어가게 된다. 기관은 오른쪽 기관지와 왼쪽 기관지로 나누어지게 되고 이 기관지는 더 작은 기관지로 갈라져서 폐와 이어져 있다.

폐는 폐포라 불리는 작은 공기주머니로 이루어져 있다. 폐포는 3억 개에서 5억 개 가량이 있다.

폐는 늑막이라는 얇은 막에 둘러싸여 있다. 정상적으로 성인의 오른쪽 폐는 왼쪽보다 넓고 짧으며, 무게는 약 620g 정도이고 폐 기능의 55%를 담당한다. 왼쪽 폐의 무게는 대략 560g 정도다.

폐는 공기 중에서 산소를 혈액 속으로 받아들이고, 혈액 속의 노폐물인 이산화탄소를 공기 중으로 배출시키는 역할을 한다. 이것을 바로 호흡 작용이라 부른다. 이 과정이 사람이 살아가는 데 있어서 가장 중요한 부분이다.

폐에는 산소와 이산화탄소의 교환이 잘 일어날 수 있도록 작은 혈관들이 폐포를 둘러싸고 있다. 기관지에서 공기의 흐름이 좋지 않거나 폐포에서 가스 교환이 제대로 이루어지지 않으면 호흡곤란을 느끼게 되고 심하면 생명을 유지할 수 없게 된다.

질병의 원인이 바로 산소의 부족에서 오는 경우가 많은데 산소가 부족한 곳에서 사는 삶, 곧 옥외에서보다는 옥내에서 살아가는 생활은 자신의 폐를 병들게 하는 것이다.

충분한 공기가 없게 되면 인체의 기능은 마비되고, 피는 불결해질 수밖에 없다. 뿐만 아니라 오염된 공기, 매연으로 가득 찬 공기, 담배로 찌들어버린 공기는 폐에게 가장 해가 되므로 공기의 필요성을 먼저 느껴야 하고 부적합한 공기로 자신의 폐를 망가트릴 수 있다는 것을 알아야 한다.

호흡과 건강

좋은 음식을 먹어도 호흡을 잘 하지 못하면 혈액은 좋은 상태를 유지할 수 없게 된다. 많은 사람들은 부적당하게 호흡하고 있다. 호흡하는 습관을 잘 들여야 하는데 가장 좋은 호흡은 배로 호흡을 하는 것이다. 단전호흡, 복식호흡, 깊은 호흡은 모두 같은 뜻으로 좋은 호흡에 속한다.

예로부터 호흡은 생명과 관계가 있다고 믿어왔다. 이것은 사실이다.

호흡을 천천히 하는 사람들이 그렇지 않은 사람들보다 훨씬 더 건강하다. 호흡하는 습관이 나쁜 사람들은 호흡기가 망가져 있는데 대부분의 사람들은 잘못된 습관으로 인해 자신의 몸을 망쳐놓은 것이다.

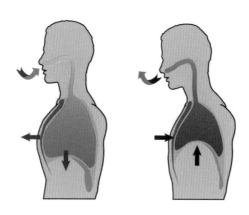

　가슴으로 호흡하느냐, 아니면 배로 호흡하느냐, 이것은 아주 중요한 사항이다. 가슴으로 호흡을 하게 되면 호흡계에 문제를 일으키고 혈액순환에도 문제가 일어나게 된다.

　모든 사람이 숨을 쉬며 살아가지만 좋은 숨은 깊은 숨이다. 흔히 상처를 받게 되거나, 어려운 난관에 부딪히거나 거짓이 탄로 나거나, 힘든 상황에 닥치게 되면 인체는 자율신경에 의해 깊은 숨을 내쉬게 만든다. 이것이 한숨이다.

　이렇게 해서 인체는 스스로 신경을 안정시키려고 온갖 노력을 하는 것이다. 한숨을 좀 더 잘 쉬는 것이 바로 복식호흡인데, 의식을 가지고 연습을 해야만 무의식중에서도 복식호흡이 잘 된다. 하루에 20분이라도 시간을 정해놓고 복식호흡을 연습하는 것이 좋다.

좋은 공기가 있다 해도 올바른 호흡을 해야만 폐와 심장을 건강하게 하며 혈액을 깨끗하게 한다. 호흡을 통해 혈액이 선명한 색으로 만들어지고 인체 각 부분에 생명이 전달된다. 좋은 호흡을 통해 식욕이 좋아지고 소화도 잘 되고 평안한 수면을 취하게 된다.

특별히 폐를 자유롭게 활동할 수 있게 하면 좋다. 폐의 용량이 증가할 수 있다. 폐가 압박을 받게 되면 용량이 줄어든다. 얕은 호흡이 습관이 되면 폐는 질병에 걸리게 된다.

복부를 조이는 옷도 좋지 않다. 호흡을 위하여 복부 근육의 활동이 충분하지 않게 되면 폐는 그 활동에 장애를 받게 된다. 그 결과 산소 공급이 부족해진다. 혈액순환은 느려지게 된다. 폐에서 이루어지는 노폐물 처리도 제한을 받게 된다. 즉 인체의 혈액은 더러워지게 되고 소화기관과 뇌에도 영향을 끼친다. 소화가 잘 안되고, 심장이 약해지고, 두뇌는 흐려진다. 이때 우울한 생각이 깃들게 되며 모든 신체 조직이 약해져 활동력을 잃게 된다.

이것이 질병의 원인이 될 수 있다. 매일 그리고 계속해서 신선한 공기를 충분히 마시기 위해 연습해야 한다. 호흡이 올바르지 못하면 충분한 산소를 마시지 못한다.

마음과 질병의 관계

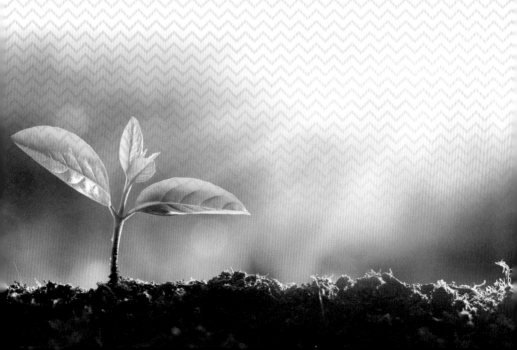

6

마음과 질병의 관계

질병의 가장 큰 원인은 마음의 상태이다

마음과 질병의 관계를 이해하면 그것이 얼마나 중요한지를 깨닫게 된다. 마음이 무엇일까?

영어의 두 단어는 mind와 heart로 나뉘는데 마인드는 생각의 표현이며 하트는 감정의 표현이다. 두 가지 다 결합해서 생각하면 될 듯하다. 하트는 심장을 뜻하는 표현이기도 하다. 사람의 본래의 성격을 말하는 본성이기도 하며 평생 쌓아가는 품성이기도 하지만 사람은 자신의 마음 상태를 계속적으로 바꿀 수 있다.

사람들은 스스로 지혜롭다고 하지만 사실상 자신조차도 모르고 있는 사람들이 많다. 그래서 어떤 상황에 직면하게 되면 "나도 내 자신을 모르겠어."라는 표현을 쓰게 된다. 아프면 사람들은 자신의 마음을 전혀 모르게 된다. 갈대처럼 흔들리고 쉽게 속상하고 상처받고 때로는 쉽게 분노하게 된다.

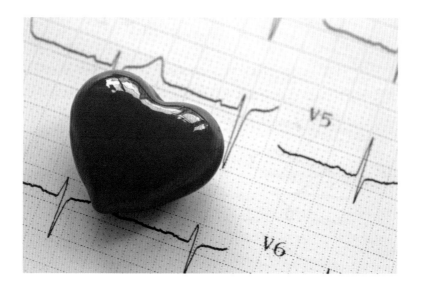

마음의 작용은 우리가 생각하는 것보다 훨씬 크다. 그런데 이 마음은 우리 인체의 혈액 상태를 그대로 표현하는 것이다.

마음이라는 것은 우리의 가슴으로 느낄 수 있는 정신적인 상태를 나타내는 단어인데 그것은 우리가 아픈 사람을 동정할 수 있고, 화가 날 수 있고, 기쁠 수도 있고 슬퍼질 수도 있는 모든 것을 말한다.

이타적으로 사는 삶이 인간에게 가장 건강한 삶이라면 이기적인 삶은 건강을 망치는 길이라는 사실을 이해해야 한다.

도시의 삶은 분주하고 쫓기는 생활의 연속이다. 대부분의 시간을 공부와 일로 분주한 삶, 상대적 빈곤 속에 살아갈 수밖에 없는 사람들은 행복을 잊어버린 채 살아가고 있다.

그렇게 강퍅하고 인색하고 자기주의적인 삶은 서로에게 불행을 가져오게 만들었고 그 결과 혈액은 불결해지고 인체의 리듬은 깨지면서 면역이 약해지기 시작한다. 쉽게 질병에 걸리게 되는 것이다.

현대인들에게 고통을 안겨주는 대부분의 질병들은 욕심에서 빚어진다. 그것이 식욕이든, 정욕이든, 이기주의든 간에 그렇다.

여러 가지 스트레스, 또 여러 분노들과 부정적인 마음들은 자신을 해롭게 만든다. 남을 미워하고 이기적으로 경쟁을 하고, 분노하고, 화내고, 또 스트레스를 받는 데서 인체의 질병이 발생한다. 아무리 건강한 사람도 이렇게 연속적인 삶을 살아가게 된다면 인체의 기능들은 정상적인 기능을 발휘하지 못하고 만다.

피는 응혈되거나 더러워지고 위장은 음식을 제대로 소화시킬 수가 없게 된다. 또 올바른 수면을 취할 수 없게 만든다.

암, 당뇨, 혈압, 백혈병, 심장병 등 수많은 질병들은 인간에게 주신 원래의 하나님의 모습에서 떠나 이기적인 욕구와 그 욕구를 채우기 위한 죄의 방종에서 생겨났는데 이것을 회복하려면 마음의 작용을 잘 이해해야만 한다.

많은 사람들은 바쁜 삶을 살아가면서 또 남들과 비교하며 경쟁을 하고 자기도 모르게 어떠한 목적을 잃어버린 채 없이 살아가다가 결국은 질병에 걸리고 만다. 절망과 슬픔만큼 질병을 초래하는 것은 없다.

회복하는 데 마음의 중요성

성경 잠언서에는 "노하기를 더디 하는 자는 용사보다 낫고 마음을 다스리는 자는 성을 빼앗는 자보다 낫다"고 한다. 그만큼 인간은 자신의 마음을 다스리기가 힘들다는 것이다. 질병에서 회복되는데 아주 중요한 것은 마음이다. 올바른 마음을 가지고 신뢰하는 마음이 생길 때에 회복의 속도는 더 빠르게 작용한다.

병들어 아프기까지 늘 부정적인 생각을 했다면 당장 바꾸어야 한다. 아무리 좋은 음식을 먹고 좋은 공기를 마신다 하더라도 마음이 바뀌지 않으면 아무 소용이 없다.

노력해야 한다. 행동이 습관이 되고 습관이 품성이 된다. 좋은 마음으로 바뀌기 위해 좋은 생각을 끊임없이 해야 하며 진리와 함께 기뻐하는 생활을 해야만 한다.

좋은 마음을 갖는 것은 이 세상의 치료제 중에 가장 좋은 치료제이다. 이 세상에서 아무리 좋은 방법으로 질병을 치유해도 마음의 치유가 되지 않는다면 자연치유는 중단될 수 있다.

성경은 "마음의 즐거움은 양약이라도 시기는 뼈의 썩음"이라고 말한다.

폐암과 임파선암으로 시온의 동산에 오셨던 환자가 있었다. 이 환자는 정말 열심히 회개하고 자연치유를 통해서 임파선 부위의 암이 점점 줄더니 절반 가까이 줄었다. 매일 일어나는 놀라운 역사를 보았다.

그러던 어느 날, 다른 환자를 심하게 미워하게 되었다. 그 미워하는 마음은 걷잡을 수 없을 정도로 자신을 완악하게 하였고 그때부터 치료되던 암이 중단된 것이다. 매일 눈에 보이게 암이 줄었던 그 환자는 갑자기 암이 줄어드는 것이 중단되자 당황했지만 이미 늦었다. 줄던 암이 이제는 반대로 더 빠르게 커지더니 먼저 상황보다 더 악화되었다. 악몽 같은 상황이 벌어진 것이다.

질병이 회복될 때에는 정말 하나님께 감사와 기쁨 밖에는 없었으며 그것이 조직과 세포에 큰 변화를 주었다가 남을 미워하게 될 때에 반대로 다른 변화를 보였다. 참으로 무서운 일이다.

또 한 사람은 유방암 괴사로 입소하게 되었는데 매일 숯치료와 기도로 회복되었다. 암도 떨어지고 컨디션도 좋아지고 회복되어 가고 있었다. 그러나 집 문제로 상대방과 전화 통화를 하며 싸우는 나날을 한참 보내게 되었다. 거의 한 달 가까이를 싸우더니 몸이 지치기 시작했다. 기침이 나고 암이 줄어들던 것이 멈추더니 더 이상 치료가 되지 않았다. 마음은 아주 중요하다. 이 사례 말고도 이런 경우들이 너무나도 많다.

조금만 이해하고 용서하고 참는다면 그리고 좀 더 아름다운 마음으로 사물과 상대방을 바라본다면 잘못될 일이 없다. 감사함이 충만해야 한다. 이타심을 가지고 살아갈 때 큰 기쁨이 생긴다.

참고

"선행(善行)은 친절을 베푸는 사람과 받는 사람에게 다 같이 유익을 줌으로 이중(二重)의 축복이 된다. 옳은 일을 하고 있다는 생각은 병든 몸과 마음을 치료해 주는 가장 좋은 약 중 하나이다. 의무를 잘 감당했다는 생각과 다른 사람들에게 행복을 제공해준 데 대한 만족감으로 말미암아 마음이 가볍고 기뻐질 때, 즐겁고 고무적인 힘이 온몸에 새 생명을 가져다준다."(Ministry of Healing, p.257)

"만족한 마음, 쾌활한 정신은 육체에 건강이 되고 심령에 힘이 된다. 침울과 우울과 슬픔보다 더 효과적인 질병의 원인은 없다. 정신적 우울은 무서운 것이다." (1T, p.702)

"만일 사람들이 하나님의 선물을 감사하는 마음에서 심령의 창을 하늘로 향하여 열 것 같으면, 치료의 능력이 홍수처럼 쏟아질 것이다."(Ministry of Healing, p.115)

생각은 생각에서 끝나지 않는다

아픈 환자는 자신의 생각이 얼마나 중요한지 알아야 한다. 자신의 몸을 믿어주고 좋은 생각 그리고 긍정적인 생각을 하며 질병의 회복을 위해 열심히 노력해야 한다. 불안하고 걱정스러운 생각은 모두 벗어버리고 자신이 회복될 수 있을 것이라는 생각을 해야만 한다. 말기 암이든 기타 질병을 막론하고 병원에서 얻어오는 것은 무엇일까? 공포와 두려움이다. 흔히 말기 암이라는 소리를 듣고 난 많은 사람들은 자신의 건강상태보다 훨씬 더 나쁜되어 있는 것을 발견하게 된다.

필자의 아버지에게 들었던 말이 있다. 한 번은 큰아버지께서 서울대학병원에서 폐암이라는 선고를 받으시고 고민과 절망 속에 얼굴도 몸도 기력도 점점 안 좋아지셨다고 한다. 다시 한번 검사를 해보기로 하고 경희대 병원에서 검사를 하셨는데 오진으로 판정되었다. 가족들이 모두 기뻐했다. 그러나 본인은 얼마나 더 행복했을까? 오진이었다는 말을 듣고 난 뒤로의 몸 상태는 좋아진 것이다. 만일 오진이라는 말을 듣지 않았다면 몸은 더 망가졌을 수도 있다.

생각이 주관하는 우리 몸의 상태는 놀랍다. 보통 병원에서 "3개월 밖에 남지 않았습니다."라는 말을 직접 듣게 된다면 세포는 그것을 인식하게 된다. 그래서 그쯤 되면 죽게 되는 환자들이 많다. 그러나 그 말을 무시하고 희망적으로 삶의 방향을 바꾸면 또 다른 길을 찾게 된다.

한 환자는 뇌종양 말기로 병원 의사에게 자신의 상태를 물어봤는데 의사가 3개월 시한부로, 그리고 앞으로 눈도 보이지 않을 수 있다고 했다. 의사의 말대로 비슷하게 3개월 정도를 살고 죽음 직전 한 달 정도는 시력에 문제가 왔다.

반드시 환자는 어떠한 말을 자신이 받아들이고, 받아들이지 않고를 냉정하게 구분해야 한다. 살 수 있다는 희망을 가지고 살아가는 것은 정말로 큰 용기이다. 정말 살기 위해서 하나님을 찾는다면 하나님을 만나게 된다. 살기 위해 구하라! 그 생각으로 자신을 건설하라.

방광이 좋지 않았던 분이 시온의 동산을 찾았다. 그런데 이분은 시온의 동산만 오면 회복될 것으로 강하게 믿고 있었다. 그 믿음은 적중했다. 시온의 동산에 입소한 첫날 모든 통증이 사라지고 완전히 좋아졌다. 그래서 얼마 안 계시고 퇴소하신 적도 있다. 믿으면 회복이 빠르다.

의학계에서 가짜 약 혹은 효과 없는 치료법이라도 환자가 믿고 강하게 신뢰할 때 일어나는 효과를 플라시보 효과라고 한다. 이것은 환자가 의사를 굳게 믿고 신뢰할 때 더 일어나는 현상이며 이미 세계적으로 이 사실은 많은 사람들을 통해서 증명이 되기도 했다.

생수라도 그 생수에 암을 치유하는 특별한 물질이 있다고 믿고 마시면 정말 그렇게 효과를 보는 경우가 많다는 것이다.

정말 거짓말처럼 플라시보 효과는 있다. 그러나 착각 속의 플라시보 효과를 보라고 말하지는 않겠다. 자신이 마시는 물이 사실상 무엇인가 다른 물보다는 특별하지 않아도, 자신이 먹는 밥이 다른 밥보다는 특별하지 않아도, 자신이 운동하는 장소가 다른 곳보다는 특별하지 않더라도 감사하게 받아들일 수는 있다.

물 한 모금도 그것이 생명의 물이라는 사실을 알게 되면 감사와 기쁨이 생겨날 것이다. 이것은 플라시보 효과보다 더 큰 성과를 줄 것이다.

환자들이 절대적으로 피해야 할 것은 해로운 음식만이 아니다. 두려움과 공포다. 자신도 모르게 늘 불안해하면서 살아가고 있다. 냉동 창고에 갇혀 죽은 사람을 기억할 것이다. 영상의 온도에서 사람이 얼어 죽는 것이 가능할까? 그 이전에 그는 얼마나 큰 공포와 두려움에 억눌려 있었을까? 아마 그는 삶보다는 죽음에 대한 공포로 가득 찼을 것이다.

암 환자는 자신이라는 감옥 속에서 죽음에 대한 생각과 공포, 통증에 대한 불안과 염려에 의해 매일 생명이 감소되고 있다.
"내일 지구가 멸망할지라도 사과나무 한 그루를 심는다."는 말처럼 비록 언제 생명이 어떻게 될지 몰라도 하루를 행복하게 감사하게 산다면 반드시 변화가 일어날 것이다.

좋은 생각, 긍정적인 생각, 희망적인 생각, 감사의 마음으로 매일을 살아가야 한다. 그러한 긍정적인 생각은 그냥 생각으로 끝나는 것이 아니라 우리 몸의 신경계, 호르몬계에 영향을 끼치고 질병으로 피곤하고 지친 몸을 안정시켜준다. 생각은 몸에 변화를 주며 좋은 생각은 질병도 회복시킬 수 있다.

스트레스가 인체에 미치는 큰 영향

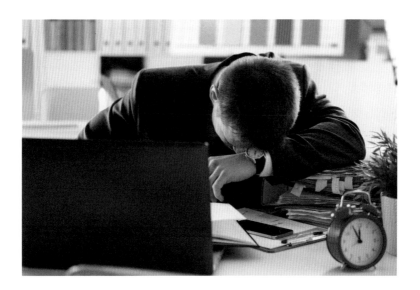

스트레스란 적응하기 어려운 환경에 처하거나 해로운 자극이 인체에 가해졌을 때 발생하는 신체적 또는 심리적인 긴장 상태를 말한다. 스트레스를 받게 되면 우리 인체의 뇌하수체에 의해 생성되는 아드레날린

이라는 호르몬이 분비가 된다.

현대 사회는 스트레스의 시대라고 볼 수 있다. 분노조절장애라는 질병까지 생길 정도다. 예전과는 다르게 현대인들은 자아중심적인 삶의 양상을 보인다.

참는 것도, 기다리는 것도, 용서하는 것도, 이해하는 것도 없이 결국은 자신에게 손해가 되는 마음을 품으며 살아간다.

내가 품는 것은 반드시 그것을 자라게 한다. 미움을 품으면, 마음속에 미움이라는 악이 자리 잡아 내 마음을 장악하게 된다. 시기, 질투, 염려, 불안, 죄책감 등 자신이 마음에 품는 것들은 반드시 자신에게 돌아온다는 사실을 알아야 한다.

스트레스에 대한 인체의 반응은 근육과 뇌와 심장에 더 많은 혈액을 보내기 위해서 맥박과 혈압이 증가한다. 또 더 많은 산소를 공급하기 위해서 호흡이 빨라지고 신경이 예민해진다.
스트레스를 받게 되면 에너지가 자동으로 소모됨으로 당이나 지방이나 콜레스테롤의 양이 증가된다. 또 면역 기능을 약화시키는 주요 원인이 된다.

스트레스는 마치 고무줄과 같아서 사람마다 어느 선은 없지만 좀 더 당기면 끊어지게 되는 상황에 처하기도 한다. 스트레스가 정신적 한계에 다다르게 되면 질병으로 이어지게 된다는 것이다.

현 사회를 보면 남녀노소 할 것 없이 스트레스 천국이라고 보아도 과언이 아니다. 그래서 요즘은 자기 계발이나 '좀 더 여유롭게'라는 단어가 유행인 듯하다. 진정한 쉼을 찾아야만 한다. 그것이 살 수 있는 유일한 길이다.

스트레스는 음식의 질과도 관련이 있다. 좋은 음식은 인체에 항산화 역할을 하게 됨으로 아주 중요하다. 음식 문화가 바뀌지 않으면 스트레스에서 탈출할 수 없게 된다.

음식이 피가 되기 때문에 먹은 음식에 자극이 강하면 스트레스가 더 많아지고 소화불량에 문제를 일으키면 신경이 예민한 성격의 소유자가 된다.

학생들은 많은 양의 공부를 소화해 내기 위해서 많은 시간을 쏟게 된다. 대부분의 시간이 머리를 쓰는 데 사용된다. 충분한 산소의 부족과 부절제 그리고 혈액순환의 문제로 인해 뇌는 과부하에 직면하게 된다.

시간은 제한되어 있고 열심히 사는 사람만 성공하는 철학이 만연한 이 시대, 누구보다도 더 열심히 공부해서 치열한 경쟁사회를 살아가야 하는 안타까운 학생들의 마음은 이미 지쳐 있다. 스트레스가 꽉 차 있다는 사실을 느끼게 된다. 쉼 없이 살아가는 수많은 학생들의 대부분은 행복을 모른다. 그 삶 자체가 스트레스다. 수많은 학생들의 입에서는 죽고 싶다는 이야기가 서슴없이 나온다.

우리 인체는 70%가 수분으로 되어 있는데 우리의 마음과 말, 생각이 어떠하냐에 따라 우리 인체에 있는 물의 파장이 바뀐다.

《물은 답을 알고 있다》라는 책을 보게 되면 물의 파장은 소리에 따라서 또 마음에 따라서 바뀐다는 것을 서술하고 있는데, 그것은 바로 과학적으로 스트레스가 인체에 얼마나 해로운 것인지를 말해주는 것이다. 말 한마디도 선별해서 잘해야 한다. 절대로 죽을 것 같다는 부정적인 말은 하지 말도록 하자!

말은 우리의 생명을 살리기도 하고 죽이기도 하는 엄청난 파워를 가지고 있다.

우리가 받는 작은 스트레스까지도 까다로운 성격과 좋지 못한 성품들과 인생에 있어서 축복이 되는 건강을 좌우한다. 흔히 우리는 마음의 신경성, 스트레스로 인해 병이 생겨서 죽어가는 많은 사람을 볼 수 있다.

시온의 동산에 입소한 한 사람은 여성분으로 우울장애와 위장병에 시달리게 되었다. 심지어 자살까지도 시도하려는 마음까지도 끊임없이 먹게 되었고 그러던 어느 날 제초제를 마셨다가 죽지는 않고 고생만 하게 되었다. 뱃속에 큰 문제가 생겼고 극심한 우울증에 시달리게 되었다.

이 환자는 일전에 믿던 사람에게 수천만 원을 빌려주었지만 사기를 당하였고 그것이 마음에 상처가 되고, 증오가 되고, 화가 치밀어 올랐으나 해결이 되지 않아 이런 상황까지 갔던 것이다.

시온의 동산에 입소하여 상담할 때 우울증이 굉장히 심하고, 정신적으로도 힘든 상황이라서 살려 달라고만 수없이 하셨다.
죽고 싶어도 마음대로 되는 것도 아니고 그것이 현실이 되지 않을 때에는 오히려 불안함이 더 밀려오게 되는 법이다. 아무튼 이곳에 입소하여 처음에는 어느 나무에 달려 죽을까를 수없이 생각했었지만 결국 그 상황을 이겨내고 회복되었다.

매일 긍정적인 이야기를 듣게 되고 사람들과 어울리고 본인보다 더 못한 상황의 사람들을 보면서 회복된 것이다.

건강하던 사람의 몸이 망가지는 것도 갑작스럽게 올 수 있다.

어떤 사람들은 자신의 명예가 훼손될 때 고민이 생기고 근심하고 속이 무척 상하게 된다. 그런 사람들이 끝내 얻는 것은 질병밖에 없다. 그런 것 외에 일상생활에 우리는 조그마한 자존심이 상처를 입거나, 남보다 더 잘하고 싶은 마음이 있을 때에 근심과 더불어 자존심과 악의와

증오와 화가 생긴다.

마음에서 일어나는 모든 스트레스는 질병을 유발시킬 수 있는 가장 큰 원인 중 하나이다.

신뢰의 중요성

신뢰(trust)라는 말은 편안함을 의미하는 독일어의 trost에서 유래된 깃이라고 한다.

질병의 회복을 위해서 신뢰는 꼭 있어야만 하는 단어이다. 믿지 못하면 회복이 불가능하다는 것을 알 수 있다. 믿지 못하면 두려움과 공포가 장악하고 만다. 누군가를 단순히 믿게 되면 마음이 편하다. 특별히 자신의 질병을 치료해 주실 하나님을 믿게 되면 회복은 놀랍게도 빠른 속도로 이루어진다는 것을 느끼게 된다.

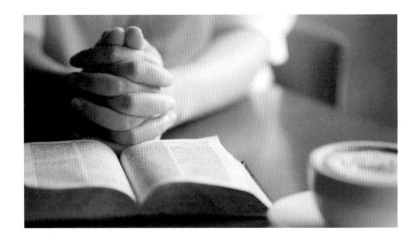

신뢰는 환자에게 있어서 참으로 중요한 것이다. 만약에 어떠한 식품이 효과가 전혀 없는 것일지라도 환자가 간절하게 신뢰하고 먹는 경우에 낫는 경우가 종종 있다. 먼저 말했듯이 이 반응이 플라시보 효과이기도 하다.

오늘날의 현대인들에게 큰 문제가 되는 것 중 세 가지는 고정관념, 편견, 선입관이다. 어떠한 경우에는 자연치유나 하나님에 대한 믿음이 전혀 받아들여지지 않는 경우가 있다. 때때로 믿음이 생기지 않으면 회복이 되지 않은 경우들이 많다.

강하게 믿어야 하는 그 순간 의심에 사로잡히게 된다. 사실 시온의 동산에 입소하는 사람들을 보면 두 부류가 있다. 이곳의 라이프 스타일을 완전하게 믿고 따라주는 사람들과 반신반의하는 분들이 있는데 이 믿음의 차이는 완전히 다른 결과를 갖게 만들어 준다.

누구를 믿어야 할까? 인간을 창조하신 하나님을 믿어야 한다. 만드신 하나님만 사람의 질병을 고치신다는 것은 불변의 진리이다. 만일 자신의 질병을 위해 하나님께 기도한다고 하자. 그러나 강한 확신과 신뢰 없는 형식으로 기도할 수 있다. 그러한 기도는 별반 효과가 없다. 하나님에 대한 확신을 가지고 기도해야 한다.

강한 믿음은 최악의 질병 상태에서도 사람을 회복시킨다. 성경에는 하나님을 믿고 그분의 말씀에 준행하는 조건으로 질병을 치료해 주신다는 말씀이 기록되어 있다. 인간을 창조하신 하나님께서는 친히 인간을 고치실 수 있으시다. 하나님을 믿고 그 방법을 따를 때에 완전한 전인 회복을 시키신다.

출애굽기에 묘사된 아주 희망 있는 그리고 도전할 만한 말씀이 있다. 그 말씀은 다음과 같다.

"가라사대 너희가 너희 하나님 나 여호와의 말을 청종하고 나의 보기에 의를 행하며 내 계명에 귀를 기울이며 내 모든 규례를 지키면 내가 애굽 사람에게 내린 모든 질병의 하나도 너희에게 내리지 아니하리니 나는 너희를 치료하는 여호와임이니라"(출 15:26)

이와 같이 믿음이란 오늘날 많은 종교인들이 믿는 형식적인 믿음을 말하는 것이 아니다. 철저하게 그리고 단순하게 어린 아이와 같이 믿는 믿음이다. 어린아이는 자신의 부모를 믿는다. 입혀주고, 먹여주고, 키워주고, 보살펴줄 것을 말이다. 마찬가지로 하나님을 믿는 신뢰와 자연 치유가 결합하면 엄청난 시너지를 만들어 낼 수 있다.

진정한 시너지 효과는 실천에 달려 있다. 진실로 믿는 사람은 실천하게 된다. 만일 우리가 하나님의 말씀에 순종한다면 모든 질병은 낫게 될 것이다.

PART
7

물의 사용

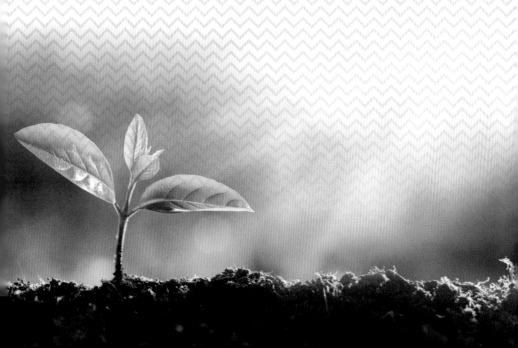

7

물의 사용

물과 생명

물의 중요성을 인식하려면 우선 물이 가지고 있는 생명력을 이해해야 한다. 물은 살아 있는 모든 생명체에 필수불가결한 것으로 물 없이 생명의 존재란 있을 수 없다. 인간의 생명도 음식 없이는 1개월 이상도 견디지만 물 없이는 며칠도 견디지 못한다. 행성 중에 물이 있다고 알려진 곳은 지구다.

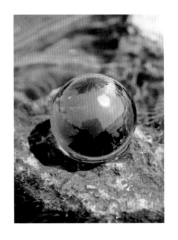

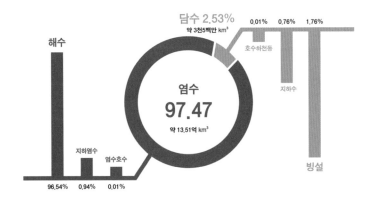

지구의 물은 99% 이상이 바다와 극지방의 빙하에 있고 나머지는 호수와 강, 공기와 수증기에 존재한다.

사람은 신생아 때 90%가 수분으로 되어 있다가 60대가 넘어가면 50%까지 빠진다. 즉 사람의 생명은 수분에 달려 있으며 수분이 줄어들게 되면서 인체의 생명은 점점 무력해지고 수명은 다해간다는 사실을 볼 수 있게 된다.

인체의 수분함량

태아의 주	체중에서의 물%	세포외핵 비율	세포내핵 비율
24	86	60	26
28	84	57	25
30	83	55	28
32	82	53	29
34	81	51	30
36	80	49	31
출생	78	45	33

인체와 수분

나이	남자%	여자%
신생아	80	75
1~5	65	65
10~16	60	60
17~39	60	50
40~59	55	47
60~	50	45

물을 얼마나 마셔야 하나

몸무게	섭취량
40kg	1.2L
50kg	1.5L
55kg	1.65L
60kg	1.8L
65kg	1.95L
70kg	2.1L

 일반적으로 몸무게 1kg에 30ml의 물을 섭취한다.

성인 인체의 70%가 수분이다. 우리의 모든 세포기 물에 떠 있고 뇌에 70~80%가 수분이요, 혈액의 90% 이상이 물로 되어 있다.

깨끗하고 신선한 물은 인체에 쌓인 노폐물을 신장을 통해 제거하는 중요한 역할을 하고 있다.

인체에 물이 조금만 부족하게 되어도 대사 작용과 해독 작용에 문제가 발생하게 된다. 물은 충분히 마셔주는 것이 좋다.

물이 인체 내에서 부족하면 여러 증상이 나타난다. 물은 체내 에너지 형성의 기본 물질이므로 섭취하는 음식물들도 물에 의해 체내로 흡수할 수 있게 되고 그래야만 에너지원이 될 수 있다.

수분이 부족하면 혈액순환이 잘 안되고 신경이 쇠약해지면서 피곤함을 느끼게 된다.

수분이 부족하면 두통이 자주 일어날 수 있으며 감기에 약해지고 상처가 생겼을 때 더디게 낫는다. 또한 쓸데없이 화를 자주 내기도 하고 잠을 잘 못 자며 인내심과 집중력이 떨어지기도 한다.

인체에는 날마다 꼭 필요한 양의 물이 있다. 인체 자체가 체온을 조절하고 소화시키고 대사 작용을 위해 필요한 물은 충분히 공급되어야만 한다.

> **참고**
> "건강할 때나 병이 났을 때를 물론하고 물은 하늘이 준 가장 좋은 축복 중 하나이다. 물을 적당히 사용하면 건강이 증진된다. 물은 하나님께서 동물과 사람의 갈증을 해소시켜 주기 위하여 마련해 주신 음료이다."(Ministry of Healing, p.237)

물을 마셔야 하는 양

물이 좋다는 것이 모든 사람들에게 충분히 인식된 시대이다. 그렇지만 실천에 옮기지는 않는다. 이것도 습관이 필요하다. 갈증이 날 때만 물을 마시는 것은 결코 좋은 것이 아니다. 성인이 되면 인체의 물 부족을 알리는 신호가 사라지고 만다. 그래서 자신이 마셔야 할 물을 수시로 습관적으로 마셔주는 것이 좋다.

물을 마셔야 하는 양은 사람마다 제각기 틀리다. 대략적인 기준을 준다면 몸무게에 비례하여 50kg 정도 나가는 여성은 1.5ℓ를 마시면 된다. 즉 몸무게의 비율을 가지고 따졌을 때 몸무게 1kg에 물 30㎖ 정도이다. 이것은 일반적인 양이나 노동, 운동, 또는 땀을 많이 흘릴 때에는 좀 더 섭취해 주어도 좋고 겨울이나 수분 손실이 적을 때는 이 정도만 섭취해도 충분하다.

무조건 물이 좋다고 많이 마시는 것도 해가 된다. 인체의 장기들에 부담을 주어서는 안 된다. 충분히 마시되 지나치지 않게 마셔야 하며 물을 마실 때 염두에 두어야 할 문제가 우리 몸의 염도이다.

즉 우리 몸의 염도는 0.9%이므로 저염식을 하는 사람들이 물을 많이 마실 경우 인체는 계속해서 물을 빼내게 된다. 즉 물을 마셔도 그 물의 주는 효과가 거의 없다. 적당량의 나트륨이 수분을 잡아준다. 우리는 자신도 모르게 탈수 증상에 시달릴 수도 있다는 사실을 알아야 한다.

물을 많이 마시고 나트륨이 부족하게 되면 그 농도를 맞추기 위해 인체는 뼈에서도 나트륨을 빼낸다.

물은 많이 마셔야 하지만 몸의 상태를 잘 판단해야 하며 소변의 색이 노란색으로 나오는 것은 인체의 물이 부족하다는 신호이다. 아침 일찍 일어나 물을 여러 컵 마시는 것은 아주 좋은 방법 중 하나이다.

물의 종류

물은 그냥 물일 뿐인데 환자들은 수없이 많은 물 중 어떤 물을 먹어야 할지 고민하고 갖가지 물을 사서 먹는 것을 보게 된다. 어떤 물을 마시느냐가 참으로 중요하다. 그러나 현재 시판되고 있는 수많은 물들을 다 먹을 수는 없다. 우리가 아는 물에는 연수인 삼다수, 경수인 에비앙, 알칼리 이온수, 수소수, 파동수, 해양심층수, 증류수 등 수없이 많다. 그러나 그러한 물들이 인체에 정말로 좋다는 증거도 없다. 물이기 때문에 독소 배출을 할 뿐이다.

어떤 사람들은 양파즙을 먹고 효과를 보고, 수소나 알칼리수를 마시고 효과를 본 사람도 많을 것이다. 확신컨대 절대로 그 물의 특성이 사람을 회복시키는 것이 아니다. 수분 보충이다. 양파즙을 많이 마실 때, 레몬주스를 많이 마실 때, 수소수를 많이 마실 때 수분 섭취가 대폭 늘어나게 된다.

그것뿐일까? 사람들이 물을 많이 마셔야 한다고 생각했을 때는 분명 건강을 지키기 위한 여러 노력들이 생겨나게 된다.

그들이 얻은 효과는 물의 특성이나 종류가 아니라 그저 물을 충분히 마셨기 때문이다.

하지만 물에 대한 부분을 무조건 깨끗한 물로 단정 짓고 정수기 물을 사용해도 될까?

7. 물의 사용 ___169

요즘 우리가 접하는 물의 대부분은 오염되어 있다. 중금속, 먼지, 염소 같은 소독제 등 인체 유해물질로 인한 문제가 심각하다. 이러한 문제를 해결하기 위해서 나온 것이 정수기인데 옛날 방식은 숯과 자갈과 모래 등을 이용하여 정화시켰으나 현재 정수기는 중금속까지 제거하는 기능의 필터들도 적용되었다.

그렇게 되면서 문제는 중금속과 함께 미네랄도 제거된다는 사실이다. 값비싼 정수기라 하더라도 깨끗한 물은 만들어 낼 수 있지만 건강에 좋은 물은 만들어 내기가 쉽지 않다. 우리 몸에 최고의 물은 순수 그대로의 깨끗한 물이다.

어떤 물을 마셔야 하는가에 대해 강박관념을 갖는 것은 좋지 않다. 그보다 물마시는 습관과 규칙을 좀 더 신경 쓰는 것이 낫다. 알칼리 정수기라고 해서 그것이 더 좋은 것도 아니다. 기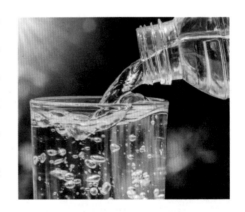계를 통해 알칼리수를 만들어 먹는다 해도 위에서는 알칼리수가 즉시 중화된다. 잘못 이해하는 것이 있는데 pH가 알칼리이기 때문에 좋은 것이 아니라 알칼리를 이루기 위해서는 칼슘과 마그네슘과 같은 미네랄이 풍부하기 때문에 좋다는 것이다. 이러한 물질은 소금에도 많이 들어 있다. 좋은 소금을 섭취한다면 미네랄이 공급될 것이다.

또한 신선하고 깨끗한 지하수를 잘 사용하는 것도 좋은 방법이다.

육각수도 마찬가지다. 사실 물은 온도가 낮아지면 모든 물이 육각수가 된다. 때문에 상업용 육각수가 무조건 좋다는 개념을 버려도 된다. 때에 따라서는 현미차나 보리차 등의 물을 마시는 것도 좋다.

약이 되는 물, 독이 되는 물

물 마시는 데에도 규칙이 있다. 물을 잘 마시게 되면 약이 되지만 잘못 마시면 독이 될 수도 있다.

(1) 아침에 마시는 물은 생명수

아침에 일어나서 천천히 마시는 물은 최고의 물이 된다. 노폐물을 씻어내고 조직이 일을 할 수 있도록 준비시키는 역할을 한다. 아침에 물을 마시지 못한다면 식사할 생각도 하지 말아야 한다.

(2) 위장 안에 음식물이 있을 때

식사와 함께 마시는 물은 침의 흐름과 효소를 막고 위를 약화시킨다. 그러므로 먹은 음식이 침과 함께 섞이지 않으므로 그 음식을 원활하게 소화시키지 못하고 몸에서 부패를 일으킨다.

식사할 때 물을 마시는 것과 식후에 물을 마시는 것은 소화기관에 문제를 일으킨다. 음식물들의 소화가 정상적으로 되지 않는 이유는 충분한 소화효소를 만들어 내지 못하고 음식물에 섞인 효소나 침의 농도를 묽게 만들어 버리기 때문이다.

식사를 다하고 나면 위에 들어 있는 음식물이 2시간 정도에 걸쳐 소화되기 시작한다. 이때 어떤 액체라도 위장에 들어오게 되는 순간 위장 안에서 음식물의 부패가 일어나게 된다. 위장의 음식물이 비워질 때까지 물을 마시지 말아야 한다.

찌개나 국을 피하는 것이 좋다. 특별히 환자들은 국을 마시지 말아야 한다. 국과 찌개 없는 식탁을 만드는 것이 중요하다.

식사 20~30분 전에 충분히 물을 마신다. 400~500ml가량의 물을 마심으로 식사 때 물을 요구하는 자극이 사라진다. 며칠만 습관화시키면 식사 도중, 식사 직후 물을 마시고 싶은 욕구가 모두 사라지게 된다.

(3) 뜨거운 물, 차가운 물

물은 좋지만 너무 뜨거운 물이나 차가운 물은 인체에 독이 된다. 주로 겨울에는 뜨거운 물을, 여름에는 차가운 물을 마시는데 물을 마실 때 가장 좋은 물을 만들려면 반드시 미지근하게, 자신의 체온과 비슷하게 마시는 것이 좋다. 차가운 물을 마실 경우 식도를 통해 위장으로 들어가면 인체의 체온이 떨어지게 된다. 즉 인체의 체온을 올리기 위해 우리 몸은 많은 에너지가 필요하게 되며 위장을 따뜻하게 열을 가하기까지 소화 작용을 정지시킬 것이다.

그것이 입으로 들어갈 때에 입안의 조직에 해를 줄 수 있다.

뜨거운 물의 사용도 역시 해롭다. 뜨거운 물의 사용으로 몸이 늘어지고 식도와 위장이 익어버린다. 또 뜨거운 물은 인체를 쇠약하게 한다. 뜨거운 물, 뜨겁게 마시는 차를 자주 마실 경우 식도염이나 식도암에 걸릴 확률이 아주 높다.

뜨거운 물은 체온이 많이 떨어졌을 때 비상시에만 사용할 수 있다.

(4) 밤에 마시는 물

잠자리에 들기 전에 마시는 물은 인체에 좋지 않다. 인체는 수면 중에 체온이 떨어진다. 체온이 떨어지면 인체 자체가 그것을 맞추기 위해 수분을 체외로 배출시킨다. 수분의 양이 많을수록 이 작업이 더 수행된다. 그렇게 되면 야간에도 소변을 보기 위해서 몇 번이나 잠을 설치게 된다. 이렇게 리듬이 깨지면 인체의 회복이 더디게 된다.

그래서 밤에는 많은 양의 물을 마시지 말고 꼭 필요한 양의 물만 마시는 것이 좋다. 또한 새벽, 오전 중으로 물을 좀 더 마시는 것이 좋다.

(5) 물 마실 때에도 천천히

물도 천천히 마셔주어야 한다. 급히 마시면 소화기관에 부담을 줄 수 있다. 물을 천천히 마셔야 하지만 한 번에 많은 양보다 좀 나눠서 마시는 것이 더 좋다. 그러나 습관이 되면 한번 마시는 양이 55ml까지도 가능하다.

(6) 금식할 때, 열이 날 때, 통증이 올 때

금식할 때나 열이 날 때, 그리고 통증이 있을 때는 물을 자유롭게 마셔주어야 한다. 이때 가장 강력한 이뇨제는 물이 된다. 물을 자유롭게 마시면 인체가 그 물을 가지고 체내에 필요한 부분에 알아서 적절히 사용하게 된다.

(7) 갈증이 나기 전에 마실 것

보통 물은 갈증이 날 때 마신다. 그러나 물은 갈증이 나기 이전에 마셔야 한다. 갈증이 난다는 것은 이미 물이 인체에서 부족하다는 이야기다. 물이 부족한 그 시간 동안 인체는 상당히 지쳐 있을 것이다. 물 마시는 것은 반드시 습관화시켜야 한다.

질병에 걸렸을 때의 물의 사용

질병에 걸리게 되었을 때 편하고 자유롭게 사용할 수 있는 것이 물이다. 물은 질병의 회복을 위해서 하늘이 준 축복 중 하나이다. 물을 잘 사용할 때 건강을 회복시킬 수 있다. 물을 충분히 사용하게 되면 인체 내의 노폐물을 제거해주고 질병에 저항할 수 있는 체질을 만들어 준다.

질병에 걸렸을 때 물의 사용법을 잘 알게 되면 약물 없이도 회복이 가능하다. 특히 금식할 때에 물을 자유롭게 마시면 우리 인체의 노폐물을 청소해 준다.

질병에 걸렸을 때 물의 사용은 다양하다. 물은 온도가 낮은 것부터 높은 것까지 다양하게 사용할 수 있으며 그 온도에 따라 마취, 자극, 진정 등의 효과를 만들어 낼 수 있다.

노폐물과 가장 많이 관련된 질환이 바로 몸살, 열, 감기 등이다. 노폐물이 많이 쌓여서 그것을 처리하는 과정에서 일어나는 이러한 질환들과 사실상 암, 당뇨, 혈압 등의 각종 질환들이 증상에서는 다소 다를 수는 있으나 원리는 같다. 모두다 노폐물이 제거되면 회복될 수 있는 병이다.

특히 몸살이나 열이 나거나 감기에 걸리면 물을 많이 마시고 수 치료나 족욕이나 증기요법을 시행하면 아주 효과적이다. 만일 물을 사용하지 않고 약을 사용할 경우에는 2~3일 만에 떨어질 질병들이 훨씬 오래 가며 인체에 남는 약물의 부작용을 알게 모르게 받을 수밖에 없다.

수치료와 활용법

몸의 증상에 따라 가장 손쉽게 누구나 다 할 수 있는 천연치료법에는 수치료가 있다. 수치료법을 잘 활용하는 사람들은 아주 큰 효과를 얻게 될 것이다. 온도에 따라 냉온, 중온, 고온으로 적용할 수 있고, 전신적으로 혹은 국부적으로 사용할 수 있다.

(1) 족욕

족욕은 뜨거운 물을 욕조에, 대야에 받아 발을 담그는 것이다. 이때 유칼립투스 몇 방울을 넣는 것은 아주 좋다. 또한 소금으로 발마사지 하는 것도 대사 작용에 좋다. 손쉽게 하기 위해서는 커피포트를 준비하였다가 물이 식으면 커피포트의 뜨거운 물을 리필해 주면 된다.

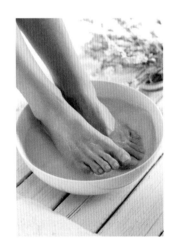

충혈이나 두통, 열이 날 때 아주 효과적이다. 그리고 평상시 하루에 한 번 해주면 아주 좋다. 감기의 예방도 될 수 있다.

(2) 온냉교차법

목욕탕에 가서 전신 온냉교차법을 하는 것이 좋다. 그러나 가정에서 쉽게 할 수 있는 것은 뜨거운 물과 차가운 물을 받아서 온냉 교차를 시행하는 것이다. 족욕과 같은 원리로 적용되며 뜨거운 물 3분, 차가운 물 1분으로 하는 것이 좋다. 온냉교차법은 물의 온도차가 많이 날수록 더 좋다. 뜨거운 물로 시작해서 찬물로 끝내면 된다.

온냉교차법 이후 몸은 춥지 않게 충분히 옷을 입거나 이불로 감싸주는 것이 좋다.

혈액순환장애, 감기, 몸살, 관절염 등에 효과가 있다. 소화가 잘 되지 않을 때도 아주 좋다. 또한 다리를 삐었을 때나 염증이 생겼을 때도 효과적이다.

(3) 열습포

호흡기 질환이나 만성기관지염, 감기 시초, 기침, 천식에 좋은 치료제이다. 목과 가슴, 팔, 복부까지 면으로 된 천으로 찬물에 적셔 짜낸 뒤에 몸을 감고 그 위에 마른 천으로 다시 한번 감는다. 차가운 천이 체온으로 바뀌게 되는데 그때 혈관이 수축이 되고 심박이 증가하고 호흡이 빨라진다.

천이 체온과 같이 된 다음에는 열이 나기 시작하고, 혈관이 확장되며 심박이 증가하고, 혈압은 다소 감소되며 땀이 날 수 있고, 산소 소모가 증가하며 모세혈관을 통과하는 체액이 증가한다.

열이 날 때는 미지근한 물로 해주는 것이 좋다.

(4) 좌욕

넓은 통을 구한 뒤 따뜻한 물에 배꼽이 닿을 정도로 들어가면 좋다. 반신욕보다 물의 사용이 아주 적으며 복부나 골반에 만성염증이 있을 때나 변비, 치질 등에 아주 효과적이다. 세숫대야를 사용하는 것도 좋은 방법 중 하나이다.

냉수욕과 목욕

옛날에는 목욕을 하는 것이 아주 힘들었다. 시대가 바뀌면서 샤워를 자주 할 수 있는 시대가 되었다. 매일 씻을 수 있다. 목욕 혹은 샤워는 우리 몸에 아주 유익하다. 매일 분비되는 노폐물을 제거하는 데 큰 역할을 하며 모공을 통해서 독소를 배출하기도 하며 열을 올려서 혈액순환에 큰 도움을 주기도 한다.

마시는 물이 체내의 독소를 제거하듯이 외부로 사용되는 물은 외부의 노폐물을 제거한다. 왜냐하면 우리의 피부로도 많은 노폐물이 빠지기 때문이다.

보편화되어 있는 목욕은 따뜻한 물의 사용이다. 그러나 물의 온도를 조금씩 서서히 낮추면서 목욕을 하게 되면 많은 유익을 얻게 될 것이다.

냉수욕은 우리 인체에 아주 유익하다. 처음 시도할 때 비록 힘이 들고 어렵지만 하다 보면 얻어지는 유익을 경험적으로 느낄 수 있다. 냉수욕은 피의 순환을 원활하게 해주고 상쾌하고 명료한 두뇌를 소유하게 해준다.

경험적으로 여름이나 더운 곳에 있으면 정신이 흐리고 몸이 늘어지고 겨울이나 추운 곳에 있으면 몸이 활기차고 정신이 맑아지는 경험을 한다. 마찬가지로 뜨거운 물 목욕과 차가운 물 목욕에도 이러한 경향이 있다. 뜨거운 물에 몸을 담그면 몸이 늘어지고 차가운 물에 몸을 담고 나오면 몸이 활력이 있고 피부에 탄력이 생긴다.

냉수욕은 허약한 몸을 강하게 해준다. 계절에 상관없이 냉수욕을 할 수만 있다면 하는 것이 아주 좋다. 감기에 걸릴 수 있는 확률을 최대한 낮춰 주고 소화기관을 강하게 해주고 위장과 장을 강하게 해 준다.

그러나 살이 많이 찌고 인체에 독소가 많고 고혈압 환자나 심장병 환자는 치료제로서 온수욕이 필요하다. 때에 따라서는 온냉교차법도 아주 유익하다.

따뜻한 목욕은 피부의 모공을 열리게 하며 독소를 빨리 배출시킨다. 너무 오랫동안 더운 물에 몸을 담고 있는 것은 오히려 해가 될 수 있다. 일주일에 2~3번 정도 그리고 시간은 짧게 하는 것이 좋다. 독소가 빠진 사람이 계속 더운물로 목욕을 하게 되면 몸은 쇠약해지고 겨울철 추위에 민감해지고 피의 항상성이 떨어질 수 있다. 다시 말하면 더운물의 유익은 땀구멍이 열리도록 한다. 그래서 노폐물을 빼주는 데는 찬물보다 더운물이 낫다.

냉수욕은 땀구멍을 닫히게 하고 몸 자체에서 열을 내게 한다. 냉수욕이라고 해서 독소가 빠지지 않는 것은 아니다. 인체의 열이 발생하는 과정에서 노폐물이 태워지기도 한다. 냉수욕은 몸이 약한 사람을 강하게 하고 아주 마른 사람에게 적당한 살을 찌게 해준다.

냉수욕은 언제 해야 좋을까?

냉수욕을 아침에 하게 되면 수면 중에 나왔던 독소를 씻겨 내려서 아주 좋다. 신선한 물을 피부에 끼얹고 새로운 하루를 시작하는 것, 생각만 해도 상쾌하다.

그리고 저녁에 잠들기 1시간 전에 냉수욕을 하는 것도 좋다. 단잠을 자게 해 주기 때문에 유익하다.

또 속이 끓고 가슴이 답답하고 머리가 아플 적에 냉수욕을 함으로 회복될 수 있다.

• 냉수욕에서 얻어지는 유익

① 인체의 피가 순환을 원활하게 함으로 모든 인체기관들을 건강하게 해준다.
② 상쾌하고 기쁜 마음, 총명한 두뇌를 소유하게 된다.
③ 가슴이 답답하고 속이 끓고 머리 아플 때 통증을 완화시켜 준다.
④ 몸이 추위를 느끼고 추위에 민감한 사람들은 냉수마찰이나 냉수욕을 함으로 추위에 강해지고 체력이 강해진다.
⑤ 냉수욕은 짧은 시간에 조직이 많은 일을 하며 피가 피부의 표면 끝까지 열이 전달되어 추위를 이기게 하며 모든 노폐물(질병)들을 태운다.

냉수샤워나 냉수욕을 처음 시작할 때에 먼저 냉수마찰을 하고 몸이 견딜 수 있을 때 점점 차가운 물로 하되 처음에는 심장이 놀라지 않게 심장에서 제일 먼 손이나 발부터 찬물로 경고를 준 뒤에 몸에 끼얹어야 한다.

겨울에 냉수욕을 하고 나서 춥고 떨리더라도 뜨거운 방이나 난롯가에 가지 말고 할 수 있으면 운동, 청소 등을 하여 체내에서 추위를 이기게 하는 것이 좋다. 그렇게 하면 나중에 자연히 추위를 이길 수 있다.

그러나 심장병 환자나 심장이 약한 사람, 고혈압 환자들은 냉수욕을 가급적 삼가야 한다.

냉수마찰이란 수건을 차가운 물로 적셔서 방이나 욕실에서 옷을 다 벗고 문지르는 것이다. 수건으로 몸을 문지를 때 분홍빛이 나도록 문지르는 것이 좋다. 몇 번 문지르면 수건이 시원한 느낌이 없어지게 된다. 그때 다시 세숫대야의 시원한 물에 적신 후 물을 짠 뒤에 문지른다. 이렇게 한 5분을 하게 되면 건강에 아주 좋다.

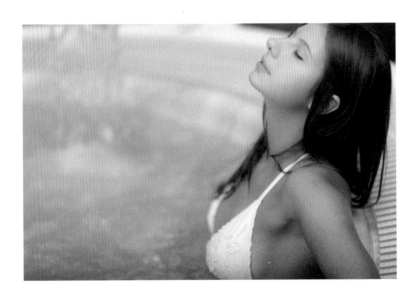

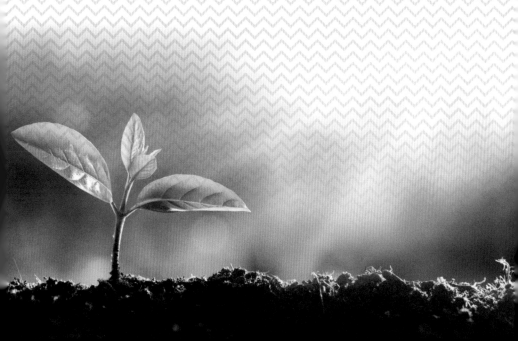

PART

8

디톡스의 원리와 회복

8

디톡스의 원리와 회복

디톡스, 금식이 필요한 이유

인체에는 끊임없이 독소들이 쌓이게 된다. 그 독소를 해결하는 방법을 찾는 것이 가장 시급하다. 체내에 쌓였던 독소가 매일 해독 작용으로 빠져 나오기는 하나 인체에 축적되는 노폐물이 많은 사람들은 큰 문제에 빠지게 된다. 인체는 끝까지 작업을 수행하지만 더 이상 버틸 수 없는 어느 지점부터 인체의 장기가 망가지기 시작한다.

많은 사람들은 질병에 걸렸을 때 무엇인가를 먹어서 회복하려고 한다. 그래서 좋은 보조식품이나 영양제가 있다면 무엇인가를 찾아서 먹으려는 마음이 생긴다. 어떤 좋은 식품들을 먹어서 회복을 하려는 것은 잘못된 생각이다.

사람들이 깨닫지 못하는 한 가지 사실이 있다. 어떤 보조식품이나 기능식품을 먹고 회복되고 있다는 착각을 하지만 사실상 전과 다른 생활습관의 변화가 그들을 회복시키고 있다는 사실이다.

질병이 생기게 되면 더 많은 것을 먹고 많은 종류의 좋다고 하는 식품을 먹기보다 해로운 식품을 끊는 것이 훨씬 좋다.

감염성 질환이든 비감염성 질환이든 외상이든 금식을 하게 되면 빠른 효과를 볼 수 있게 된다.

금식은 염증과 바이러스를 차단시킨다. 그리하여 인체의 회복에 큰 도움을 준다.

일반적으로 음식을 먹게 되면 많은 에너지가 소비된다. 한 번도 쉼을 주지 않았던 소화기관에도 리셋이 필요하다. 소화기관을 쉬게 하는 것은 금식밖에 없다.

시온의 동산에 하치라는 애견이 있다. 하치가 2년 되었을 때의 일이다. 심장사상충 약을 수십 개를 먹더니 이상해지기 시작했다. 토하기 시작했고 쓰러졌다. 식욕도 완전히 잃어버렸다. 숯을 물에 타서 약1L 두 번 정도 억지로 먹여주고 기다렸다. 음식은 아무것도 먹지 않았다. 다음 날 음식을 가져다주었는데도 먹지 않았다. 그리고 완전히 회복되었을 때에야 음식을 먹기 시작하였다. 식욕이 그렇게 좋았던 하치도 아프면 먹지 않는다.

일반적으로 산짐승이든 가축들이든 아프면 먹지 않는다. 왜냐하면 먹는 것이 얼마나 큰 에너지를 사용하여 회복에 방해를 하는지 알기 때문이다.

디톡스는 인체에 쌓인 노폐물을 해결하는 가장 좋은 방법인데 시온의 동산에서 꿀금식 해독프로그램이 있다. 양질의 숙성된 꿀을 가지고 디톡스를 하는 방법이 있다. 상황에 따라서는 레몬으로, 또 과일주스로 하는 경우도 있지만 대부분은 꿀로 한다.

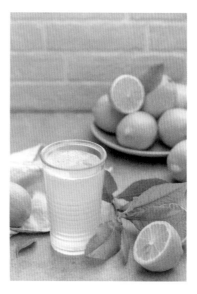

디톡스가 필요한 시기는 인체에 쌓인 노폐물이 많을 때이다. 노폐물이 많아지게 되면 몸은 이상 반응들을 보이기 시작한다. 짧은 금식을 해 주는 것이 좋다. 상황에 따라서 7일까지 금식하기도 한다.

금식을 하면 어떤 유익이 있는가?

금식은 인체의 면역체를 강화시킨다. 면역계는 백혈구를 말한다. 백혈구가 건강하거나 그 수에 있어서 적합하면 인체 안에 들어온 노폐물, 즉 독소를 차단하거나 제거하는 작용을 할 수 있게 된다.

면역기능이 강화되어야 이 작업이 더 수월해진다. 면역계가 약하다면 외부로부터 들어오는 독소를 해결할 수 없다.

일반적 개념은 아프거나 다치면 많이 먹어서 영양을 채워야 된다고 생각하지만 반대 개념이다. 독소가 많이 쌓였을 때 필요한 것은 영양이 아니다. 인체는 독소를 해결하고자 스스로 노력을 한다. 음식물이 인체 안에 들어오게 되면 소화기관은 엄청난 일을 부여받는 것이다. 위장, 십이지장, 소장, 대장, 간, 췌장 등 각 기관들이 해야 할 일들이 많이 발생하게 된다. 그렇게 되면 한정된 에너지가 소화에 집중되어야만 한다.

상처가 있거나 염증이 생겼거나 심지어 뼈가 부러졌어도 금식을 할 때 쉽게 낫게 되는 것을 알 수 있다.

금식을 하게 되면 혈액이 맑아진다. 피가 깨끗해지면서 혈관에 쌓인 중성지방, 찌꺼기들도 청소가 된다. 금식을 하면 위장이 리셋되는데 처음에는 다소 속이 쓰리거나 기운 저하가 생겨날 수도 있고 우울해질 수도 있다. 그러나, 간을 충분히 쉬게 하므로 피로가 풀리고 정신이 맑아지게 된다.

금식은 인체의 대청소라고 볼 수 있다. 시온의 동산에 입소하는 분들은 할 수만 있으면 이 프로그램을 하게 된다.

금식하는 기간

　금식하는 기간은 정해져 있지 않다. 금식은 인체의 체력 상태에 따라 그리고 질병의 상태에 따라 달라진다. 금식하는 기간을 잘 정해서 지혜롭게 하는 것이 중요하다. 무조건 많이 금식하는 것이 좋지는 않다. 항암치료나 방사선, 수술 등을 한 환자는 금식을 하기 힘들다. 어떤 경우는 짧은 금식을 통해서 식욕을 올리는 경우도 있다.

　기본적으로 질병은 있으나 기력이 쇠하지 않은 경우, 금식은 7일을 할 수 있다. 7일을 금식하게 되면 아주 많은 효과를 얻을 수 있다. 그러나 기력이 없는 사람이나 너무 마른 사람은 주의를 하면서 해야 한다. 생활습관이 잘못되어 질병에 걸린 분들은 3일에서 7일 정도가 가장 적합하다. 7일 이상은 금식하지 말아야 한다.

　만일 금식을 길게 할 경우 인체의 체력은 고갈되고 조혈기관에서 혈액을 만들어 낼 수 없기 때문에 문제가 발생하게 된다. 금식을 할 때에 큰 효과를 보려면 야채즙이나 과일즙으로 대신하고 천연 벌꿀을 사용하는 것이 좋다.

　위장병이나 간단한 질병들은 3~4일 정도만 해도 된다. 3~4일만 금식해도 위장은 충분히 회복될 수 있는 시간이 되며 금식 후 식사를 잘 조절해서 관리해 나갈 수 있다.

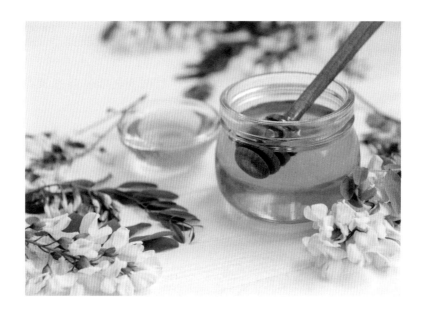

　너무 성급하게 생각할 필요는 없다. 어떤 형태의 질병이든 빨리 나으려는 욕심은 버려야 한다.

　감기에 걸렸을 때에나 열이 날 때 체했을 때에는 주로 한 끼에서 2일 정도만 금식해도 쉽게 회복이 된다. 초기에 금식하게 되면 빠르게 회복이 된다. 특히 열이 날 경우에는 열이 완전히 떨어질 때까지 음식물을 금하는 것이 좋다. 위장에 충분한 쉼을 준 뒤에 열이 떨어지게 되면 영양이 있는 음식을 합당하게 사용하는 것이 아주 좋다.

　대개 일반 환자들은 7일 금식이 가능하다. 건강한 사람도 일 년에 한두 차례, 3일에서 7일의 금식을 하면 아주 좋다. 질병의 예방에 큰 도움이 된다. 그렇게 되면 노폐물이 신속히 체내에서 배출되기 때문에 큰 병들을 예방할 수 있게 된다.

약을 먹으려고 손이 갈 때 차라리 금식을 한 끼 하는 것이 더 큰 효과가 있다는 것을 기억하자!

금식을 할 때 주의사항들

금식을 할 때 최대의 효과를 보기 위해서 주의해야 할 것들이 있다. 금식 자체가 특별히 위험하지는 않으나 체력의 상태와 자신의 컨디션도 잘 고려해야 한다.

몸이 너무나 허약한 상태에서 여러 날 금식하게 되면 인체에 무리가 된다. 자칫하면 기력을 회복하기 힘이 드는 경우도 많다.

디톡스에는 여러 가지 방법이 있으나 정확한 금식을 하고자 할 때에는 야채즙이나 과실즙을 사용하지 말아야 한다. 위에서만 흡수될 수 있는 약간의 꿀을 사용하면 염증 회복과 기력 저하에도 도움이 된다. 꿀물을 마시면서 금식을 하게 되면 많이 힘들지는 않다.

금식하는 기간에는 과일 한 쪽, 견과 한 쪽, 껌 한 쪽도 씹어서는 안 된다.

금식하는 동안 극소량의 음식물이 위로 들어가게 되면 소화를 위해 위와 십이지장, 소장, 대장의 활동으로 금식의 정확한 효과를 볼 수 없으므로 힘이 드는 것에 비해서 효과가 떨어진다.

금식을 하는 동안에 많은 신경을 써서는 안 된다. 신경을 많이 쓰게 되면 위장이 제대로 쉼을 얻지 못하고, 간도 쉼을 얻지 못하게 된다. 신문이나 라디오, 텔레비전 등을 피해야 하고 사업상 업무에 대한 신경을 쓰지 말아야 한다. 금식을 할 때 과도한 신경을 쓰게 되면 인체의 에너지가 부족한 상태로 몸이 더 망가질 수도 있다. 화를 내거나 다투거나 과도한 스트레스를 버려야 한다.

또한 자극적인 음식물의 냄새를 맡거나 사람들이 많은 곳에 가는 것을 피해야 한다. 간접흡연도 마찬가지다. 만일 이렇게 되면 깨끗한 자신의 몸이 쉽게 오염된다. 음식을 먹고 있을 때보다도 몸에 이상 반응이 생길 수 있다.

금식을 할 때에 지나친 일이나 운동을 금해야 한다. 적당한 운동으로도 회복은 충분하다. 가능하면 도시에서보다 시골에서 금식하는 것이 훨씬 좋다.

금식 후의 보식이 아주 중요하다

금식 기간은 노폐물을 제거하는 기간이다. 금식을 하고 나면 소화 기관이 어느 정도 세팅이 된다. 즉 금식하기 전보다 훨씬 건강한 상태로 바뀌게 된다. 그러나 아직 완전하지 않은 상태이며 예전과는 다른 상태이기에 금식 후 음식을 섭취할 때에는 금식할 때보다 더 많은 주의가 필요하다.

금식 후 보식은 영양가 있으면서도 단순하고 소화가 잘되는 식물을 골라서 지혜롭게 섭취하여야 한다. 금식도 중요하지만 금식 못지않게 중요한 것이 보식이다. 금식은 제대로 하지만 보식을 제대로 하지 못해서 좋은 결과를 얻지 못하는 사람들이 많다.

일반적으로 금식 후에 죽이나 미음을 먹는 것이 보편화되어 있다. 금식 후에는 부드러운 음식을 먹어야 한다고 생각한다. 물론 며칠간 치아도 사용을 하지 않고 부담이 될 수도 있다고 생각하겠지만 그렇지 않다. 차라리 금식 후 과일식을 하루 정도 하는 것이 아주 큰 유익을 준다.

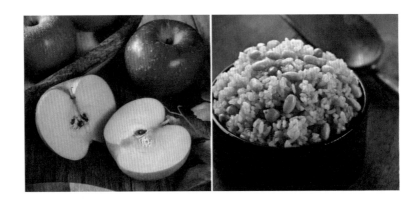

금식 후 보식을 할 때에 현미밥으로 하되 밥을 질게 하지 말고 씹기 알맞게 하여 소량으로 먹고 최소한 120번에서 200번 이상 씹어 먹어야

한다. 죽을 만들어 먹는 것이 아니라 죽이 되게 씹어 먹어야 한다. 채소와 함께 40~50분으로 식사를 한다. 보식할 때 반찬과 밥을 함께 씹지 말고 따로 씹어 먹어야 한다. 만일 한 번에 밥과 반찬을 넣게 되면 타액 분비에도 문제가 생기고 잘 씹히지도 않는다.

소금은 소량으로 섭취하고 견과도 소량으로 섭취해야 한다. 견과의 양은 처음에 밥의 약 10분의 1 정도로 하면 좋다. 소금은 반찬의 양이 적기 때문에 특별히 제한할 필요는 없다. 밥과 반찬의 비율은 7대3 정도로, 밥이 70이고 반찬이 30 정도가 되게 하는 것이 좋다.

장기간(7일) 금식을 하고 나면 첫 식사를 할 때 금식했을 때보다 더 늘어지고 식곤증과 피곤함을 느끼는 사람이 많이 있다. 왜냐하면 7일 동안 쉬었던 위가 다시 일을 해 전기적 에너지가 음식을 소화하기 위해서 쓰이기 때문이다. 그러나 며칠만 지나면 정상적으로 돌아온다. 그리고 금식 후 음식을 대하게 되면 아주 오래 씹어야 하는데 며칠간 귀와 턱 사이에 있는 아귀가 많이 아픈데 이것은 녹슬었던 기계가 소생됨 같이 인체의 기관이 소생되는 과정이기 때문이다.

음식을 대할 때 금식하는 동안 마음껏 마셨던 물은 다시 건강 원리에 따라 식사하기 30분 전 또는 식후 2시간 이상을 경과한 뒤에 마셔야 한다. 금식 후 하루 두 끼 식사를 하되 만일 저녁을 먹고 싶은 유혹이 강하다면 과일 몇 조각만 먹어야 한다. 간식은 절대 금지해야 하고 소량의 음식만 먹어야 한다.

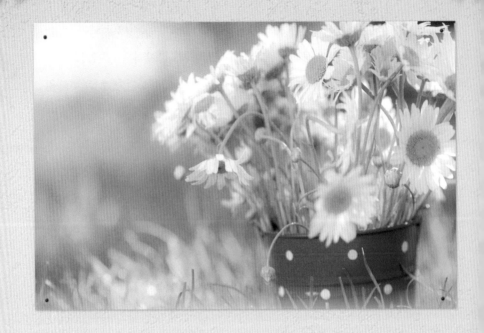

"얼마 만큼의 치료나 의사의 충고에 의함보다도 매주 하루나 이틀 동안 금식함으로 보다 더 많은 유익을 얻을 사람들이 있다. 일주일에 하루를 금식하는 것은 헤아릴 수 없는 유익이 될 것이다."

"모든 사람들에게 권할 만한 금식은 모든 자극성 음식류를 금하고 하나님께서 풍성하게 준비하신 건강에 좋고 단순한 음식을 합당하게 사용하는 것이다."

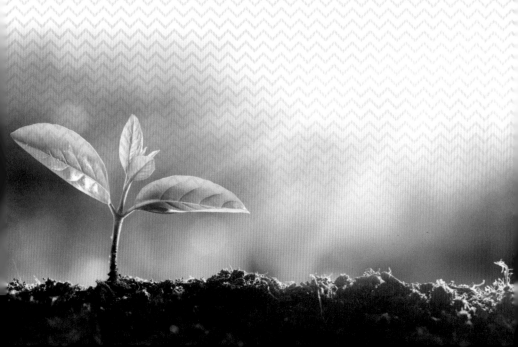

PART
9

영양과 건강

9

영양과 건강

영양이란 무엇인가?

'영양'이라는 말은 현대사회에서 아주 관심 있게 여겨지는 단어이다. 여기에서 우리는 어떤 음식을 선택할지에 대한 고민을 하게 되는데 대개 영양이 많은 것과 적은 것으로 분류한다. 우리는 우리의 생각으로 영양을 평가하지만 사실상 우리 몸의 상태가 영양 상태를 가장 잘 설명해 주고 있다.

영양이라는 말은 생물체가 외부로부터 물질을 섭취하여 체성분을 만들고, 체내에서 에너지를 발생시켜 생명 현상(생명 유지·성장·건강 유지 등)을 유지하는 것을 뜻한다. 즉 사람이 살아가기 위해 혹은 성장을 위해 또 건강을 유지하기 위해 필요한 물질의 작용이 바로 영양이라고 할 수 있다.

인간은 식욕이 당기는 아무 음식이나 먹어도 되는 구조가 아니라 인체에 필요하고 알맞은 영양 섭취를 해야 하는 구조로 되어 있다는 것이다.

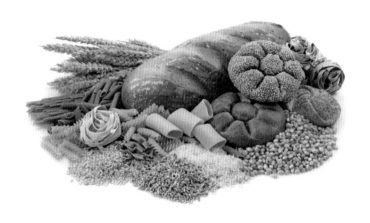

우리는 우리가 먹는 음식으로 생명과 건강을 유지하며 살아가고 있다. 인간이 평생에 걸쳐 먹는 양의 음식은 대략 7만 끼니, 무게로는 60톤 정도나 된다고 한다. 오늘날 많은 사람들에게 고정되어 있는 개념 가운데 하나가 영양인데 그중에 단백질에 대한 인식 문제가 가장 크다. 인체에서 균형 잡힌 영양은 최선의 건강을 유지하게 해준다. 영양 부족으로 인해서 수많은 사람들은 만성질환과 사망의 위험인자를 가지고 있다. 그중에 흔한 질병이 바로 암, 당뇨, 고혈압, 뇌졸중, 심장병 등이다.

영양 부족의 원인이 어디에서 올까? 잘못된 식생활과 잘못된 식욕에서 온다. 과식도 영양 부족을 만들어 낸다.

우리가 생각했던 영양은 대부분 단백질에 근원을 두고 있으나 그렇지 않다. 물에서, 소금에서, 비타민과 효소 등 크게 중요하다고 생각지 않았던 것들이 우리의 건강을 크게 좌우한다는 사실을 알아야 한다.

사람은 나이가 들어감에 따라 칼슘의 부족으로 골다공증이나 철분 부족으로 빈혈이 생겨날 수 있고 지방의 과다한 섭취로 인해 지방간이 생겨날 수 있다. 대부분 잘못된 식습관의 결과이다. 올바른 식습관이 형성된다면 노화와 질병을 막을 수 있다.

오늘날 원푸드의 섭취 개념은 잘못된 개념이다. 레몬이 좋다고 하니까 레몬을 너무 많이 먹는다든지, 양배추가 위에 좋다고 하니까 너무 많은 양의 양배추를 먹고, 고구마, 감자, 알로에, 양파즙 등 한 가지 특정 음식을 너무 많이 먹는 것은 결코 인체의 건강에 큰 도움을 주지 않으며 오히려 인체의 균형을 깨뜨린다.

어떤 음식이 "간에 좋다" 혹은 "위에 좋다", "장에 좋다"라는 말을 너무도 많이 듣게 된다. 이것은 건강 원칙을 모르고 하는 말이다. 단, 그것이 필요한 경우는 꼭 섭취해야 될 경우가 있다.

영양에 대한 이해는 참으로 중요하다. 그것은 우리의 건강을 좌우하는 길이기 때문이다.

많은 사람이 영양에 대한 관심을 조금만 더 기울였더라면 그 많은 질병이 어느 정도는 해결되지 않았을까 하는 생각이 든다. 올바른 영양정보를 통해 내 몸을 살릴 수 있는 기회를 만들어보자!

5대 영양소

인체에 꼭 필요한 5대 영양소는 부족해서도 남아서도 안 된다. 이 5대 영양소는 탄수화물, 단백질, 지질, 비타민, 무기질로 알려져 있다. 그러나 사실상 이것 외에도 효소, 파이토케미컬, 수분 등 필수 영양소들이 많다.

(1) 탄수화물

당질이라고도 하는 탄수화물은 인체의 기본 영양소이다. 탄소, 산소, 수소 세 가지 원소로 구성되어 있으며 이것은 생물의 구성을 이루기도 하고 또 에너지원으로 사용되기도 한다. 탄수화물의 기본단위는 포도당이다. 탄수화물은 주로 우리가 설탕이라고 부르는 이당류가 있다. 또 단순당이 여러개 모인 다당류에는 전분과 섬유질이 있다.

식물은 이산화탄소와 물과 태양에너지를 사용하여 탄수화물과 산소를 만든다. 이 과정을 가리켜 광합성이라고 하는데 탄수화물이 인체 자체에서 만들어질 수 없으므로 우리는 탄수화물로 구성된 식물을 섭취해야만 한다.

탄수화물을 적게 섭취하면, 변비를 비롯해서 인체에 영양 부족이 신속하게 나타난다. 먼저 기운이 감소되고 체력이 약해진다.

최근 사람들에게 탄수화물이 좋지 않다는 이론들이 증가되기도 하는데 이것은 잘못된 표현이다. 섬유질이 부족한 전분만을 섭취하는 것이 문제가 된다. 대부분의 사람들은 정제된 단순 당을 섭취한다. 가공식품들인 흰쌀, 흰 밀가루를 비롯하여 정제된 곡식들, 인스턴트식품들은 영양의 밸런스를 파괴하고 있다. 인체에는 복합탄수화물이 필요하다. 복합탄수화물을 섭취하는 것만이 질병에서 해방될 수 있는 길이다. 탄수화물의 주원료인 당분만 많이 섭취하면, 우리의 소화기관이 망가진다. 당뇨의 원인이 설탕에서 올 수도 있지만 정제된 탄수화물 식품에서 오는 경우가 더 많다.

그러므로 탄수화물이 충분한 곡식, 채소, 과일들을 우리는 있는 그대로 통째로 먹어야 그것이 인체에 필요한 영양소를 만들어 준다는 것이다.

곡식을 통째로 먹는 것과 그렇지 않은 것에는 큰 차이가 있다. 혈압, 당뇨, 암, 아토피의 원인이 잘못된 식생활에서 기인된다. 씹어 먹지 않는 음식들, 또한 소화에 지장을 주는 음식들이 문제다.

당 수치가 높은 사람들은 현미를 먹을 때 식후 혈당이 백미를 먹었을 때보다 낮은 것을 알 수 있다. 양질의 탄수화물을 잘 섭취하면 글리코겐의 놀라운 효과를 얻게 된다.

(2) 단백질

인체의 성장, 건강유지, 골격을 이루는 가장 중요한 영양소는 단백질이다. 이 물질은 우리 인체의 뼈와 손톱, 머리카락 등을 만들어 내기도 한다. 단백질을 구성하는 구성단위는 아미노산이며, 아미노산은 질소, 산소, 수소와 탄소의 화합물이다. 식물은 토양으로부터 얻게 되는 질소와 탄소를 결합시켜 단백질을 합성한다. 단백질이 영양대사에 촉매 역할을 하기도 한다. 단백질은 22개의 아미노산으로 되어 있고 그중에 11개는 체내에서 합성되기 때문에 모든 아미노산을 섭취할 필요는 없다.

즉 현대인들이 생각하는 것 이상으로 단백질이 많이 필요한 것은 아니다. 단백질을 과하게 섭취하게 되면 질병에 걸릴 확률이 훨씬 더 높아진다. 각종 질병의 원인이 과다 단백질 섭취에서 오는 경우가 많다.

단백질이 육류, 생선, 유제품, 계란 등에 많이 들어 있지만 이것들은 인체에 해가 된다. 인체의 소화구조에는 육식의 단백질이 맞지 않다.

인체는 그것들을 완전하게 소화시킬 수 없다. 소화되지 못한 단백질은 모두 독소가 된다. 그것은 장의 환경을 더럽게 만들고 인체에 염증을 일으킨다. 인체에 필요한 모든 단백질은 곡식, 견과, 종실류, 콩 등에서 섭취하는 것이 가장 좋다. 대다수의 사람들은 어떻게 채식을 통하여 단백질을 섭취할 수 있을까 하는 염려가 크지만 전혀 그렇지 않다. 우리가 섭취하는 많은 음식물에는 대부분 단백질이 들어 있다.

그리고 흔히 단백질을 많이 섭취해야 한다고 하지만 전혀 그렇지 않다. 단백질은 많이 섭취해야 할 영양소가 아니다. 적당한 양의 단백질이 인체의 건강을 이룬다.

인체 자체의 소화구조를 이해하게 되면 단백질 문제에 답을 얻게 될 것이다. 예를 들면 소가 단백질을 많이 섭취하게 되면 병에 걸린다. 그래서 곡물 섭취가 늘어나는 소들에게 질병이 많이 생기는 것이다. 소의 소화구조는 채소 섭취가 가장 적합하다는 것이다. 인체의 소화구조는 육식이 아니다. 곡식을 주식으로 한 채식이다.

단백질을 많이 섭취하면 간과 콩팥에 많은 무리를 주게 된다. 특별히 동물성 단백질은 우리 몸에서 완전히 소화하지 못하기 때문에 더더욱 위험하다.

인간에게 단백질이 많아야 할 것 같았으면 모유에 단백질이 많아야 한다. 하지만 성장속도가 더딘 인간은 다른 짐승에 비해 단백질의 섭취가 많이 필요하지 않기 때문에 우유보다 단백질이 적은 모유를 먹게 되어 있다. 단백질에 대한 맹신, 그리고 잘못된 견해가 사라지지 않는 한 자연치유는 불가능하다.

(3) 지질

흔히 우리가 말하는 기름기가 지질 중의 하나이다. 지질은 탄소와 수소와 산소로 구성되어 있다. 탄수화물과 같은 원소로 되어 있으나 탄수화물보다 산소가 적다. 그러나, 지질이 탄수화물보다 열량을 더 많이 생산한다. 지질이 우리 인체에 필요한 칼로리는 20% 정도로 볼 수 있다. 지질은 흔히 물에서는 용해가 되지 않는 특성을 가지고 있다. 지질도 에너지원으로 열량을 주는 영양소이다. 그것은 다른 영양소의 소화와 흡수, 대사 작용, 지용성 비타민의 운반, 또 우리 인체 세포들의 정밀한 구조와 기능을 위해 쓰인다.

지질도 일반 성인들이 먹는 것보다 훨씬 덜 섭취해야 한다. 동물성지질(지방)은 포화지방으로 상당히 해로운 반면에 식물성지질(유지)은 불포화지방으로 아주 유익하다. 식물성지질(유지)이 크게 해롭지 않다고 해서 많이 섭취해도 된다는 말은 아니다. 각종 질병은 주로 지질의 과량 섭취에서 기인되기도 한다. 입맛의 변화에 따라 많은 양의 기름기를 섭취함으로 각종 질병을 유발하게 하는데 그것들은 심장병, 고혈압, 골다공증, 폐암 등 여러 질병에 걸릴 수 있는 길을 만들어 주는 것이다.

필수지방산도 단백질이나 탄수화물처럼 인체에서 스스로 합성할 수 없기 때문에 식물에서 섭취되어야 한다. 적당한 식물의 지질은 인체의 열량뿐 아니라 질병을 막아주는 역할을 한다.

동물성 지질을 많이 섭취하면 혈액 속에 지방이 쌓이게 되면서 지방을 몰아내려고 노력하는 과정에서 마치 독소로 인체가 착각하게 될 수 있다는 점을 알아야 한다. 혈액은 끈끈해지고 혈액순환이 늦어지므로 세포에 산소를 공급하는 데 문제가 생기기 시작한다. 그러므로 동맥경화에 걸릴 위험이 대단히 높으며, 지방간이 생기게 된다. 그리고 인체의 중요한 면역계를 파괴시킨다.

(4) 효소

최근 사람들에게 효소라는 물질이 크게 각광받고 있으나 효소에 대해 진정한 이해를 하는 사람들은 아주 드물다. 식물 효소는 미국의 생물화학과 영양연구의 선구자 에드워드 하웰에 의해 발견되었다. 그는 식물과 토양에 대해 깊이 연구했다. 그가 연구한 결과는 정제되지 않거나 가열되지 않은 자연식품 가운데 소화와 건강 유지에 필요한 효소가 있다는 것이다. 하웰의 주장은 점점 사람들에게 높은 평가를 받기 시작하였다.

하웰 박사에 의하면 효소는 생명을 유지하는 물질이며 사람의 몸에서 일어나는 모든 화학적인 반응에 촉매 작용을 하기 때문에 필요한 것이라고 지적한다. 비타민도 효소 없이는 아무 일도 못한다.

효소는 생명과 같다. 효소는 식물에도 있고 우리 인체에서 만들어 내기도 하지만 자신의 일생 동안 효소를 생산해 내는 데에는 제한된 능력을 갖고 있다.

체내에 흡수되는 효소의 부족은 만성질환과 조기 사망을 불러일으킨다. 요리는 될 수 있으면 간단하고 단순하게 요리되어야 하며 삶은 요리를 좀 줄이고 천연 그대로의 음식을 좀 더 섭취해야 한다.

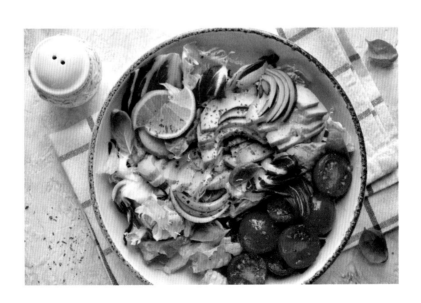

영양학에 대한 이해가 조금씩 사람들에게 새롭게 인식되고 있다. 즉 1900년대부터 비타민, 미네랄, 효소 등이 발견되었는데 이때부터 우리는 칼로리가 아닌 영양을 섭취하는 것의 중요성을 배우게 되었다. 또한 사람은 무엇을 먹느냐가 아닌 무엇을 어떻게 흡수시키느냐가 더 중요하다는 사실을 깨닫게 된다.

효소는 영양소가 분해되고 합성되는 과정을 도와준다. 효소는 3가지가 있는데 소화효소와 대사효소, 식물효소가 있다. 우리가 먹는 음식물에 문제가 있어 효소 섭취가 부족하게 될 경우 영양실조보다 더 무서운 결과들을 당할 수도 있다. 효소 작용이 원활하지 않게 되면 위장병, 알레르기 체질과 당뇨 등의 질병에 걸리기 쉽다. 소화도 잘 안되고 생기가 없고 노화가 빨리 오게 된다.

효소는 인체 내의 신비한 능력을 지니고 있다. 단백질을 아미노산으로 분해하려면 최소 100도에서 10시간 정도를 끓여야 하지만 효소를 통해 체온 36도에서 몇 시간 동안에도 해결이 될 수 있다. 효소 작용을 위한 가장 좋은 방법은 오래 씹어 침이 충분히 나오도록 유도하는 것이다. 우리는 효소의 발견을 통해서 육식이 아닌 채식이 확실하다는 것을 이해하게 된다.

가공식품이나 씹어 먹지 못하는 음식물이나 기름에 튀긴 음식, 육류의 섭취는 췌장의 기능을 비대하게 하여 더 많은 효소를 만들게 한다.

즉 효소가 별로 없는 식사를 하게 되면 인체 자체에서 효소생산량을 늘리게 되므로 췌장에 부담을 주게 된다. 될 수 있으면 외부로부터 효소를 공급받아야 질병에 큰 도움이 되며 수명이 늘어나게 된다.

성인이 되면 인체 자체에서도 점차적으로 효소량이 줄어들게 된다. 즉 효소 섭취를 좀 더 증가시키는 것이 아주 좋다.

(5) 파이토케미컬

파이토케미컬(phytochemical)이라는 물질이 밝혀지면서 사람들의 관심이 채소나 과일이나 곡식에 조금 더 집중되기 시작하였다. 이 물질은 식물 속에 들어 있는 화학물질로 식물 자체에서 외부적인 해충이나 미생물 등으로부터 자신의 몸을 지키기 위해 만들어내는 물질이다.

파이토는 식물을 뜻하고 화학을 뜻하는 케미컬의 합성어로 파이토케미컬이라고 한다. 알려져 있는 파이토케미컬은 아스피린, 퀴닌, 플라보노이드, 알리신 등이 있다.

우리 몸은 외부의 위험인자와 늘 부딪히며 살아가고 있다. 공해, 좋지 않은 음식물, 스트레스 등 늘 건강을 위협하는 상황 속에서 살아가고 있다. 또한 활성산소의 증가로 몸은 계속해서 활력을 잃어가고 있는

데 활성산소를 제거해줄 수 있는 가장 좋은 물질이 바로 파이토케미컬이다.

색이 진한 과일과 채소에 많이 들어 있다. 이러한 식물의 특징은 색깔과 향이 있다는 것이다. 이 물질이 항산화 작용을 해주기 때문에 활성산소가 많은 상황 속에서도 견뎌낼 수 있다는 것이다.

이러한 천연적인 식물을 잘 섭취하지 못하게 되면 면역력이 떨어지고 노폐물이 쌓이게 된다. 면역의 균형을 조절하시 못하기 때문에 시간이 지나면 질병에 걸리게 된다.

음식이 약이다. 어떤 특정한 식물을 먹는 것보다도 매일 먹는 평범한 채소, 과일, 곡식이 암이나 기타 질병에 좋다는 것을 이해하게 될 때에 그 가치는 더 상승하게 된다.

파이토케미컬의 더 큰 효과를 보려면 사람이 인위적으로 가꾸지 않은 식물이 효과적이며 자연농이나 유기농으로 길러진 식물이 좋다는 사실을 알아야 한다.

구하기 힘든 식물을 찾아 비싸게 사서 먹기보다는 내 주위에 있는 색깔 있는 식물을 잘 구해서 먹는 것이 바람직하다. 영양의 가치를 따지기보다는 제철에 나오는 식물을 합당하게 잘 사용할 때 더 나은 컨디션과 건강을 얻게 된다.

초록색, 노란색, 빨간색, 검정색 등의 식물들이 생각보다 흔하다. 그러나 아무리 좋은 음식이라도 너무 많이 혹은 복잡하게 섞어서 먹는 것은 오히려 해가 된다는 사실을 기억해야 한다.

단백질 문제와 건강

단백질은 우리 몸에 꼭 필요한 없어서는 안 될 영양소이나 잘못 섭취하면 독이 될 수 있는 물질이기도 하다.

어렸을 때부터 단백질을 과하게 섭취시키려는 부모들은 반드시 단백질 문제에 대한 이해가 필요하다. 또한 암 환자들도 단백질 과다 섭취가 얼마나 해로운지를 알아야만 한다.

모유는 우유에 비해 비교적 단백질이 적게 함유되어 있다. 그것은 아기가 많은 양의 단백질이 필요하지 않다는 것을 증명한다. 과한 단백질은 소화기에 문제를 일으키고 몸을 염증 상태로 만들며 체내에 독소를 유발시키는 원인이 된다.

생후 짐승들의 성장은 어미의 젖에 함유된 단백질에 좌우된다. 사람은 오랜 성장이 필요하다. 성장이 길다는 것은 수명이 길다는 것과 같다. 즉 단백질 함유량이 많다는 것은 빠르게 성장하고 짧은 수명을 가진 짐승에게 적합하다는 것을 알아야 한다.

오늘날 수많은 형태의 질병들이 있지만 과한 단백질이 원인이 되는 질병을 무시할 수 없다. 알레르기 체질을 만들고, 온몸을 가렵게 만드는 유제품들, 암을 만드는 육류들은 식탁에서 제거되어야 한다.

암 환자는 단백질 섭취에 깊은 주의를 해야 한다. 철저하게 육식을 제하고 완전 채식으로 바꾸어야 한다. 단백질을 많이 섭취한다고 무조건 영양이 되는 것이 아니다. 소화되지 못한 단백질들은 각 조직에 독소를 만들어 낸다.

그러면 어떤 단백질을 섭취해야 할까? 식물에서 나오는 단백질만 가지고도 충분하다. 콩, 곡류, 종실류, 견과에서 단백질은 충분히 얻을 수 있다. 지혜롭게 잘 활용하면 이러한 음식물은 인체에서 원하는 모든 단백질을 만들어 낼 수 있다.

영양실조와 영양과다

먹어야 할 음식을 양이나 영양분으로 규정하는 것은 맞지 않는 것이다. 우리는 단백질과 탄수화물, 지질, 미네랄 등의 그래프를 가지고 자신이 섭취해야 할 영양을 계산하지만 사실상 큰 의미가 없다.

자연의 원리와 순리대로 섭취하는 것이 가장 이상적이다. 사실 단백질이 과하게 섭취되면 이상이 생긴다는 것은 아무리 강조해도 과하지 않다. 점점 단백질 섭취가 과다해지는 이 세상은 질병의 세상이 되어가고 있다. 오늘날 현대인은 필요 이상의 음식을 사용하고, 필요 이상으로 많은 음식의 가짓수를 먹게 된다. 그리하여 영양과다로 갖가지 질병에 걸리게 되거나 혹은 맛있는 음식만으로 기호가 길들여졌기 때문에 편향된 음식 섭취로 영양실조에 걸린다.

즉 영양 불균형의 상황에 빠지게 된다. 영양 불균형은 인체에 해가 된다. 골고루 먹지 않고 식욕이 요구하는 대로 먹을 때 우리 몸은 병들게 된다. 흔히 오늘날의 현대인은 고기를 많이 섭취함으로 지방 과다와 간의 질병, 피의 불결함, 그리고 심장병의 원인을 만들고 있으며, 늦은 저녁 식사로 당뇨나 위장병을 만들고 있다. 그리하여 꼭 필요한 영양소, 즉 무기질이 부족하여 질병에 시달리고 있는 게 현실이다.

고기 대신 견과를 우유나 생선 대신에 콩을 또는 백미 대신에 현미를 먹는 것이 지혜로운 방법이다. 우리가 필요한 영양을 하나님께서 주신 천연적인 식물을 지혜롭게 사용하여 충분히 공급받을 수 있는 것이다. 인간이 만든 값비싼 영양제가 밥 한 공기만 못하다. 아무리 그럴듯하게 만들어진 보조식품들도 무 하나보다도, 토마토 하나보다도 못하다는 사실을 이해해야 한다. 누구든지 영양의 균형이 정상화되었을 때 질병의 회복이 빠르게 올 것이다.

과한 섭취와 부족한 영양

우리는 영양가가 많다고 생각되는 음식들을 섭취하고 있다고 생각한다. 질병의 원인 중에 하나가 영양의 불균형인데 대개가 영양 부족에서 온다고 보아도 과언이 아니다. 우리가 볼 때에는 영양이 넘쳐나는 것 같은데 그렇지 않다는 것이다.

현대인들이 먹고 있는 곡식과 채소, 그리고 견과들이 불과 50~60년 전의 영양을 그대로 가지고 있지 않다는 결론이다. 아무리 많이 먹어도 포도당인 클루코스와 젖당인 갈락토스 외에 다른 영양소들이 인체에 잘 전달되지 않는다는 것이다. 그러므로 우리 인체의 세포는 건강하지 못하다.

현대 영양 연구 분석자들에 의하면 오늘날 현대인들이 꼭 섭취해야 하는 영양소가 단순 식이 당분들이라고 하는데 평균적으로 단순 식이 당분들의 섭취가 부족하다. 비록 육체의 성장은 가능하지만 세포가 꼭 필요로 하는 몇 가지 당분들은 농약이나 풀약이나 비료로 인해서 오염되고 파괴되었는데 이 영양소들이 세포에 꼭 필요하다는 것이다.

일반적으로 재배된 식물을 안전하게 사용할 수 없는 이유가 바로 여기에 있는 것이다. 현대인들의 식단을 보면 거의 가공적인 식물임을 알 수 있다. 천연적인 음식이 가공될수록 영양소는 파괴되고 미네랄은 손상된다. 유기 농산물에 대해서는 다른 장에서 설명하겠다.

현대의학의 영양 분석과 인체

오늘날은 영양 과잉 시대지만 아이러니하게도 영양 부족으로 수많은 사람들이 고통을 겪고 있다. 그중에 가장 큰 한 가지 이유는 너무나도 한쪽으로 치우친 영양분을 섭취한다는 것이다. 인체의 영양은 무엇을 먹느냐에 달려 있다기보다는 어떻게 소화되느냐에 달려 있다는 사실을 알아야 한다.

생선이나 육식을 하지 않고도 충분한 영양분이 채식으로 해결된다는 것이 증명되었고, 두 끼 식사로 충분한 생활을 할 수 있다는 것도 증명이 되었으며, 한참 성장하고 있는 필자의 자녀들도 하루 두 끼와 간단한 저녁 식사로 충분하다는 것을 삶으로 증명하고 있다. 또한 간식이 필요 없다는 것이다. 영양학자들의 칼로리 계산대로라면 단백질과 지질과 탄수화물과 비타민, 칼슘, 마그네슘, 인 등 여러 영양소만 뽑아서 섭취하면 인체가 유지되어야 하는데 실제로 그렇지 못한 이유를 알 필요가 있다. 왜 그렇게도 많은 영양소들이 인체에 큰 유익을 주지 못할까? 이유는 단순하다. 그것은 인체 내의 화학적·생리적 반응을 잘못 알고 있기 때문이다.

유산균도 요구르트나 된장이나 김치를 먹어서 섭취할 필요가 전혀 없다. 유산균이란 미생물학자에 의해서 발견된 좋은 세균이다. 그것이 우리의 장내에서 소화와 영양 흡수에 유익하고 인체에 해로운 물질인 인돌, 페놀, 아민, 암모니아 등을 생성하지 않고 부패를 막는 역할을 해 준다. 그러나 많은 사람들이 섭취하는 요구르트나 된장이나 김치는 인체에 상당히 해가 된다. 그것이 위장에 해로운 영향을 끼치며, 독소를 일으킨다. 천연 그대로 식물을 사용한다면 결코 이런 것에 의존할 필요가 없다.

인체 자체에서 유산균(젖산균)을 만들어낼 수 있다. 우리 몸은 절대로 인간이 만들어낸 효소나 유산균이나 추출물을 먹을 필요가 없다. 천연 그대로의 음식을 섭취하게 되면 인체가 알아서 처리하는 능력을 가지고 있다는 사실을 이해해야 한다. 좋은 곡식을 잘 섭취하면 장에서 발효시키고 그 과정에서 열이 나며 유산균도 만들어 낸다.

가장 중요한 것은 소화이다. 아무리 영양분이 많은 음식일지라도 소화되어서 인체에 공급되지 않으면 아무 소용이 없는 것이다. 어떤 특정한 것들을 골라서 먹는 것은 참으로 어리석은 일이다. 인체는 자기에게 필요한 것들을 알고 있으며, 우리에게 풍성하게 주어진 곡식, 과일, 채소, 견과를 사용하는 것 외에 전혀 다른 것들을 사용할 필요가 없다. 오히려 과도한 영양소들이 우리의 장기에 해가 되며, 독소와 간에 무리를 주어 신진대사의 작용을 방해하고 쓸데없이 우리의 소화효소와 호르몬을 분비시킴으로 활력을 빼앗아가기도 한다. 규칙적인 식사가 보약 중에 가장 큰 보약임을 꼭 기억하고, 무엇이 어디에 좋다는 인식을 버리고 가장 단순하고 쉬운 방법을 통하여 놀라운 경험을 해보도록 하자.

비만과 영양

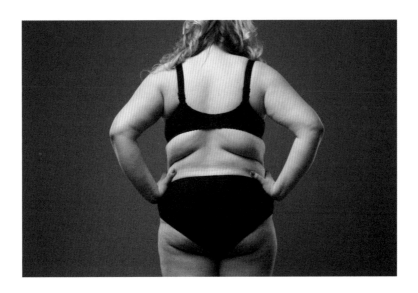

비만도 질병으로 분류되었다. 일반적으로는 과다한 체지방을 가진 상태로 남성은 정상 체중에 25% 이상일 때, 여성일 경우에는 30% 이상

일 때 비만이라고 정의한다.

　사람은 먹는 음식물로 인체의 에너지를 만들어 내는데, 문제는 소비하는 열량보다 섭취하는 열량이 더 많을 때 비만이 된다. 가장 문제되는 것이 과식, 간식, 운동 부족 등이며 내분비계통의 질병이 있을 때에도 비만의 원인이 될 수 있다. 살이 찐 사람을 건강한 사람, 혹은 부유한 사람이라고 했던 때도 있었다. 우리나라 같은 경우 보릿고개가 존재하던 시대에 식량 부족으로 많은 사람들이 굶주렸다. 굶주림의 트라우마 때문에 경제적으로 안정되기 시작한 80년대 이후로 육식의 붐이 일어났고 육식의 다량 섭취로 인해 살이 찌고 배가 나오게 되었다. 국민들은 그것이 보기 좋고 심지어 건강의 표시로 이해했었다. 그러나 살이 쪘다고 건강하다는 근거는 어디에서도 찾아볼 수 없다.

　비만은 우리의 생명을 빼앗아가는 지름길이라는 것을 알아야 한다. 영양 불균형의 결과로 만들어진 비만을 해결할 수 있는 방법은 식생활 개선 외에는 아무것도 없다.

　부절제의 결과가 여러 가지 질병으로 나타나는데, 비만으로 나타나는 사람들이 많다. 비만으로 인해 문제가 되는 것은 한두 가지가 아니다. 심장질환, 암, 당뇨, 혈압 등 갖가지 심각한 질병을 유발한다.

　비만 자체도 문제가 되지만 비만인 사람들의 식습관이 더 문제다. 피는 불결하고 성기능 장애와 더불어 간과 위가 좋지 않게 된다. 또 살이 많이 찌게 되면 하체에 무리를 주어 관절에 좋지 않다.

비만의 원인을 좀 더 상세하게 찾는다면 세포의 작용이 건강하지 않기 때문이다. 어떤 사람은 동일한 음식을 먹고도 살이 찌지 않는데 어떤 사람은 오히려 적게 먹고도 살이 찐다. 세포에 문제가 생기면 칼로리 조절이 잘 되지 않는다. 세포 안의 미토콘드리아가 우리가 먹은 음식의 칼로리를 태워서 에너지로 만들어야 하는데 잘 태우지 못하고 있다는 것이 큰 문제이다.

또한 열량이 높은 가공식품들, 인스턴트식품을 많이 섭취하고 고기를 많이 먹고 늦은 저녁에 음식을 많이 먹는 경우에도 비만이 생긴다.

섭취하는 칼로리와 소비되는 칼로리가 비슷하다면 아주 좋은 건강상태를 유지할 수 있게 된다.

보조식품을 주의할 것

보조식품이라는 말이 무슨 말일까? 보조식품은 생명을 유지하는 데 필요한 음식 외에 건강을 회복하거나 유지하기 위해 추가적으로 섭취하는 식품을 말한다. 세상에 좋다는 성분의 식품들이 참으로 많다. 그러나 알고 보면 우리가 일상적으로 섭취하는 나물이나 흔한 식품들도 만병통치에 가까운 성분이 있다는 것이 발견되고 있다. 흔한 민들레, 머위나물, 쇠비름 등 수많은 나물들이나 식물들이 얼마나 좋은 것이었는지 모른다.

그런데 창조주께서 인간에게 어떤 특정한 성분이 많은 음식을 먹게 해서 몸을 회복시키게 하셨을까? 전혀 그렇지 않다. 어떤 음식물이나 어떤 종류의 좋은 나물들을 많이 먹는다 해서 좋아지는 것은 아니다. 단, 얼마만큼의 효과를 볼지 모르나 사실상 그 차이가 미비하다. 물론 나물이나 천연 그대로의 식물들을 잘 사용하는 것은 아주 좋다.

영양제, 비타민제, 추출물 등은 우리가 생각하는 만큼 인체에 큰 도움이 되지 않는다는 것을 이해해야 한다. 복합적으로 섭취하지 않으면 그것이 인체에 잘 흡수되지 않는 식품들이 수없이 많다. 또한 원활한 소화 작용을 통해 섭취된 식품이야말로 최고의 영양제라는 사실이다.

환자들이 가장 중요하게 생각해야 할 것은 많이 먹고 여러 가지 좋은 것을 찾아서 먹는 것이 아니라 오히려 절제하는 것이다. 보조제를 먹는 것이 사는 길이 아니라 절제하는 길이 사는 길이라는 것이다. 질병에 걸리면 대다수가 몸에 좋은 식품이나 보조제를 먹고 싶은 마음이 생긴다. 세상에 잘못된 정보가 너무나 많다. 사람들은 잘못된 생각으로 자신의 건강을 더 망치고 있다는 사실을 알아야 한다.

보조식품들을 잘못 사용함으로써 위장은 혼란을 겪게 되며 간은 무리하게 된다. 그리하여 피는 불결해지고 오히려 먹지 않았으면 회복될 뻔했던 많은 환자들이 죽기도 한다.

단순하게 자연치유를 하면 살 수 있다. 건강해질 수 있다. 그러나 이것저것 수없이 보조식품들을 남용하는 사람들은 결코 회복되지 않는다.

모든 곡식은 껍질째

　섬유질의 부족과 칼슘의 부족, 그리고 미네랄의 부족은 현대 성인병에 큰 원인이 된다. 모든 식물은 가공하지 말고 통째로 먹어야 한다. 현미, 통밀 등 곡식을 섬유질이 있는 상태로 먹어야 몸이 원하는 충분한 영양소를 공급할 수 있다. 우리 몸은 많은 단백질을 원하는 것이 아니다.

　속 껍질 속에는 섬유질이 풍부하다. 변비의 원인 중 하나가 바로 섬유질 부족이다. 그리고 백미를 먹는 것은 쌀의 눈과 속껍질을 버리고 먹는 것인 반면 현미 눈 속에는 아주 많은 영양분이 들어 있다.

　백미를 먹게 되면 부분적인 탄수화물을 섭취하게 됨으로 오히려 칼슘을 체내에서 빼앗아 가버린다. 또한 식후 혈당 조절이 잘 되지 않기 때문에 당뇨에 걸릴 확률이 높다. 백미 자체가 영양 불균형을 가져오기 때문에 골다공증에 걸리기도 쉽다.

　일반적으로 농사를 지을 때 거의 농약과 풀약제초제를 사용한다. 껍질을 벗겨 내면 농약성분을 조금이나마 줄일 수 있을 것이라고 생각하지만 전혀 그렇지 않다. 그 성분들은 이미 껍질 속 깊이 침투되어 들어가 껍질을 벗겨 낸다 해도 소용이 없다. 오히려 껍질이 해독 역할을 해준다.

특히 사과 껍질이나 현미 껍질에는 피틴산이라는 물질이 있어서 농약을 녹지 않게 만들어서 변으로 배출되게 한다. 곡식은 통째로 먹을 때에만 영양분이 충분하다는 것을 기억해야 한다.

지속적으로 통째로 곡식을 먹게 되면 위장 기능이 좋아지고 간 기능, 췌장 기능, 장 기능이 회복된다. 또한 산성 체질이 알칼리성 체질로 바뀌게 된다. 질병으로부터 자유롭게 되려면 반드시 완전식품인 통곡식 먹는 법을 습관화시켜야 한다.

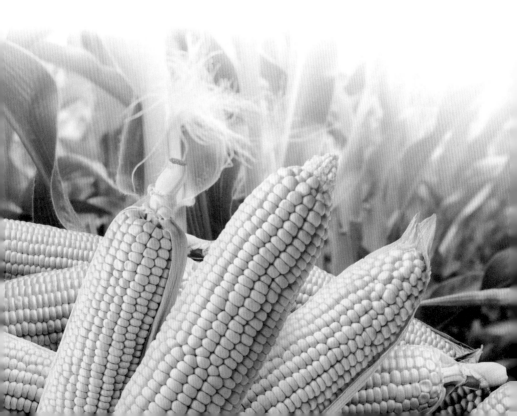

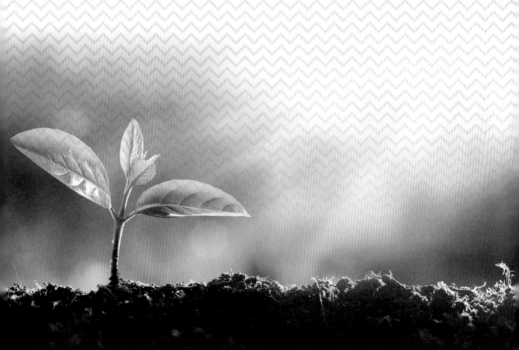

PART
10

세포와 건강

10

세포와 건강

세포란 무엇인가?

인간은 살아 숨 쉬는 유기체이다. 세포는 우리의 몸을 구성하는 가장 작은 단위이다. 그러므로 세포가 모여서 생물이 되는 것이다.

우리 인체의 세포는 60조 개에서 100조 개의 어마어마한 숫자로 구성되어 있는데 우리가 현미경으로 보아야 보이는 이 세포가 바로 몸이라는 유기체를 구성하고 있는 것이다.

한 개의 세포에는 우리 인간의 어떤 개발품이나 첨단 기술보다 더 뛰어나고 정교한 시스템이 있다.

그러므로 장기와 조직이 제대로 작동하려면 세포가 제대로 기능을 해야 하는데 이 기능을 가리켜 신진대사라고 부른다. 각각의 세포는 영양소와 산소가 있어야 하고 노폐물을 제거할 수 있어야 한다.

그러므로 이 세포를 영어로 셀(cell), 곧 작은 방이라고 한다.

세포는 몇 가지의 종류가 있다. 세포막, 세포질, 세포핵이 기본적인 세포를 이루고 있는데 그 역할과 상태는 상피세포(제일 바깥쪽에 있는 피부), 근육세포(뼈를 제외한 대부분의 근육들), 신경세포(느낌의 관계), 섬유아세포(조직의 구성), 골세포로 분류되어 있다. 세포는 가장 중요한 유기질인 탄수화물과 단백질과 지질을 필요로 하고 무기질인 물, 산, 염기, 소금을 포함하고 있다.

세포는 원형질막에 의해 둘러싸여 있다. 이것은 세포의 생존을 위해 필요하다. 세포 가장자리에는 단백질과 지질분자들이 당 사슬을 붙게 한다.

세포에 가장 중요한 구조를 이루고 있는 것이 핵인데, 그것은 특성 대사 기능을 결정하는 유전적 정보를 가지고 있다. 곧 우리의 부모님으로부터 물려받은 특성이나 성격들, 피부색, 혈액형들을 우리의 핵 안에 염색체들이 잘 저장해 놓고 있다. 중재인 역할을 하는 RNA와 활성화된 DNA(유전자)는 단백질 합성을 조절해 준다.

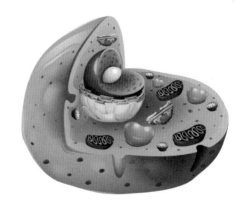

세포질에는 호흡에 관여하는 미토콘드리아가 있다. 그것은 각 사람마다 수가 다르다. 곧 여러 사람이 달리기를 할 때 숨이 차는 과정에서 미토콘드리아가 활성화된 것을 알 수 있다. 똑같이 운동을 하는데 급격히 숨이 차거나 힘든 이유 중 하나가 세포 속 미토콘드리아의 수에 달려 있기도 하다. 미토콘드리아가 적으면 적을수록 우리의 인체는 질병에 걸리기 쉽다. 먹는 음식이 미토콘드리아의 연료로 사용되기도 한다. 이 기능이 적은 사람들은 인체 자체의 회복력이 아주 떨어지게 된다. 미토콘드리아는 다른 말로 사립체라고 하는데 이것은 우리 세포의 발전기 역할을 한다. 발전소가 연료를 태워서 전기를 만들어 내듯이 미토콘드리아는 우리가 먹은 영양소들을 에너지로 전환하는 중요한 일을 한다. 이러한 과정에서 미토콘드리아는 산소를 사용하고 이산화탄소와 물을 방출한다.

리보솜에서는 단백질을 합성하고 소포체는 세포 안이나 세포 간의 물질 수송을 하는 역할을 한다. 골지체도 마찬가지로 물질 운반을 하고 있다.

세포 건강이 장수의 비결이다

어떻게 해야 건강을 유지할 수 있을까? 혹은 어떻게 해야 장수 할 수 있을까? 하는 문제에 대해서는 먼저 자신의 세포를 이해하면 된다. 우리 몸을 세포 단위로 보았을 경우에 세포가 건강하고 튼튼해야만 오래 사는 것도, 건강한 것도 가능한 일이다. 또한 우리 인체의 세포가 건강해야 질병을 이길 수 있다는 것은 당연한 사실이다. 세포가 건강할 때에만 질병으로부터 자신을 지킬 수 있다.

우리의 세포는 충분히 관리할 수 있다. 그것은 하나님께서 인류를 창조하실 때 우리 스스로 건강을 관리할 수 있는 법과 질병에 걸리지 않는 단순한 방법들을 마련하셨기 때문이다.

우리의 몸은 우리가 먹는 대로 형성된다. 탄수화물은 우리 인체에 열량을 주고, 단백질은 골격을 이루며, 지질은 열량과 근육, 조직을 구성해 주는데 그러한 일을 바로 세포들이 한다.

건강한 세포를 가진 사람과 그렇지 않은 사람에게는 반드시 큰 차이가 있다. 건강한 세포를 가진 사람은 면역력도 강하고 세포와 세포 간 정확한 수신 작용을 통해 독소를 배출하는데 신속하고 확실하게 처리한다.

당뇨병을 치유하기 위해서는 이런 약, 저런 약을 먹는 것보다 먼저 나의 세포에 관심을 둘 필요가 있다. 당뇨는 인슐린 부족에서 오는 원인도 있지만 동일한 양의 인슐린이 세포의 문에 신호를 줄 만큼 약하기 때문에 우리가 먹은 포도당이 세포 안으로 들어가지 못하고 피를 타고 돌다가 소변으로 나오는 것이다.

그렇다면 세포를 건강하게 하려면 어떻게 해야 하는가? 혈액을 만들어 내는 음식물을 잘 섭취하는 것이다. 내가 먹는 음식이 곧 내 세포를 만들어 낸다는 사실을 이해해야 한다. 건강한 세포를 가진 사람은 건강하게 장수할 수 있다.

인체의 세포주기

세포 형태	수명
백혈구	10시간~3일
위벽세포	2일
정자세포	2~3일
장세포	3~4일
소장의 상피	1주일 미만
혈소판	10일
피부표피세포	2~4주
림프구	2개월~1년 이상
적혈구	120~130일
대식, 상피 세포	수개월~수년
췌장 세포	1년 이상
골세포	25~30년

우리 인체 내에 늙은 세포는 정상적으로 죽어야 한다. 이 과정이 원활하게 이루어지지 않으면 인체는 불안전한 상태에 빠지게 된다. 비정상세포가 죽지 않을 때 암이 생겨나는 것이다. 위의 표는 참고적인 표지만 수명이 다한 세포는 죽고 새로운 세포가 생겨나야만 한다. 그러나

죽지 말아야 하는 세포가 죽었을 때 치매나 뇌졸중, 파킨슨병이 생기는 것이다.

예를 들어 운동을 너무 많이 하게 되면 수명이 짧아지는데 그것은 인체에 활성산소가 증가하기 때문이다. 그래서 인체에 부담을 줄 만큼 무리한 운동을 하는 운동선수들의 수명이 짧은 것을 알 수 있다.

하나님께서는 우리 인체의 세포가 정상적으로 활동하도록 하기 위해 비정상적인 세포가 죽고 새로운 세포가 탄생하도록 하셨다. 그러면 어떻게 세포가 죽고 살아날까? 매일 노화된 세포는 죽고, 새롭게 탄생하는 세포가 건강하게 만들어져야 하는데 건강한 세포를 만들기 위해서는 반드시 세포가 만들어지는 과정을 알아야만 한다. 장 조혈설을 믿게 될 때 우리는 우리가 선택한 음식의 중요성을 깨닫게 된다. 좋은 혈액을 만들어야 한다. 음식물을 섭취하게 되면 그것이 장내에서 적혈구의 모세포로 만든 뒤에 적혈구를 방출한다. 그 적혈구에서 백혈구와 각 조직이 만들어진다.

그래서 좋은 음식이 좋은 피와 좋은 세포를 만들어 낼 수 있다는 것이다. 깨끗한 음식을 먹고 깨끗한 공기를 마시고 좋은 생각을 함으로 인해 우리 인체의 세포주기가 잘 이루어져서 질병에 걸리지 않을 것이며 또한 질병에서 회복시켜줄 것이다.

영양 흡수에 있어서 세포의 중요성

우리가 먹는 음식은 단지 우리의 식욕을 만족시켜주는 것에서만 끝나는 것이 아니다. 그것은 우리의 몸속에 들어와서 하루하루를 살 수 있게 하는 에너지를 만드는 재료가 된다. 그런데 아무리 좋은 재료라 해도 그것이 인체에 잘 흡수되지 않으면 아무 의미가 없다. 아무리 많은 양을 먹어도 아무리 영양분이 가득한 식물을 먹는다 해도 그것이 인체 내에 흡수되지 않으면 무슨 소용이 있을까? 고기나 우유나 계란은 필요 이상의 단백질이나 지방을 가지고 있기 때문에 오히려 해가 된다. 흰 쌀이나 흰 설탕이나 흰 밀가루도 단순당만을 가지고 있기 때문에 인체에 해가 된다.

음식을 먹게 되면 그것이 위를 통하여 소화가 되어 십이지장을 지나 소장으로 내려간다. 소장에서 음식물이 최종적으로 영양분으로 바뀌면서 간문맥을 통해 간으로 들어오는데 일부는 저장되고 나머지는 온몸에 흡수된다. 물론 간에 글리코겐으로 저장되는 것도 중요하지만 인체의 세포 안으로 들어오는 영양도 중요하다는 것이다.

세포는 그것을 정상적으로 흡수해야만 하고 그렇지 못할 경우 질병에 걸리기 쉽고 특히 당뇨병에 걸리기가 가장 쉽다.

우리의 세포는 세포 간에 인지 작용을 한다. 그것은 우리가 섭취하는 당분(글리코)으로만 가능하다. 비록 우리가 살아가는 데 있어서 단백질은 우리의 골격을 이루고 탄수화물(포도당)은 열량을 내주고 지질은 열량과 그 외 피하조직의 근육을 관리할 수 있게 해주지만 우리가 적게 섭취하는 영양소들도 있다는 것이다. 그것은 바로 우리의 세포와 세포 간의 안테나 역할을 하는 글리코라는(당분)인데 그것이 없으면 글씨체로 기록된 우리의 유전자는 인체 안에 들어온 독성물질이나 해로운 것들이 들어올 때 공격하지 않고 그냥 놔둔다는 것이다.

필수 글리코는 여덟 가지로, 오염되지 않은 땅의 곡물과 채소와 과일에 다량 함유되어 있다. 비료나 농약이나 제초제로 인해 땅이 망가져 그곳의 곡식들이나 채소나 과실은 우리가 생각하는 만큼 좋은 영양을 가지고 있는 식물이 아니라는 사실을 알게 된다. 유기농 혹은 자연농으로 재배된 식품들이 다소 비싸지만 오히려 장기적으로 이런 것들이 약물 사용을 막고 영양제의 필요성을 덜어주기 때문에 돈이 적게 들어간다는 사실을 알 수 있다.

또한 운동은 우리의 세포 안에 발전기 역할을 해주는 미토콘드리아를 활성화시키고 그 수를 증가시켜 세포를 건강하게 해 주는 것이다.

세포의 건강을 위해서는 어떤 것보다 생활적인 부분에 신경을 더 많이 쓴다면 어느 누구라도 우리가 지금 겪고 있는 상황보다는 훨씬 나은 결과를 경험할 것이다.

먹는 음식이 세포를 주관한다

내 몸의 건강은 내가 하는 것에 비례한다. 내가 먹는 음식이 나의 건강을 좌우하고, 나의 세포를 주관한다. 자신이 먹은 음식이 혈액이 되고 세포가 된다는 사실을 아는 사람은 별로 없을 것이다.

히포크라테스는 "음식으로 고치지 못하는 병은 약으로도 고치지 못한다."라고 말했다.

우리의 세포 모두는 하나하나 독립적인 생명체가 된다. 때로는 외부의 수많은 바이러스와 세균, 독소들의 위협을 받을 때가 있다. 세포는 늘 끊임없이 세포 내외로부터 위협을 받고 있다.

자극성 음식들을 먹을 경우에는 피가 흥분된 상태와 자극 상태에 있게 된다. 이렇게 길들여진 몸은 이미 면역력이 저하된 상태이며 외부의 독소들을 제대로 처리하지 못한 상태가 되어 있다. 마치 술 취한 경비와 같다는 표현이 적합하다.

육류나 우유를 먹을 경우에도 그렇다. 동물성 단백질들은 우리 세포를 둔하게 만든다. 문제는 세포가 형성될 때 건강하게 형성되는 것이 아니다.

좋은 음식을 먹을 때만 세포는 건강해지고 세포와 세포 사이에 있는 좋지 못한 모든 이물질이나 바이러스를 차단시킬 수가 있다.

인체도 이와 마찬가지이다. 사실 자극성 음식이나 고단백질 식품이나, 가공식품을 먹지 않고 밭의 곡식과 채소, 견과, 그리고 해조류만 먹는 것도 사실은 완전한 상태가 아니다. 왜냐하면 예전에 비해 땅에서 게르마늄 성분이나 미네랄이 씻겨서 내려갔고 농약이나 비료나 풀약으로 인해 땅의 미량 원소들이 파괴됨으로 영양소들이 급속히 감소되었기 때문이다. 그래서 이제는 유기농 식품을 반드시 찾아서 먹어야 한다. 그것이 바로 건강 회복을 위한 최선의 길이다.

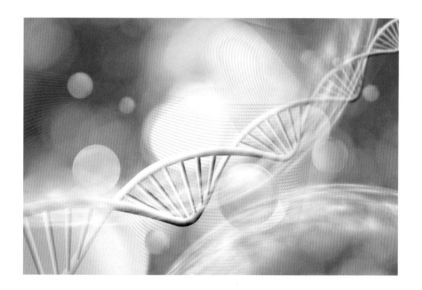

유전자와 건강

유전자에 대한 지식을 갖는 것은 참으로 흥미로운 일이다. 사람들은 질병에 걸리면 병원과 약국을 찾지만 사실상 우리 몸은 스스로 회복하는 능력을 가지고 있다. 특히 인체의 유전자는 신기할 정도로 놀랍게도 뜻에 반응한다. 어떤 뜻을 가지고 있느냐에 따라 내 몸이 바뀐다.

즉 나아야 된다는 믿음, 하나님이 반드시 치유해 주실 것이라는 강한 신념만이 나의 질병을 해결할 수 있다. 하나님의 놀라운 자연치유는 사실상 우리 유전자 회복을 통해 느낄 수 있다.

하나님께서 천지를 창조하시고 사람과 모든 식물과 동물을 창조하실 때 그 특성을 간직하게 하기 위해서 인간의 세포 속 유전자에 정보를 저장해 놓으셨다. 세포 안, 핵 속에 있는 DNA라고 부르는 유전자가 있는데 거기에 우리의 모든 정보가 저장되어 있다.

유전자가 존재하지 않는 생물은 세상에 하나도 없다. 사람의 유전자는 23쌍으로 이루어졌는데 그것을 염색체라고 한다. 유전자는 DNA를 복제하고 세포의 단백질을 형성하기 위하여 아미노산을 결합한다. 그것은 또한 세대에서 다음 세대로 복제된다.

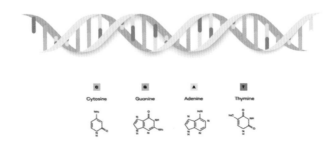

질병은 바로 유전자가 손상을 입게 되었을 때 걸리는 것이다. 다시 말하면 세포 속에는 아데닌, 구아닌, 시토신, 티민이라는 네 개의 염기로 이어져 있고 그 길이는 엄청나다. 그것이 흐트러지거나 손상을 입게 되면 질병이 생겨나는 것이다.

지금껏 알려져 온 성인병은 노화에 의해서 생기는 병으로 인식되어 왔고 불치의 병으로 익히 들어 왔다. 사람들은 자신들의 질병을 평생 약을 먹으며 관리해야 한다고 생각하고 스스로 포기한다. 자신의 질병이 절대로 나을 수 없다는 것을 확정하는 것이 아닐까?

이렇게 믿고 있는 사람들에게 회복은 당연히 희박하다. 반드시 자신이 회복될 수 있다는 사실을 인식하고 확신해야 한다. 그래야만 좋아질 수 있다.

유전자가 바뀌는 것은 단순하다. 식생활이 유전자를 바뀌게 하고 식생활이 질병을 만들거나 회복하게 한다. 올바른 식생활을 하려면 반드시 올바른 정보에 접근해야 한다. 수많은 잘못된 정보에서 빠져 나와 올바른 정보를 찾게 될 때 진정한 치유가 무엇인지 알게 된다.

올바른 것을 인식하게 되면 마음에 확신이 생긴다.

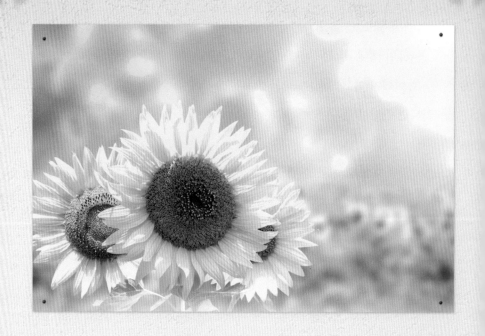

"부절제한 식사는 흔히 질병의 원인이 된다. 그러므로 육체가 가장 필요로 하는 것은 그에게 지워진 과중한 부담을 덜어주는 것이다. 많은 경우의 질병에 있어서 최선의 치료는 환자가 한끼 혹은 두 끼쯤 금식하여 과로한 소화기관으로 하여금 휴식할 기회를 가지게 하는 것이다. 며칠간 과일만 먹는 식사는 정신을 쓰는 일꾼들에게 종종 큰 도움을 준다. 많은 경우에 짧은 기간 동안 금식한 후에 단순하고 알맞는 식사를 함으로써, 몸 자체의 회복력으로 말미암아 희생함에 이른다. 한두 달 동안 식사를 절제하면 많은 환자들이 자제(自制)의 길이 곧 건강의 길인 것을 확실하게 될 것이다."

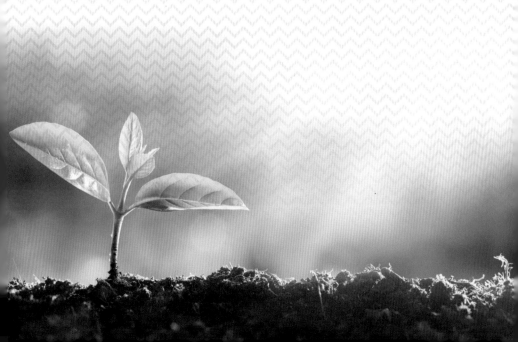

PART
11

육식과 건강

11

육식과 건강

육식의 증가와 질병의 증가

전 세계적으로 육식은 증가하고 있다. 육식이 인체에 어떠한 영향을 끼치는지 아직도 모르는 사람들이 많다. 육식이 인류 사회에 얼마나 두려운 결과를 가져오는지 알지 못하면 육식을 끊지 못할 것이다.

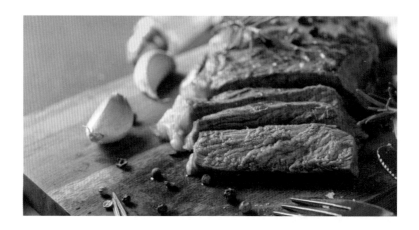

육식의 증가는 비정상적인 식욕이 원인이다. 더 강하고 맛있는 것을 먹고자 하는 미각신경의 작용으로 더 자주 먹게 되고 더 많이 먹게 된다. 육식이 인체에 해가 된다는 것이 이미 알려져 있지만 식욕은 쉽게 제어되지 않는다.

옛날에는 육류 사용이 현 시대보다 비교적 적었다. 1년에 육류를 섭취하는 횟수도 고작 몇 번 되지 않았다. 큰 행사나 명절에 육류를 섭취했다고 한다. 육류 섭취가 많지 않았을 때 현대인들이 겪고 있는 질병들은 거의 찾아볼 수 없었다. 육식의 증가로 암, 당뇨, 고혈압, 백혈병, 뇌경색, 아토피, 치매 등 다양한 질병들이 찾아온 것을 알 수 있다.

발암물질에 관한 연구기관인 국제 암연구소는 육류 섭취가 암과 관계가 있음을 800여 건의 연구 결과로 발표한 바 있다. 특별히 가공된 육류들이 1급 발암물질로 발표되었는데 햄이나 소시지, 맛살, 핫도그 등 육류를 통한 식사가 늘어날수록 암이 더 증가한다는 것은 인정할 수밖에 없는 사실이다.

매일 붉은 고기 100그램을 먹으면 대장암에 걸릴 확률이 17% 이상으로 높아진다고 하지만 사실상 그보다 더 위험하다.

한국인들이 육류를 얼마나 섭취할까? 1인당 평균 육류 소비량이 43kg에 육박한다. 즉 하루에 117g 이상을 섭취하는 것이다. 30여 년 전과 비교를 하면 육류 섭취가 4배 증가했다는 사실이다.

이렇게 되면 곡식과 과일, 채소 섭취는 줄어들게 되고 비교적 육류를 통해 칼로리를 늘리게 되면서 혈액이 더러워지고 암이나 기타 질병의 원인이 된다.

한국은 점점 심각해지고 있다. 대장암 발병률이 세계 1위를 달성할 정도면 육류와 암의 관계가 얼마나 밀접한지를 그대로 알 수 있다.

육식과 인체의 구조

하나님께서 인간을 창조하실 때에 인간의 소화기관은 먹어야 할 음식의 종류가 있었다. 인간의 몸에 가장 적합한 음식이 무엇인지를 알게 된다면 수많은 질병에서 자유롭게 될 것이다.

소는 풀을 먹고 산다. 그래도 통통하게 체격을 유지하고 살아가고 있다. 송충이는 솔잎을 먹고 산다. 이같이 사람도 먹어야 할 음식이 있다는 것이다. 사람은 사람의 소화기관에 적합한 음식이 있다

치아는 28(32)개로, 뜯어먹게 되는 송곳니보다 오래 씹어 먹는 어금니가 더 많다. 치아의 구조상 우리는 꼭꼭 씹어 먹어야 하는 곡식이 인체에 적합하다는 것을 알게 된다.

신기하게도 소화가 쉽게 되거나 흡수가 잘 되는 것들은 많이 씹지 않

아도 된다. 그러나 곡식은 충분히 침과 섞여야 한다. 문제는 고기다. 고기는 오래 씹을 수 없으며 설령 씹어서 먹는다 해도 고기를 중화시킬 수 있는 소화액이 부족하다는 것이다.

사람의 장은 육식동물보다는 초식동물에 가깝다. 소화기관 전체 길이를 모두 합치면 9m이다. 그중에 장의 길이가 7m 정도 된다고 하면 육식동물보다는 신체 구조상 장이 긴 편이다.

오랫동안 육류의 독소가 장내 머물러 있다는 것은 인체의 치명적인 독을 발생시키는 것이다.

단백질 섭취를 늘리려고 하는 사람들은 모두 그 생각을 버리는 것이 좋다. 단백질이 독이 될 수 있다. 적당한 단백질이 인체에 영양소가 되지만 많은 단백질은 인체에 독이다. 즉 단백질이 분해되면서 질소, 암모니아, 요산을 만들어 낸다.

흔히 간암, 간경변증 환자에게 나타나는 증상, 즉 혼수는 간에서 단백질을 해결하지 못할 때 오는 증상이기도 하다. 그때 간은 단백질이 분해되는 과정에서 일어나는 암모니아에 의해 손상을 입게 된다.

육류로 인해 간이 망가지면 신장도 망가진다. 육류를 계속 섭취하면 육류 속에 있는 단백질과 포화지방을 분해하는 소화 과정에서 요산, 유산, 초산, 염산 등 유해한 강산류들이 나오게 된다. 이때 인체 안에는 독성물질인 요산을 분해시키는 효소가 없기 때문에 대신 뼈에서 칼슘을 가져와 중화시키는 방법으로 독성을 제거한다. 그래서 육식을 많이 하는 사람들은 이처럼 칼슘이 몸에서 과다하게 빠져나가게 되어 골다공증에 걸리고 치아 손상이 빨리 일어난다.

그래서 육식을 많이 한 사람이 설탕을 먹는 사람보다 어쩌면 상한 치아를 더 많이 가지고 있는지도 모른다. 예전에는 명절 때 아니면 큰 날에만 먹던 그 고기가 현재 너무도 남용되어 질병의 원인이 되어 버렸다.

또 요산을 중화시키기 위해 칼슘과 요산 결정체들이 인체 내 곳곳에 정착하게 되면 동풍, 관절염, 류머티즘, 동맥경화증, 부종, 요통, 담석증 등의 질병이 쉽게 오고 피부가 빨리 늙는 노화 현상이 일어난다.

육식동물인 호랑이, 사자나 개, 늑대 같은 육식동물은 초식동물에 비해 소화액도 열 배나 강한 염산을 분비하고 소화기관도 몸길이의 세 배밖에 안 될 정도로 짧아 고기를 먹은 다음 빨리 소화시켜서 배설을 한다.
고기는 몸에 들어와서는 빨리 부패되기 때문에 몸 안에 오랫동안 머무르게 되면 문제가 발생한다. 독성물질로 피를 오염시킬 뿐만 아니라 장에서 부패하면서 독한 가스가 발생하여 체질을 산성으로 만들고, 피를 오염시켜 면역체계를 약화시킨다.

육식은 췌장에도 문제를 일으킨다. 육류로 된 식탁에서는 효소를 찾아보기 힘들다. 췌장은 효소 공장이기도 하다. 췌장에서 많은 효소를 만들게 되면 췌장이 지치게 된다. 어쩔 수 없이 췌장 스스로 기관을 크게 만든다. 그렇게 되면 췌장은 무리하게 되어 인체의 활력이 줄어들게 된다. 효소가 충분한 식사를 해야 한다. 즉 곡식과 과일, 채소, 견과를 충분히 먹을 때에만 효소 섭취가 충분해진다는 것이다.

인체의 구조로 볼 때 육식은 전혀 타당하지 않다. 잠시 입맛의 행복과 만족을 내려놓고 몸의 소리를 들어보도록 하자!

고기가 식탁에 올라오기까지

고기가 식탁에 올라오기까지의 과정을 한 번쯤 생각해 보자! 현대인들의 고기 섭취량은 점점 늘어나고 있다.

철장이나 비좁은 공간에서 자라나는 짐승들은 온갖 스트레스를 받으며 자라게 된다. 활동해야만 하는 짐승들에게 움직이기 힘든 비좁은 공간에서 도살장에 갈 때까지 살게 하는 일은 인간의 식욕이 만들어 낸 잔인한 행위임을 알 수 있다.

성경의 기록을 보면 돼지고기는 사체도 만지지 말라고 했다. 그만큼 부정하고 더럽고 기생충과 병균이 많기 때문이다. 돼지는 쓰레기 청소부다. 더운 지역에서 돼지고기를 먹는 것은 좋지 않으며 돼지고기를 먹게 되면 각종 병균이 몸에 축적된다.

돼지나 소나 닭을 키울 때 문제가 되는 것이 있다. 항생제 문제이다. 사료에 섞여 있는 항생제는 아주 해롭다. 이것은 사람의 면역력을 떨어뜨리기도 한다.

상업적인 가축 사육은 돈을 벌기 위한 것이지 사람의 건강을 위한 것이 아니기 때문에 인체에 좋지 않다. 환경이 더러운 곳에서 사육된 짐승들의 몸 안에는 독소가 가득하여 그것이 인간에게 질병의 원인이 된다.

그리고 닭 키우는 곳에 가서 봐도 그렇다. 수만 마리의 닭들이 닭장에서 배설물 위를 돌아다니면서 더러운 독소를 호흡하고 있다.

예전에는 닭을 잡아먹으려면 6개월이 지나야 했지만 요즘에는 성장 촉진제를 통해서 1개월 정도만 커도 먹을 수 있는 닭이 된다는 것이다. 그리고 닭을 키우기 위해 백열등을 닭장 안에 설치한다. 이럴 경우 닭의 성장이 정상적일까? 그렇지 않다. 성장 호르몬에 의한 성장과 닭 자체의 비정상적인 호르몬 분비로 인한 성장이 문제가 될 수밖에 없다. 이러한 고기는 먹으면 먹을수록 해가 된다.

해가 갈수록 짐승들은 많은 질병에 노출되어 살처분된다. 2016년도 11월 이후 60일간 3,202만 마리의 가금류가 살처분되었다. 예전에 비싼던 육식이 점점 가격이 떨어진 이유는 축산업의 발전 때문이었다. 더 많은 고기를 얻고자 가축의 움직임을 줄이고 살찌우게 하는 기술들은 늘어났고, 케이지 사육, 계류식 사육을 하게 되면서 짐승들은 더 많은 질병에 걸리게 되었다. 조류독감이나 구제역 같은 전염병들이 돌기 시작한 것이다.

경제 미래학자 제레미 리프킨의 《육식의 종말》이라는 서적을 읽어보면 육식의 결과가 얼마나 무서운지 알 수 있다. 이 책을 요약해 보면 다음과 같다.

지구상의 소는 12억 8000마리이며 소의 사육 면적은 전 세계 토지의 24%, 소의 증가는 생태계의 혼란과 온난화의 주범이 되며 지구상에서 생산되는 전체 곡식의 3분의 1이 짐승의 먹이로 사용된다는 것이다.

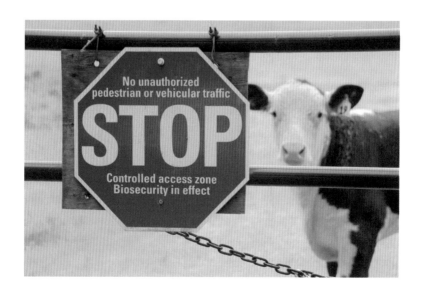

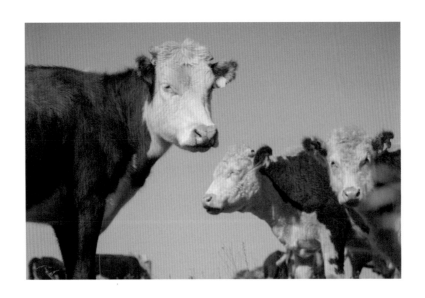

소뿐만 아니라 돼지나 닭에게 성장촉진제를 사용하는데 이것은 체중의 20%까지 증가시킨다. 사료도 문젯거리다. 제초제와 유전자 변형으로 조작된 씨앗의 문제들은 분명 짐승과 사람에게 아주 해롭다.

육류 생산은 세계 곳곳에 굶어죽는 사람들을 만들어 낸다. 곡물 생산의 5배가 필요한 육식 생산은 세계적인 문제이다.

리프킨은 "육식을 즐기는 소비자들은 축산단지의 추악한 면모들과 너무 동떨어져 있기 때문에 자신들의 기호가 다른 사람들의 삶이나 국가들 간의 정치적 관여에 어떠한 영향을 끼치는지 까맣게 모르고 있다."라는 말을 하기도 했다.

또한 그는 "인간이 소를 삼키는 것이 아니라 소가 인간을 삼킨다."라는 적절한 표현을 했다. 부자들은 육식을 통해 질병으로 죽어가고, 빈자는 양식의 부족으로 죽어간다.

통계에 의하면 대략 10억의 사람들은 과도한 식생활로 죽어가고 10억의 사람들은 영양실조로 죽어간다. 이것이 육식이 만들어 낸 인간 최대의 비극이라고 말할 수 있다.

성경이 말하는 인간의 식탁과 육식

사람의 건강과 행복을 위한 설명서인 성경 첫 페이지에서 우리는 하나님이 사람을 위해서 지정해 주신 먹거리를 찾아 볼 수 있게 된다.

인간의 생리 구조는 다른 생명체를 잡아먹도록 설계되어 있지 않았다. 곡식과 과일, 채소, 견과류가 사람이 먹어야 할 최고의 음식이었다.
가솔린 엔진을 장착한 차에 경유를 넣으면 어떤 결과가 일어날 것인가? 혹은 디젤 엔진을 가진 차에 휘발유를 넣으면 어떻게 될까? 이것은 어린 아이들도 알고 있다. 어떤 결과가 일어나게 될지를.

하나님께서 원래 육식을 허용하지 않으셨고 인체에 가장 합당한 음식만을 제공하셨다. 그러나 사람들이 악해짐으로 인해 자기들의 식욕을 충족시키려고 살아 있는 생명인 동물을 먹기 시작한 것이다.

육식이 인간 사회에 들어오게 된 것은 노아의 홍수 시대 직전이다. 하나님께서 육식을 허용하지 않았는데도 불구하고 사람들은 육식을 하기 시작했으며 그들의 강포와 악함으로 인하여 홍수가 일어났다.

그런데 놀라운 것은 육식을 하고 나서의 수명은 상당히 달라졌다는 사실이다. 육식을 하기 전의 사람들은 약 1,000세 가까운 삶을 살았다. 그러나 육식 이후 인간의 수명은 급격하게 줄어들기 시작했다. 600세로 줄다가 120세까지 감소되기 시작한 것이다.

하나님께서 허락하신 음식만 먹었을 때에는 가장 건강한 육체의 축복을 누렸었다.

현재 우리는 전쟁보다 무서운 질병의 세상 속에 살아가고 있다. 현시대에 얼마나 많은 질병이 있는지 우리는 알 수 있다. 암, 백혈병, 당뇨, 혈압, 치매 등 많은 질병의 원인이 바로 육식이다. 육식은 계속 증가하고 있으며 어린아이들도 다량의 육식에 의존하여 살아가고 있다. 육류는 이제 모든 음식에 첨가되고 있다. 결과로 현대인들의 질병은 증가하고 있다.

인류의 시조 아담은 현대인들보다 훨씬 튼튼한 육체와 건전한 정신과 마음을 지니고 있었다. 학자들에 의하면 아담의 체력과 에너지가 현대인들의 20배나 된다고 추정할 정도이다. 그러나 현대인들은 지금도 계속 질병으로 인해 약해지고 있다.

육식은 하나님께서 만드신 천연계와 지구를 파괴시키는 악영향이 있다. 만약 그것이 사람에게 진실로 지정된 음식이라면 환경에 피해가 없어야 한다. 문제를 만들어 낸다는 것은 자연의 원리와 맞지 않다는 것이다. 육식은 우리가 알게 모르게 엄청난 분량의 환경 파괴를 하고 있다는 사실이다.

어린아이가 햄버거를 한 개씩 사 먹을 때마다 약 5㎡의 숲이 사라진다고 한다.

지구를 위한 시민행동본부가 발표한 '지구를 위한 식사 10계명' 가운데 육식보다는 채식 위주의 식사 항목이 첫 번째를 차지한다. 육식이 환경에 미치는 영향이 크다는 사실이 밝혀졌다.

거의 모든 인류가 즐겨하는 육식은 환경을 파괴하고 자원을 낭비한다. 그리하여 좋지 못한 공기를 만들어 내고 산림을 많이 파괴시키고 있다는 것이다. 또 육식은 식량 문제에도 큰 관계가 있는데 육식을 함으로 인하여 오히려 곡물의 부족을 겪고 있다. 그리고 육식은 물을 오염시키고, 에너지를 낭비한다.

일 년에 가축들이 먹는 곡물이나 풀의 양을 사람이 사용하기에 알맞은 곡물로 바꾼다면 현재 수억 명이 굶주림에서 헤어날 수 있다고 한다.

오염 문제에 있어서는 소나 돼지 한 마리의 오물양이 사람의 20배 이상이 된다고 하는데 그것이 바로 하천을 오염시키는 주요 원인 중 하나라는 것이다.

지구의 온난화 역시 육식 문제가 크게 한 부분을 차지하고 있다. 온난화는 이산화탄소나 메탄가스의 농도가 증가함에 따라 온실효과가 발생하여 지구 표면의 온도가 상승하는 것이다. 온난화의 결과가 자연재해로 잦은 태풍이나 홍수를 일으킨다. 또 많은 지역을 사막화시키고 빙하가 녹는 무서운 일들이 일어나고 있다. 소가 배출하는 메탄의 양은 거의 300리터에 가까운데 메탄은 이산화탄소보다 25배 상한 온실가스이다.

육식을 한다는 것은 잠시 자신의 기호를 만족시키기는 하지만 그 결과는 아주 무섭다는 것을 알 수 있다. 지성을 가진 사람들이라면 육식을 한다는 것이 자신과 세상에 얼마나 큰 문제를 가져오는 것인지 알 수 있게 된다. 자신의 이익만을 위해 사는 사람들은 천연의 법칙을 범하는 것이다. 환경을 사랑하고 천연계를 존중하는 사람이 되어야 한다. 그러므로 하나님께서 태초에 주신 식물을 감사하는 마음으로 먹는다는 것은 얼마나 행복한 일일까?

육식과 질병

육식과 질병, 과연 어떤 관계를 가지고 있을까? 필자는 육식이 질병의 원인이라고 믿고 있다. 언론과 수많은 책들을 통해서 육식이 인체에 미치는 영향들을 많은 사람들이 알고 있다.

육식을 하게 되면 피가 불결해진다. 육식을 많이 하는 사람의 성격을 보면 비교적 다혈질에 포악하고 급하고 충동적이고, 정욕적인 것을 알 수 있다. 그 이유는 육식을 통해 혈액의 변화를 가져오기 때문이다. 육식을 통해 피가 불결해지면 질병에 걸리게 된다. 또한 불결한 피는 올바른 정신을 소유할 수 없게 한다. 육식은 면역력을 떨어뜨리고 대장에 해로운 영향을 미친다. 소화되지 못한 단백질이 인체에 치명적인 독소를 만들어 낸다. 우리 몸에서 정상적으로 육식의 단백질을 완전분해 하는 기능이 없다. 육식은 암을 유발시키고 심장병과 관절염과 골다공증에 걸릴 확률을 높게 한다.

질병은 피와 관계가 있다. 다시 말하면 인체에 좋지 않은 음식이 좋지 못한 피를 만들게 되고 그것이 조직을 병들게 한다. 육식은 신체 조직에 노폐물을 쌓이게 하는데 그것이 바로 질병의 원인이 된다는 것이다. 육식만 금해도 많은 사람들이 건강을 되찾을 수 있을 것이다.

섭취하는 동물성 지방질이 많아지게 되면 각 혈관이 좁아지면서 심장병이나 고혈압이나 동맥경화증에 걸리기 쉽다. 채식 동물은 혈액 내 콜레스테롤을 잘 조절하지 못함으로 동물성 지방을 섭취하면 안 되는데 물론 그것은 사람에게도 적용된다. 그러나 육식동물은 상관이 없다.

개나 사자나 늑대 등의 육식동물은 아무리 지방을 많이 섭취해도 동맥경화가 발생하지 않는다.

콜레스테롤이 고밀도인 경우에 큰 문제가 없지만 육류로 인한 저밀도의 콜레스테롤은 심장과 혈관에 정말 해롭다. 흔히 콜레스테롤은 거의 육류나 달걀, 우유 등에 많이 들어 있으며 일반적으로 먹는 견과나 과일이나 곡식에는 고밀도의 콜레스테롤이 들어 있다. 따라서 피의 항상성에 있어서도 오히려 저밀도의 콜레스테롤보다는 고밀도의 식품들을 찾아서 먹는 것이 우리 인체에 합당하다는 것이다.

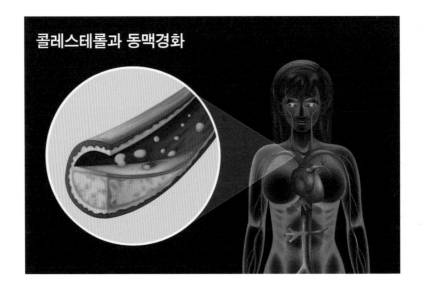

콜레스테롤과 동맥경화

고단백과 고지방들이 피의 점도를 끈끈하게 할 뿐만 아니라 그것은 바로 우리의 세포를 망가뜨리고 세포의 활동을 둔하게 만들어 질병이 몸에 들어올 때 방어할 수 있는 면역력을 떨어뜨린다. 특히 구운 고기를 먹게 되는 경우에는 치명적으로 인체에 해가 있는데, 이를테면 숯불 갈비나 로스 등 고기를 굽는 과정에서 벤조피렌이 발생되어 여러 암에 걸리기 쉽게 된다. 그때 나오는 발암물질은 이루 말할 수 없다.

참고

"육식의 결과는 즉시로 나타나지 않을 수도 있다. 그렇다고 해서 이것이 무해하다는 증거는 되지 못한다. 자기들이 먹은 고기가 혈액을 중독시키고 병을 일으킨다는 것을 믿는 사람은 별로 없다. 믿은 사람들이 대부분 육식으로 인한 질병 때문에 죽는다."(Ministry of Healing, p.315)

"암과 종양과 각종 염증을 일으키는 질병들은 주로 육식에 기인된다."(Counsel on Diet and Foods, p.388)

"고기는 언제나 최선의 식물은 되지 못하였다. 그러나 오늘날의 육식은 이중으로 못마땅하다. 왜냐하면 동물의 질병이 너무도 급속히 증가하고 있기 때문이다." (Ministry of Healing, p.313)

육식과 영양 문제

충분한 영양분을 섭취하기 위해서는 육식을 해야 한다고 생각하는 사람들이 아직도 많다. 육식을 해야 영양을 섭취할 수 있다는 생각은 잘못된 것이다. 장수마을의 사람들이나 건강한 사람들 중 대부분은 육식을 과하게 섭취하지 않거나 육식을 하지 않은 사람들이라는 사실을 관찰할 수 있다. 육식에 들어 있는 영양들이 모두 인체에 필요할까?

인간에게 채식은 부족한 영양 그래프를 만들까? 전혀 그렇지 않다. 많은 전문가들에 의해 육식을 하지 않고도 건강하게 살 수 있다는 논문이 발표된 것을 볼 수 있다. 그보다 더 중요한 것은 경험이다. 육식을 하지 않고 살아가는 사람이 얼마나 많은가? 필자도 22년 가까이를 육식 없이 살아왔다. 한 점의 육식도, 심지어 멸치 국물로 만들어진 음식물도 섭취하시 않았으나 건강하다. 전 세계적으로 도시에 살면서 장수하는 마을은 미국의 로마 린다밖에는 없을 것이다. 그곳의 사람들은 육식을 하지 않는다. 그들에게 단백질은 곡류나 견과류에서 나오는 것이 전부이나 그들은 건강하다. 세계 장수마을로 선정되기도 했다.

소나 코끼리는 풀만 뜯어 먹어도 그 큰 덩치를 유지하며 살아간다. 벌은 꿀과 화분만 먹고 살아가며 송충이는 솔잎만 먹고 산다. 그렇다면 어떤 특정한 음식이 중요한 것이 아니라는 것이다. 그보다 더 중요한 것은 소화기관과 음식이 맞는지가 중요한 것이다.

육식과 전혀 맞지 않는 장기가 장이다. 인간의 장은 육식 동물의 장보다 길기 때문에 해로운 육식의 단백질이 오랫동안 장에 머물러 있으면 가스가 발생한다. 간이 손상된 사람이 단백질을 많이 섭취할 경우 혼수가 온다. 이유는 혈액 속 독소들이 충분히 해독되지 않기 때문인데 단백질이 분해될 때 생성되는 암모니아가 문제다. 병원에서도 이러한 환자에게 단백질을 제한시킨다. 신장에 이상이 생겨 요독증에 걸렸을 경우에도 단백질 섭취를 제한시킨다. 요독증이란 소변으로 배출되어야 할 요소가 신장의 문제로 배설되지 못하고 혈액 중에 축적되어 있다가 혈액을 요독화시킨 결과다.

단백질에서 질소로 질소에서 암모니아로 암모니아에서 요소를 생성시킨다. 요소가 소변으로 배출되지 못하면 병이 된다. 그리고 사람에게는 그렇게 많은 영양소들이 필요하지는 않다. 사람의 필요한 영양소 외에 더 섭취하면 그것은 독소가 되고 또 인체를 금방 늙게 만든다. 적당한 양의 단백질과 지질이 필요하지만 지나치게 되면 질병에 걸리기 쉽게 되며 면역체가 떨어져서 전염병에 걸릴 확률이 많아지게 된다.

소화되지 못하거나 소화는 되었으나, 흡수되지 못한 단백질은 어떻게 될까? 육류 과잉 섭취 등의 원인으로 흡수되지 않은 단백질이 대장으로 보내지면 나쁜 균은 서로 연계해서 대장 점막을 상처 내어 침투하려 한다. 장내에 이 활동이 지나치게 많아지면 아주 좋지 않다. 바로 알레르기 체질로 변할 수가 있다.

육식하지 않고 어떻게 건강을 유지하느냐에 대한 문제는 이미 밝힌 바가 있고 우리는 육식을 하지 않고도 어떻게 하면 건강하게 살 수 있는가에 대해서 많이 생각해 볼 필요가 있다는 것이다. 육식을 끊고 그

대신 단백질은 콩이나 여러 곡류에서, 지질은 올리브유나 견과류에서 섭취하면 충분하다. 채식만으로 육식할 때의 영양을 충분히 채울 수 있다는 것이다.

육식이 인체에 미치는 영향

육식이 우리 인체에 어떠한 영향을 미치는지에 대해서 알아보도록 하자.

(1) 칼슘 부족의 원인

육식을 많이 섭취하면 이것들을 분해하는 소화 과정에서 요산, 유산, 초산, 염산 등 유해한 강산류가 생긴다. 이때 사람의 몸은 독성물질인 요산을 분해시키는 효소가 없기 때문에 대신 뼈에서 칼슘을 가져와 중화시켜서 독성을 제거한다. 우리의 생각은 육식을 하지 않으면 칼슘 부족의 원인이 된다고 하지만 전혀 그렇지 않다. 육식을 하는 많은 사람들이 칼슘 부족으로 인해 골다공증이나, 오히려 빈혈과 관절염 그리고 치아 손상들이 있는 것을 보면 그것이 얼마나 해로운지를 알 수 있다.

필자의 지난 경험에서도 육식이 얼마나 해로웠는지를 말해 주고 있는데 경험한바 필자도 육식을 아주 좋아했는데 많은 양의 육식 섭취가 치아에 손상을 주기 시작했으며 아래턱이 위쪽 치아보다 튀어나오는 결과를 가져왔다. 우연히 부모님을 통해서 채식을 하게 되었는데 육식을 끊고 채식을 하니 아래턱은 몇 달 만에 정상적으로 돌아왔다. 그리하여 교정을 하지 않고도 자연적으로 뼈의 균형이 유지되는 놀라운 기적을 통하여 육식 섭취는 칼슘 부족이라는 것을 깨닫게 되었다. 육식으로 인해 치아가 상하는 것은 어쩌면 사탕을 먹고 상하는 것보다도 더 안 좋다는 결론을 내릴 수 있을 정도로 해롭다는 것이다.

그리고 육식을 하게 되면 요산의 중화작용 과정 중에 만들어진 칼슘과 요산 결정체들이 체내 곳곳에 정체되면서 통풍, 관절염, 류머티즘, 동맥경화증, 부종, 요통, 담석증 등의 질병이 오고 피부가 빨리 늙는 노화 현상이 일어난다.

(2) 장의 구조에 맞지 않아 해가 된다

육식동물은 초식동물에 비해 소화액도 열배나 강한 염산을 분비하고 소화기관도 몸길이의 3배밖에 안 될 정도로 짧아 고기를 먹으면 빨리 소화되어 배설을 한다. 즉, 고기는 몸에 들어와서 빨리 상하기 때문에 몸 안에 오랫동안 머무르게 되면 독성물질로 피를 오염시킬 뿐만 아니라 장에서 부패하면서 독한 가스가 발생하여 체질을 산성으로 만들고, 피를 오염시켜 면역체계를 약화시키기 때문에 질병의 원인이 될 수 있다는 것이다.

(3) 암을 유발시킨다

육식을 하게 되면 인체의 피는 부패하여 많은 종류의 암을 유발하는데 그중 가장 주목할 만한 것은 대장암, 유방암, 자궁암, 난소암, 전립선암, 폐암 등이다. 고기를 숯불에 구우면 기름이 타면서 발암물질인 벤조피린이 생성되는데 고기 한 근을 구워 먹으면 담배 400개비를 피운 것과 같다.

암의 가장 큰 원인은 육식이다. 소화되지 못한 단백질은 혈액을 더럽게 하며 간의 대사 작용을 방해하고 췌장의 효소작용에 큰 문제를 일으키게 된다. 어떤 형태인지를 막론하고 육식이 암 체질을 만드는 데 가장 으뜸이 된다.

(4) 키우는 과정에도 치명적인 해가 된다

육식이 건강에 치명적인 영향을 미치는 이유는 가축의 사육과 가공과정에서 과다한 화학물질의 축적이 일어나기 때문이다. 소나 돼지는 살충제와 항생제가 들어 있는 사료를 먹고, 병에 걸리면 항생제를 먹으면서 자란다. 닭도 마찬가지이다. 몸을 움직이기 힘든 닭장 안에서 24시간 불을 환하게 밝혀 놓고 닭을 기른다. 닭이 먹는 사료에는 각종 항생제, 방부제, 성장호르몬, 노른자를 진하게 하는 착색제가 들어 있다.

이런 모든 유해물질들은 소나 돼지, 닭의 신진대사를 통해 피에 농축되고 살에 저장되어 우리 몸에 전달된다. 특히 수입 쇠고기는 최소한 6개월 전에 죽은 것이라 생각되는데 6개월 전에 죽은 쇠고기가 지금 막 잡은 것 같은 색깔을 내는 것은 발색제이며, 발색제인 질산염, 아질산염은 우리 몸에 들어와 발암물질이 된다. 또 예전에 닭은 6개월 정도 성장해야 식용이 가능했는데 지금은 약 40일만 되어도 식용으로 쓸 만한 닭이 된다는 사실이다.

(5) 육식이 소화하는 과정에서 독성물질을 발생시킨다

고기가 몸 안에 들어와서 소화가 되는 과정에서 부패열이 발생하는데 동시에 질소화합물인 아민이라는 독성물질을 발생시킨다. 또한 육식에 함유되어 있는 질소는 아질산염으로 바뀌어 발암의 원인이 된다. 육식을 소화할 때 우리 몸은 아주 힘든 상황에 빠지게 된다. 독소로 인한 중독이 우리 몸의 활력을 저하시킨다.

(6) 살이 찌고 비대해진다

지질과 단백질의 과다 섭취는 인체에 지방을 축적하게 된다. 비만이라는 질병에 걸리게 되는데 비만이 있는 사람은 무조건 육식을 끊어야 한다. 정상 체중 이상이라면 심장병, 당뇨도 조심할 필요가 있다. 칼로리 계산법에 의해 들어오는 칼로리가 소비되는 칼로리보다 많을 경우 그것이 모두 체지방이 된다. 물론 육식을 한다고 무조건 살찌는 것은 아니지만 일반적으로는 육식은 살찌는 식사이다.

(7) 정신이 흐려진다

좋은 피는 맑은 정신과 건강을 만들어 낸다. 그러나 불결한 피는 좋지 못한 정신과 좋지 못한 인체를 만든다. 육식을 통해 혈액이 더러워지면 흐린 정신을 소유하게 된다. 소화불량성 환자들이 짜증을 많이 내고 항상 찡그린 얼굴을 갖는 이유 중 하나가 속이 불편하거나 몸이 건강하지 못하기 때문이다. 정상적인 소화가 되지 않으면 그것이 정신 건강에도 문제를 일으키게 된다.

(8) 변비에 걸리기 쉽고 변에서 냄새가 많이 난다

식이섬유소가 부족한 식사는 변비에 걸리기 쉽게 만든다. 섬유질이 없는 식사, 즉 흰쌀과 흰 밀가루, 육식은 장 활동에 문제를 일으킨다. 육식을 끊고 곡식과 채소 섭취를 늘리게 되면 변 상태를 개선할 수 있다. 육식이 인체 내 정상적으로 소화되지 않으면 장에서 부패되어 냄새가 난다.

(9) 각종 질병의 원인이 된다

혈액이 더러워지게 되면 만병의 원인이 된다. 육식은 위에서도 합당하지 않다. 위에서 육류의 소화가 잘 이루어지지지 않으며 간에서는 무리하게 소화액을 분비해야만 한다. 췌장에서는 더 많은 효소를 만들어야 하며 신장에서는 단백질을 처리하기 위해 애를 쓰게 된다. 결과로 간암, 간경화, 위암, 위염, 췌장염, 췌장암, 대장암 등 다양한 질병에 걸리기 쉬워진다.

계란 없이 건강하게

계란을 먹어야 하는지 말아야 하는지에 대한 문제는 대부분의 환자들에게 숙제거리이다. 답은 간단하다. 계란은 건강식품이 아니다. 물론 먹거리가 지금처럼 풍부하지 않던 시대에는 계란이 인체의 건강에 꼭 필요할 수 있었겠지만 견과류와 종실류가 충분한 이 시대에 계란의 필요성은 전혀 없다.

우리 몸은 자체적으로 콜레스테롤을 만들어 낸다. 계란의 콜레스테롤은 엄청나다. 즉, 계란을 먹었을 때 콜레스테롤은 필요 이상으로 더 많아지게 된다. 콜레스테롤이 꼭 필요하긴 하지만 그것이 너무나 많아지게 되면 혈관에 문제를 일으킨다.

계란노른자의 영양을 대신할 수 있는 식품들이 얼마든지 있다. 비타민D는 햇빛이면 충분하다. 하루 15분 이상의 일광욕만 해도 비타민 D

를 얻기에는 부족하지 않다.

계란의 살충제 문제도 중요하다. 발암의 원인 중 하나가 살충제인데 그것이 건강한 사람들에게는 어느 정도 해독이 될 수 있겠지만 성장기의 아이들이나 환자에게는 치명적인 독이 될 수 있다.

또한 건강한 닭이 아니다. 그러므로 좋지 않은 계란을 섭취할 수밖에 없다. 계란을 계속 먹게 되면 건강해지는 것이 아니다. 오히려 인체에 독소늘이 쌓이게 되며 면역력은 떨어지고 체질은 알레르기 체질을 얻게 된다. 계란 없이 건강하게 살려면 충분한 곡식과 견과와 종실류를 먹어주면 된다.

유제품이 인체에 미치는 영향

우유를 포함해서 우유가 들어간 모든 제품을 유제품이라고 한다. 흔히 완전식품이라고 인식하고 있는 우유는 과연 하얀색의 가장 좋은 식품이 맞는 것일까? 아니면 사람이 먹어서는 안 될 식품일까?

인간은 인간에게 영양적인 면에서 가장 적합한 모유가 있다. 단백질 함유량을 비교하면 모유가 우유에 비해 적다. 영양 성분이 무조건 많다고 좋을까? 전혀 그렇지 않다. 신체의 성장과 유지, 질병의 치유에 있어서 적당한 것이 가장 좋다. 영양이 지나치면 모자란 것만 못하다는 사실을 알아야 한다.

먹고살기 힘든 시절 우유는 영양 섭취와 보충을 위한 좋은 식품이었다. 그러나 지금은 양질의 영양소들을 곡식과 과일과 견과와 채소에서 충분히 섭취할 수 있다. 또한 현대 사육방식에 의해 우유는 깨끗하거나 안전하지 않다. 또한 종종 살충제와 항생제의 문제로 인간의 먹거리로는 안전하지 않다.

인간 외에는 성장한 후에 젖을 먹는 포유류는 없다. 더군다나 모유보다 훨씬 단백질 함유량이 많은 우유를 먹는 것은 더더욱 맞지 않는 방식이다.

송아지는 생후 47일 만에 체중이 두 배가 되고 1년 만에 100kg이 넘게 늘어난다고 하는데 우유가 필요한 것은 바로 이런 이유이다. 성장이 빠른 동물들을 보면 대개 수명이 짧다. 사람은 성경에 기록된 표준이 수명 120세로 되어 있는데 120세의 수명을 위해서는 가장 기본인 성장 기간이 20세까지는 되어야 한다. 그러나 현대인들의 성장은 아주 빠르다. 초등학생만 되어도 생식기 호르몬의 많은 변화가 일어나 성조숙증 등의 문제가 발생한다. 먹거리가 인간의 건강과 행복을 망치기도 하는 예이다.

빠른 만큼 질병이 앞당겨지고 그만큼 수명이 줄어들게 된다고 보아도 과언이 아니다. 어린아이의 경우 아이들은 모유의 알부민이 필요하지, 우유 속에 있는 카제인이 필요한 것은 전혀 아니다. 카제인이 들어 있는 우유의 입자는 아주 미세하여 그대로 흡수가 되면 알레르기 체질로 바뀌게 되며 산성 체질이 된다. 어렸을 때부터 우유의 섭취가 많으면 알레르기 체질 혹은 아토피의 원인이 되기도 한다. 아토피의 질병이 늘어나고 있다. 인류가 직면한 질병은 반드시 먹거리의 변화에 의해서 일어나고 있다는 것을 알아야 한다.

우유에는 섬유질이나 철분이 부족하지만 콜레스테롤의 함유량은 많다. 인체의 영양 밸런스에 문제를 일으키게 된다.

우유는 기관지에 좋지 않다. 또 우유 속의 미네랄은 인체의 수분과 맞지 않아 인체의 균형을 불완전하게 만든다. 다시 말해 칼슘과 인의 불균형으로 뼈가 약해진다. 그리하여 골다공증에 걸리기 쉽고 치아가 약해지며 충치나 풍치에 걸릴 확률이 높아진다.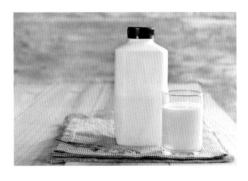

우유의 지방은 아주 치명적이다. 전 세계적으로 심장병은 무서운 질병이다. 죽상동맥경화증은 혈관 질환이다. 동맥 안 침전물에 의해 생긴다. 이것들이 동맥으로 통하는 피의 흐름을 방해하여 결국 산소의 공급을 막게 된다. 피가 뇌에서 순환하지 못하면 뇌졸중, 심장에서 이런 일이 일어나면 심장마비에 걸리게 된다.

이러한 이유가 음식에서 일어나는 데 큰 문제 중 하나가 혈중 콜레스테롤이다. 과다하게 섭취된 콜레스테롤은 인체에 큰 문제를 일으키게 된다. 불포화지방은 대개 상온에서 액체이나 포화지방은 상온에서 고체이다. 즉, 우리 몸의 온도를 보면 고체인 동물성 지방을 정상적으로 분해하거나 소화할 수 없다는 것이다. 1L의 우유에는 약 35g의 지방이 들어 있다. 특히 우유는 60%가 포화지방이다. 우유 섭취만 줄여도 심장질환을 예방할 수 있다. 문제는 유제품이다. 대부분의 음식에 우유가 들어간다는 것이다.

칼슘 섭취 때문에 우유를 많이 마시는 사람들이 있으나 이것도 문제다. 사실상 우유 소비량이 많은 나라들이 골밀도가 약하며 골다공증에 걸린 사람들이 비교적 많다는 것은 흥미로운 데이터이다. 우유에 칼슘이 많다는 것은 사실이나 체내 흡수율은 급격하게 떨어진다.

실제로 우유 1L에는 1,200㎎의 칼슘이 들어 있고 모유에는 300㎎의 적은 양의 칼슘이 들어 있으나 실제로 우유를 마시는 아이보다 모유를 먹는 아이의 몸에 더 충분한 칼슘이 체내로 흡수된다는 것이다. 정확한 이유는 우유에 인이 많기 때문에 칼슘의 비율이 인체와 맞지 않으며 따라서 흡수율이 적다는 것이다.

 우유를 마실 때, 지성인이라면 그것을 마시는 것이 무엇을 의미하는지를 알게 될 것이다. 우유에는 소가 먹은 것이 그대로 담겨 있는 것이다. 소의 질병의 유무, 소의 먹는 사료, 항생제나 살충제 등이다. 우유가 정상적인 건강한 사람에게도 문제가 된다면 암 환자나 질병이 있는 환자들에게 얼마나 해로울까? 우유를 완전히 끊어야 한다. 이 말은 우유가 들어간 모든 식품을 끊어야 한다는 것이다.

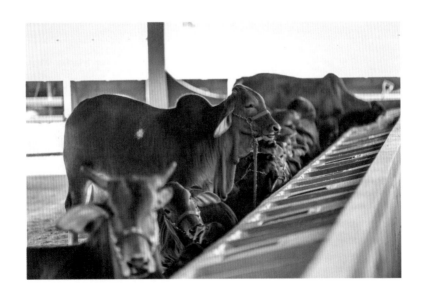

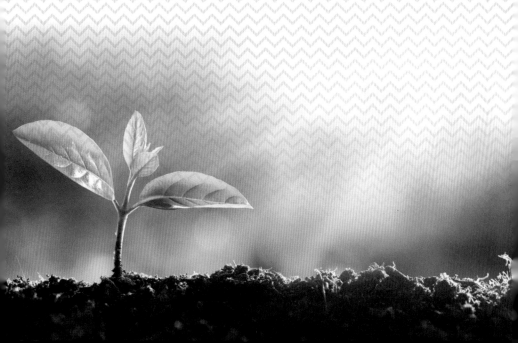

PART
12

금기해야 할 식품들

12

금기해야 할 식품들

자극성 식품과 질병

육식이 인체의 구조와 맞지 않듯이 자극적인 식품 모두 인체의 구조와 맞지 않다. 자극적인 식품이라는 것은 인체에, 혈액에 자극을 주는 식품이다. 무엇이 자극적인 음식일까? 매운 음식들은 모두 자극적인 음식에 속한다.

음식물 중에 일반적으로 알려져 있는 고추, 파, 마늘, 후추, 양파, 피망 등을 꼽을 수 있다. 어떤 것은 자극이 심하고 어떤 것은 자극이 약하다. 문제는 자극이 약한 식물들도 인체에 분명 반응을 한다는 것이다. 그리고 약한 자극적인 식사가 더 강한 자극적인 식사를 요하게 만든다. 몸이 아픈 환자들에게 자극적인 식사들은 생명에 치명적일 수도 있다. 자극적인 식사를 하게 되어 혈액을 중독시키고 몸의 염증 상태를 크게

만들 수 있다. 시온의 동산의 식생활은 단지 육식을 하지 않는 채식이
아니라 건강식이다. 건강을 회복하기 위해서는 건강을 위한 음식을 먹
어야 하며 무엇보다도 인체에 해로운 식사들을 피해야 한다.

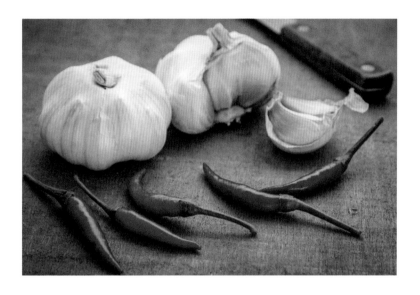

　많은 사람들이 이러한 자극제들을 아무 부담 없이 먹고 있다. 자극성
식품들은 신경을 자극하고 정신을 날카롭게 하고 열을 오르게 한다. 고
추나 기타 자극성 식물들이 옆에 있으면 눈이 맵거나 호흡에 좋지 않다
는 것을 느낄 수 있다. 비록 고추에 비타민이 많이 들어 있고 양파나 마
늘이 항암제 역할을 한다고 하지만 어디까지나 그것은 성분을 나열했
을 때의 이야기지 그것들이 인체 내에서 어떤 작용을 할지 사람들은 잘
모른다. 환자들이 자극적인 식사를 지속적으로 하게 될 때 인체의 해독
기관에 문제를 일으키고 신장과 간에 손상을 주게 된다.

자극성 식품들은 본질상 해롭다. 자극성 식품들은 위장을 자극하고 혈액을 중독시킨다. 그리고 우리 인체의 신경들을 흥분시킨다. 사람들이 자극적인 음식을 좋아하는 이유는 그 식품들이 입맛에 개운하고 맛있기 때문이다. 그러나 자극적인 음식을 먹는 경우에는 반드시 좋지 않은 부작용이 있는데 그것을 계속 먹게 되면 끝내 크나큰 질병을 얻게된다는 것이다.

요리를 할 때 자극성 양념들이 사용된다. 자극적이지 않은 요리법을 모르기 때문에도 그렇지만 그것이 얼마나 해가 된다는 것을 모르기 때문에도 그렇다. 요리는 천연 그대로 먹는 것이 가장 좋다. 단순한 요리는 건강에 좋다. 소금과 깨 가루와 콩가루, 견과류 등 천연 양념들이 첨가되면 아주 좋다. 이렇게 간단하고 단순하게 요리된 반찬들이 몸에 가장 좋다.

자극성 식품들이 우리의 입을 통해 위장에 들어가면 위장의 부드러운 피막을 자극하게 되고 이어서 위에 염증이 생기게 한다. 결국은 섬세한 조직들을 파괴시킨다.

자극성 식품들의 문제

- 우리의 폐와 기관지에 좋지 않다.
- 우리의 위장을 망가뜨린다.
- 소화 기능들을 저하시킨다.
- 더 강한 자극성 식품을 요하게 한다(술, 담배, 마약).
- 피를 더럽게 한다.
- 피를 흥분시킨다.
- 신경 조직들을 파괴시킨다.
- 올바른 사고를 망가뜨린다.
- 다혈질의 사람이 된다.
- 간에 좋지 않다.

현 사회는 바쁘고 정신없이 분주하다. 돈과 명예를 위해 끊임없이 애쓰는 수많은 사람들을 볼 수 있다. 또 사람들의 마음은 점점 더 악해지고 자기주의적이다. 이러한 문제의 원인은 식생활에서 시작된다.

음식이 피가 되고 피는 마음의 건강상태를 만든다. 우리가 먹는 음식은 그 질에 있어서 우리의 성격을 좌우한다. 물론 환경과 여러 원인들도 있겠지만 음식물 섭취 요인이 아주 크다.

인스턴트식품의 해로움

인체의 구조는 하나님께서 허락하신 음식만 먹도록 창조되었다. 하지만 사람들은 인체의 구조에 맞추어 음식을 먹기보다는 오히려 입맛을 중심으로 먹는다. 손쉽게 구해 먹을 수 있고 맛을 위해 먹을 수 있는 식사들이 점점 개발되고 있다.

정크푸드라고도 하는 인스턴트식품은 오늘날 남녀노소 할 것 없이 누구나 즐기는 음식물이 되어 버렸다. 특히 어렸을 때부터 이러한 음식들을 많이 섭취하게 되면 질병에 걸릴 확률이 아주 높고 어린 나이에도 비만과 성인병이 찾아온다.

인스턴트식품 중 햄버거나 피자의 칼로리는 일반적으로 고기를 그냥 먹었을 때보다 더 높으며 보통 과자들이나 모든 인스턴트식품들은 맵고 짜고 달다. 특히 소금은 대부분이 정제염이다. 그리고 동물성 단백질은 많은 반면에 비타민과 무기질 등의 부족으로 인해서 영양 불균형을 가져온다. 효소는 제로 상태이다.

이러한 영양 불균형이 오게 되면 인체의 면역체가 떨어지게 되고 독소가 인체에 들어오는 것보다 더 많은 질병을 얻게 될 수 있다. 특히 비만이 우려되는 경우에 있어서 가장 먼저 끊어야 하는 것이 바로 이 인스턴트식품인데 그 이유는 다른 영양분은 없으면서도 칼로리가 높기 때문이다. 인체에서 소모되는 칼로리보다 섭취하는 칼로리가 많아질 때에 비만의 원인이 되는 것이다.

옛말에도 밥 먹는 것이 보약이라고 했는데 식사하기 전에 과자나 햄버거 등을 먹게 되면 입맛이 사라진다. 그 이유는 그것이 뇌에 포만감을 주기 때문이다. 이렇게 되면 정상적으로 섭취해야 할 음식은 섭취하지 않게 됨으로 탄수화물이나 단백질, 지질, 그리고 비타민이나 칼슘 등을 제대로 섭취하지 못해 인체에 엄청난 해를 받게 될 것이다. 이러한 식품들은 우리 인체의 소화 기관을 망가트린다. 그리고 피를 더럽게 하며 면역체를 떨어뜨림으로 아이들에게 있어서 아토피의 원인 중 하나라고 볼 수 있다.

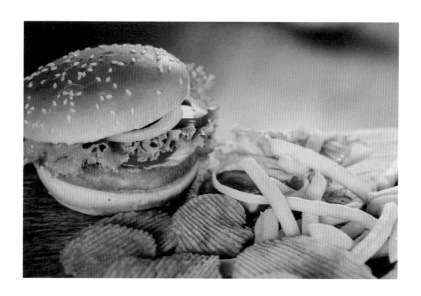

인스턴트식품은 주로 포화지방이 많다. 포화지방산이 많은 음식은 혈액 내에서 해로운 중성지방과 저밀도 콜레스테롤을 증가시킨다. 그리고 심장에 혈액을 공급하는 관상동맥을 막아 돌연사의 주요 원인인 심근경색과 협심증 등을 유발한다고 전문의들은 지적한다. 심장병의 원인 중 대다수는 바로 과다 지방 섭취에서 온다. 삼겹살, 피자, 햄버거, 과자, 기타 육식 등 지방이 많은 음식들을 섭취하게 되면 콜레스테롤이 증가하여 동맥경화증에 걸릴 확률이 더 높아지게 된다는 것이다.

트랜스지방이라고 하는 자연의 지방이 아닌 경화된 기름으로 만든 음식들은 아주 좋지 않다. 그리고 물과 기름을 섞이게 하는 유화제는 피를 더럽게 하고 독소를 침투하고 세포에 들어가게 하는 역할을 한다고 한다. 그리고 여러 색소와 방부제, 인공향들은 사람이 도저히 먹어서는 안 될 것이며 설령 먹어도 된다고 하는 것들은 과량의 섭취로 인하여 간과 위장과 신장에 해를 준다는 것이다.

또 이런 식품은 나트륨의 과다를 일으킨다. 설탕에 대한 이야기는 앞으로 거론하겠지만 인스턴트식품에 주로 첨가되는 것이 설탕이다. 이런 식품들의 제조하는 과정, 가공하는 과정, 보관을 하기 위한 과정에서 해로운 것들이 많이 첨가된다. 한국에서 알려진 바에 의하면 화학합성물 381종, 천연첨가물 161종, 혼합제제 7종 등 모두 549종에 달하는 식품첨가물이 사용되는데 다음의 구체적인 내용을 보면 도저히 인스턴트 먹을 기분이 나질 않을 것이다.

- 보존제: 세균의 성장을 억제하여 식품의 부패나 변질을 방지.

- 살균제: 균을 죽임.

- 산화방지제: 산소에 의한 지방이나 탄수화물 식품의 변질을 방지.

- 착색제: 식품의 색을 변색이나 퇴색을 방지.

- 발색제: 식품의 색을 선명하게 함.

- 탈색제: 식품의 색을 하얗게 만듦.

- 감미료: 설탕의 수백 배 효과로 단맛을 냄.

- 화학조미료: 식품의 맛을 강화.

- 팽창제: 빵이나 과자를 부풀게 함.

- 안정제: 고체와 액체가 분리되지 않도록 결합.

이러한 첨가물이 들어가는 인스턴트식품들은 도저히 식품이라고 용납할 수 없다. 그러한 것들을 어린아이에서부터 어른에 이르기까지 아무 위험을 느끼지 못하고 먹는다는 것은 참으로 안타까운 사실이다. 이것은 지적 장애, 두뇌를 나쁘게 만들고 간에 좋지 않으며 발암물질의 요인들을 다분히 가지고 있다. 현대인들이 예전보다 더 많은 알레르기 체질과 피부병, 그리고 아토피가 늘어나는 것은 이러한 이유가 첫 번째 자리를 차지하고 있다.

자연식품과 인스턴트식품의 다른 점은 첨가물의 차이다. 물론 건강식으로 잘 제조된 식품도 노력만 한다면 구해서 먹을 수 있지만 문제는 가격이다. 대량생산 되는 식품들의 재료들은 값싸게 구입하고 많은 이

윤을 남겨야 하기에 질이 좋지 않다.

　이러한 식품 대신 우리는 과일과 채소를 더 섭취하여 더 나은 건강을 소유하도록 하자!

조미료

　조미료란 음식물의 재료로서 맛을 만드는 데 사용하는 재료이다. 조미료의 종류는 천연조미료와 화학조미료로 나뉘는데 오늘날 가정이나 식당에서 일반적으로 사용되고 있는 조미료는 아주 해롭다. 함미료, 감미료, 산미료, 지미료, 즉 짜고, 달고, 시고, 고소한 맛들을 내는 것을 의미하는데 일반적으로 사용하고 있는 조미료들은 화학조미료로 미각신경을 둔하게 한다.

　미각신경의 문제점은 좋든 나쁘든 길들여진다는 것이다. 좋지 않은 음식에 미각신경이 길들여질 경우에 식욕이 변질되어 좋은 음식들의 맛을 잃어버리고 그것이 싫어지게 된다. 보통 이러한 조미료들을 첨가해서 먹던 사람들이 조미료가 없이 식사를 하게 되면 맛이 없다고 하는데 바로 조미료가 미각의 신경을 둔하게 하였기 때문이다. 화학조미료가 인체에 해가 된다고 입증된 몇 가지는 첫째로 중국음식점 증후군(중국음식을 먹었을 때 일어났던 일련의 문제들이 있었다. 두통, 매스꺼움, 속 쓰림 등)이라고 하는 것과 뇌에 손상을 준다는 것과 천식과 그리고 암을 유발시킨다는 점들이다.

세계보건지부에서는 이 화학 조미료, 즉 미원, 다시다, 맛나 등을 기준치 이하로 정하여 자제하여 섭취하게 하지만 사실 조미료 자체를 끊어야 한다. 조금 먹는다는 것은 말이 안 된다. 이것은 많은 양이든 적은 양이든 인체에 해를 준다. 계속 섭취하게 된다면 그것을 끊기가 더욱 힘들어지고 미각신경은 둔해져서 시고, 짜고, 매운 음식들의 정확한 감각을 잃어버리게 되고 자연적인 맛을 느낄 수 없게 된다.

모든 음식에서는 그 음식만이 주는 고유의 맛들이 있다. 요리를 할 때 가장 단순하게 소금과 깨, 콩가루로 조리가 된다면 그 음식의 성질을 살릴 수 있고, 영양을 그대로 살릴 수 있다는 것이다. 보통 자극제나 향신료, 조미료가 들어간 음식들은 콩나물을 먹어도, 시금치를 먹어도, 여러 나물을 먹어도 그것들의 각 특징적인 맛을 모른 채 먹는다. 이렇게 하여 화학조미료들은 인간을 자연과 멀리하게 하고 그 결과로 인하여 질병에 걸릴 수밖에 없는 환경과 입장을 만들어 놓는 것이다.

단순하면 단순할수록 좋다는 것을 기억하고 이런 조미료가 인체에 들어와서 소화기관 그리고 우리의 세포에 얼마나 유해한지 이해하며 이러한 것들을 끊도록 노력하자!

설탕과 건강

설탕의 역사는 매우 깊다. 그것은 B.C 2000년에 인도에서 알려졌고 B.C 327년 알렉산더대왕이 인도에 원정군을 파견하였을 때에 그의 사령관 네아체스는 이런 말을 했다고 기록되었다. "인도에서는 벌의 도움을 받지 않고도 갈대의 줄기에서 꿀을 만들어 내고 있다." 그리고 5~6세기부터 인도에서 중국으로 또 유럽 쪽으로 보급되었고 나중에 콜럼버스가 신대륙을 발견한 뒤에 중남미, 브라질, 멕시코 등에서 사탕수수의 재배가 시작되었다고 한다.

서구 사회에서 18세기 이후 100여 년 동안 영양에 주를 이루는 자리를 칼로리로 계산해 왔다. 사람들은 탄수화물이 인체 안에서 당분으로 변한다는 사실을 깨닫고 사탕수수를 정제하여 설탕을 만들어 먹었다. 즉, 설탕이 열량을 만들어 낸다는 사실 때문에 남녀노소 할 것 없이 설탕 사용이 증가했다. 그러나 설탕의 해로움은 오래가지 않아 드러나기 시작했다.

1900년대 들어서면서 비타민, 미량 영양물질들에 대해 관심을 갖기 시작하였고 효소나 파이토케미컬, 물 등에 대해 관심을 갖게 되었다.

오늘날 현대인들은 설탕에 너무나 의존하여 살아간다. 당뇨병 환자들이 당분을 조심하느라 단것에 주의를 하지만 오늘날 먹는 음식물에 들어가는 수많은 것들에 설탕이 다량 함유되어 있다는 사실을 알지 못할 수도 있다. 단지 설탕, 꿀 등 단 것을 피하려 하지만 사실상 음료수, 시중의 빵이나 떡, 과자 등에 많이 들어가고 탕수육을 비롯해서 수많은 음식물에도 설탕이 아주 많이 들어간다는 것을 알 수 있다. 많은 음식에 설탕이 첨가되며 심지어 설탕이 들어가지 않으면 맛이 없어 그러한 음식들을 먹지 않게 된다.

인체의 구조에는 사실 과량의 당분이 필요하지 않다. 설탕의 해로움은 많은 사람들이 알고 있는 사실이다. 문제는 설탕 없이 살아가는 것이 힘들다는 것이다. 즉, 이해는 되고 인식은 되지만 실천이 안 된다는 사실이다. 표백이나 정제되지 않은 원당은 오히려 몸에 유익하다.

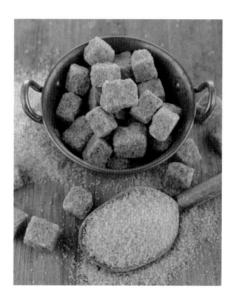

적당하게 사용하면 미네랄의 보고이기도 하다. 마스코바도는 미네랄과 비타민이 살아 있는 원당이다.

사탕수수도 미네랄이나 당분 이외에도 여러 영양을 포함하고 있지만 그것을 제조할 때 미네랄이 파괴가 된다. 그리고 또 그것을 정제하는 과정에서 표백제를 사용한다. 미국의 생리학자 엘렌골드 하몬은 약 150여 년 전에 이런 말을 했다.

"설탕은 위장에 좋지 않다. 그것은 발효의 원인이 되므로 두뇌를 흐리게 하고 까다로운 성질을 초래한다."
"설탕은 조직을 막히게 한다. 설탕은 살아 있는 기계의 작용을 방해한다."

설탕이 인체에 해를 끼치는 것이 바로 위장과 두뇌와 조직이다. 소화기관의 주초인 위장에 큰 손실을 입히고 그것은 인체에 흐르는 미세한 전기를 막히게 한다. 또 그것은 두뇌에도 해가 된다는 것을 기억하자! 실제로 우리가 설탕을 한 달만 끊었다가 조금만 먹어도 머리가 아픈 느낌을 받을 수 있다. 이것은 바로 죽었던 우리의 신경이 살아나서 예민하게 반응한다는 결론이다. 그러나 다시 반복적으로 설탕을 계속 먹게 되면 인체는 면역체가 강해지는 것이 아니라 둔해진 것으로 볼 수 있다. 설탕을 먹는다는 것은 직접 설탕을 섭취하는 것만이 아니라 모든 음식에 들어간 간접적인 설탕 섭취까지도 의미하고 있다. 커피에 들어가는 설탕의 양은 얼마나 많은가?

또 이것은 다량으로 먹게 될 경우에 육식보다 더 해롭다고 볼 수도 있다. 설탕이 주는 해로움은 동백경화, 고혈압, 당뇨 같은 질병들을 유발하기도 한다는 것이다. 고기를 먹지 않아도 이렇게 해를 줄 수 있다. 설탕은 정제 식품으로 소화 흡수가 굉장히 빠르기 때문에 혈당치가 급격히 상승한다. 설탕은 당뇨에 큰 위험을 주고, 또 그것은 장을 부패시킨다. 그리하여 피는 더러워지고 면역체는 파괴되어 간에도 해롭다. 설탕을 다량 섭취할 경우에는 비만의 큰 원인이 되고 집중력 부족과 정신을 산만하게 만든다. 칼슘의 부족으로 뼈를 약하게 하여 노인들은 쉽게 골다공증에 걸린다. 어린아이들은 주로 충치가 생긴다.

벌들의 주 양식은 꽃에서 나오는 넥타와 설탕이다. 그런데 자연적으로 꽃에서 분비되는 넥타는 병든 벌들을 치유하는 경우가 있다. 그 넥타는 벌들의 체내에서 그들의 효소를 통해 바뀌어서 꿀이 되는데 이것은 벌들에게도 진정한 양식이 되고 질병의 치료제가 된다. 그러나 무밀기라고 꽃이 피지 않을 경우에는 설탕을 벌들에게 양식으로 주게 되는데, 그렇게 되면 실제로 자연적인 꿀을 먹을 때보다 일벌은 면역체가 약해지고 질병에 걸리기 쉽다. 왜 그럴까? 물론 이것은 똑같은 당이지만 설탕은 정제하는 과정에서 필요한 영양들 대부분이 파괴되기 때문이다.

설탕도 마약처럼 어느 정도 중독성을 끼치고 그 필요를 느끼도록 만들지만 진정으로 설탕은 인체에 전혀 필요하지 않을뿐더러 오히려 수많은 해를 준다는 것을 알아야 한다. 설탕을 대신해서 먹을 수 있는 것은 바로 천연벌꿀과 파넬라나 원당들이다. 이런 자연식품을 찾아서 선택하는 것이 자신뿐 아니라 후손들에게 주는 가장 큰 축복이 될 것이다.

발효식품과 건강(된장, 간장, 식초 등)

　제목에 나타난 식품들 과연 인체에 유익이 될까? 아니면 해가 될까? 한국에서는 된장이나 식초 그리고 발효식품을 아주 선호한다. 그리고 발효식품 속에 있는 유산균이 우리 인체에 유익하다고 말하기도 한다. 그러나 이런 음식들은 인체에 합당한 음식들이 아니다. 발효된 것은 썩어가는 과정 중 하나이고 인체의 소화효소와 각 기능을 망가뜨린다. 대부분의 발효식품들의 문제는 침의 효소인 프티알린 작용의 방해로부터 생기기 시작한나.

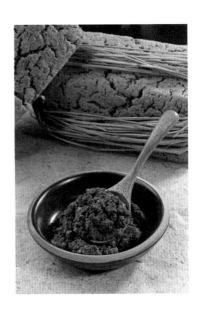

　된장과 간장은 좋은 음식이 아니다. 된장은 콩으로 메주를 만들어서 곰팡이를 많이 생기게 하는 것이다. 된장은 사실 곰팡이로 가득한 것이라고 볼 수 있다. 그것은 아플라톡신이라고 하는 곰팡이에서 나오는 독소로 인해서 각종 암을 유발시킨다. 간장도 된장과 마찬가지로 메주로 만드는데, 이것 역시 누룩곰팡이균으로 배양시킨다.

　아미노산이나 기타 식품들이 발효될 때 바이오제닉아민(Biogenic

Amines)이 생성된다. 이 물질은 미생물을 분해하는 과정에서 생성되며 발암물질로 유해물질 목록에도 수록되어 있다. 식약청에서도 바이오제닉아민의 경우 발효식품의 숙성 과정에서 발생하고, 이것을 많이 섭취할 경우 신경과 혈관에 문제를 일으키거나 알레르기 증상을 유발할 수 있다고 한다. 또한 된장과 간장을 먹게 되면 피가 아주 더럽게 된다. 혈액이 더러워지면서 인체 안에 염증들이 생기며 질병이 생기게 된다. 된장이나 간장을 자주 사용하는 사람들에게는 무좀도 반갑지 않은 손님으로 찾아온다.

식초도 발효식품이다. 일본에서 건강에 좋다고 알려지기 시작해서 한국도 이제 식초가 건강식품으로 자리 잡게 되었다. 원리적으로는 우리가 음식을 먹으면 전분이 소화되어 포도당이 되고 포도당이 변하여 에너지원으로 사용되는데 이 과정이 식초와 비슷하다고 한다. 그러나 식초를 사용할 때 세포 작용에 문제가 생기고 미토콘드리아가 활동을 중단하면서 에너지를 만들어 내지 못하게 된다.

식초는 위장과 각 소화기관에 해를 준다. 계속해서 식초를 사용하게 되면 인체의 소화기관에 문제가 일어난다. 위장도 병들게 된다. 식초를 많이 먹는 사람들을 보면 체내에서 식초의 냄새가 아주 많이 나는 것을 알게 될 것이다. 보통 우리가 먹는 음식은 소화되고 흡수되어 에너지원으로 사용되고 그 나머지는 변을 통해서 배출하게 되어 있다. 인체에서 먹은 음식의 냄새가 지속적으로 난다는 것은 인체가 그것을 체외로 배출하는 데 힘이 든다는 것이다. 딸기를 먹거나 사과를 먹거나 포도를 먹는다고 해서 그 냄새가 우리 몸에서 나지 않는다. 그러나 식초나 발효식품들은 인체에서 정상적으로 노폐물을 제거하지 못하게 됨으로써 냄새가 배출된다.

성경에도 보면 나실인이라고 거룩하게 구별된 자는 초를 금하였다고 한다. 식초는 두뇌를 흐리게 하고 피를 더럽게 만든다.

발효식품 중 또 하나의 일반적인 음식은 신 김치다. 발효식품을 섭취하면 면역체가 강하게 되고 피가 깨끗해지고 장이 좋아진다고 한다. 하지만 대부분의 발효식품은 사실 부패식품이라 해도 과언이 아니다. 젓갈 같은 경우에는 발효라기보다는 부패라고 볼 수 있다.

보통은 발효식품들이 좋다고 말하지만 여기에서는 그와 반대를 주장한다. 발효식품들은 인체의 면역체를 떨어뜨린다. 그리고 피를 더럽게 한다. 발효식품이 전염병에 좋다고 하지만 사실은 그 안에 들어 있는 소금이 그 효과를 조금이나마 내고 있는 것이다. 일반적으로 빵의 발효와 김치나 젓갈의 숙성은 아주 다르다.

빵은 고온에서 짧은 시간에 발효되는 것이고, 일반적인 발효식품은 저온에서 긴 시간 동안 발효시키는 것이다. 발효식품들이 인체에 들어가게 되면 위장에 혼란이 오고 음식물이 상한 결과가 온다. 그리고 장내에서 면역체가 외부로부터 오는 균과 미생물을 처리하기 위해 면역 반응이 일어난다.

또 발효식품의 유익을 유산균이 많은 것이라고 말하기도 한다. 하지만 인체는 외부로부터 미생물이나 소화제나 어떤 도움도 받기를 원하지 않는다. 장내에 있는 미생물 가운데 유산균은 인체 내에서 만들어진다. 만약 외부로부터 유산균을 섭취한다면 인체는 유산균을 만들어 내는 것을 중단할 것이다.

인체에 가장 합당한 방법은 자연적으로 얻은 음식을 먹고 잘 소화시키는 것이다. 젖산균이라고 하는 유산균은 좋은 음식을 섭취할 때 인체 안에서 만들어지게 되며 장이 건강해진다. 오래 씹어 먹을 때, 충분히 침이 음식물과 섞이게 되면 유산균이 만들어진다.

요구르트나 요플레 그리고 젓갈이나 신 김치 등 이러한 발효식품을 사용하게 되면 위장에서 정상적이지 않은 발효가 일어나고, 또 위장과 장에 혼란을 주게 된다. 그리하여 그것을 많이 사용할 경우에 간은 무리 하게 되고, 인체는 제대로 된 영양을 흡수하지 못하게 된다.

일반적인 음료수들

시중에 파는 음료수들은 종류도 많고, 심지어 건강음료라는 이름으로 다양하게 나오며 많은 사람들이 즐겨 마신다. 그러나 음료수들이 얼마나 해로운지 잘 알고 마시는 사람은 많지 않을 것이다. 혹은 인체에 좋지 않다는 것을 알면서도 서슴없이 마신다.

과일로 된 100% 착즙은 인체에 이롭지만, 액상과당을 베이스로 만들어지는 음료수는 인체의 혈당과 혈압 그리고 신경계에 혼란을 주며 면역력을 떨어뜨리게 된다. 액상과당은 설탕보다 저렴하기 때문에 대체 당분으로 사용된다. 이 당분이 혈당을 빠르게 올리는데 그때 인체 안에서 단백질과 엉겨 붙게 되면서 문제가 된다. 이것은 간의 대사 작용 시스템을 손상시키며 비만을 유발한다는 연구 결과도 나왔다. 고기를 먹지 않더라도 당분을 많이 섭취하게 되면 지방세포를 생성시키고, 당뇨병과 심장병의 원인이 될 수 있다.

음료수에 들어가는 색소 그리고 방부제가 가득한 음료수를 먹는다는 것은 인체에 아주 큰 부담을 주고 있는 것이다. 방부제 역할을 하는 합성보존제인 안식향산나트륨은 인체 안에 비타민C에 반응할 때 벤젠으로 변한다는 특성도 있다. 카페인과 결합하면 벤조산나트륨카페인으로 변해 두통을 유발하기도 한다.

음료수에 기본적으로 들어가는 것 중에 또 하나는 합성착향료다. 이 것은 식품의 향을 만들어 내기 위해 만들어진 화학적인 인공향이다. 휘발성이 있는 향료에 안정제, 혼합용액, 유화제가 첨가되어 만들어진다. 이것은 비염, 천식, 알레르기를 유발시키며 인체를 나약하게 한다.

많은 음료수에 중독성이 있다. 물론 다량의 당분이 주원인이기도 하다. 그리하여 자꾸 마시고 싶은 느낌을 주는 것이다. 청량음료들은 주로 인산염이 들어가 상큼한 맛을 낸다고 하는데, 이 음료를 자주 마시게 되면 췌장암에 걸릴 확률이 높아지게 된다. 여기에서 말하는 인산염은 인체에 아주 해롭다. 천연적인 곡식에도 인이 들어가 있지만 보통 시중에 판매되는 음료수에는 인공적인 인산염이 들어간다. 그것이 체내에 들어가서 혈액 속에 녹는다. 그렇게 되면 인체의 아연이나 철분이 소변을 통해서 체외로 빠져나가게 되고, 그 결과 칼슘 부족의 원인이 될 수 있다. 이런 음료는 정신을 흐리게 하고 두뇌에도 치명적인 교란을 만들어 낸다. 독소가 인체에 쌓이게 되고 혈액은 더러워지며 결과로 인체는 음료수 안에 있는 화학적인 것들로 인해 질병을 얻게 된다.

보통 음료수를 마시게 되면 당분을 에너지로 바꾸기 위해 인체는 에너지가 소비된다. 과당만 있기 때문에 무기질과 비타민 없이 에너지로 바꾸어지는 과정에서 인체 내의 영양을 오히려 빼앗기게 된다. 이것이 질병의 큰 원인이 된다. 아무리 먹고 마셔도 오히려 영양을 빼앗아 간다는 말이 바로 이런 의미이다. 청량음료에 있는 카페인과 탄산가스는 위액을 촉진시키는 작용을 하게 하기 때문에 위에 상당히 해가 된다. 가장 좋은 것은 물이다. 그리고 꿀물이나 과일즙을 공복이나 식사 대용으로 마시는 것은 인체에 유익할 것이다.

차와 커피

먼저 차에 대해서 간단히 이해해 보도록 하자! 많은 사람들이 그토록 좋다고 하는 차를 필자는 마시지 말라고 하는데 거기에는 여러 이유들이 있다. 물론 아무것도 들어가지 않고 천연 그대로 나오는 차도 있는데 그런 차들은 덜 해가 된다.

뜨거운 음료는 무엇이든지 간에 우리의 식도와 위장에 큰 장애를 준다. 뜨거운 음료 자체가 중독이다. 그것들을 계속 사용할 때에 미세한 화상에 이어 인체 안에 염증들이 생겨나기 시작하며 신경이 예민해진다.

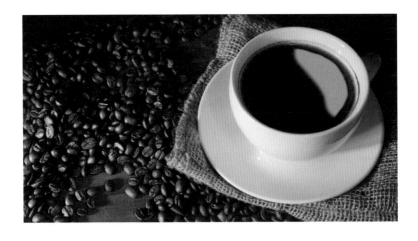

거의 모든 차에는 카페인이나 디오필린이나 디오브로민이 기본적으로 들어 있다. 그리하여 녹차나 홍차나 건강에 이롭다는 차를 많이 마시게 되면 인체에 좋지 않은 결과를 끼치게 된다. 진한 차를 너무 많이 마시면 위장 점막은 디오필린으로 자극을 받아 위염 및 궤양을 일으킬 수도 있고 종양까지 유발할 수 있다. 또 이것은 두통을 유발하며 수면 장애를 일으킬 수 있다. 임산부나 어린 아이들은 특히 더 해롭다. 임산부에게 있어서 차는 임신 중독을 일으킬 수도 있다.

정상적인 위의 상태는 인산효소라는 물질이 위벽 세포에서 분비되는 위산을 억제하게 한다. 그러나 차 속에 들어 있는 디오필린은 인산작용을 억제한다. 차는 인체에 흥분제요, 일시적인 피로를 풀리게 하고 기분을 좋게 해줄지는 모르지만 자극제가 된다. 그리고 이것은 술과 담배처럼 하나의 중독제가 될 수 있다. 그러므로 사실상 일반적으로 건강에 좋다 하는 여러 모양의 차들이 우리 인체에 상당한 해를 줄 수 있다는 결론이다.

회사에서 또는 가정에서 그리고 여러 업무적으로, 또는 학생들이 자주 마시는 커피는 자극적인 카페인이 많이 들어 있기 때문에 해가 된다고 하는데, 최근에 그것 외에 또 다른 유해물질이 있는 것이 발견되었다. 커피 속에 들어 있는 카페인은 사람의 신경을 과민하게 하며 과도히 복용할 경우에 불안과 흥분의 원인, 불면증의 원인이 되기도 한다.

또 커피는 콜레스테롤 수치를 높여주고 혈압에도 좋지 않다. 그러므로 인체의 기력을 점차로 저하시키며, 인체의 신경들을 흥분시키는 경우와 마비시키는 경우가 있다. 특히 커피를 마실 때 설탕을 많이 넣어 먹기 때문에 좋지 않다. 특히 어린아이나 임산부에게 있어서 더욱 해가 된다.

커피의 해로움은 우리 인체의 소화기관 신경기관과 호흡기관에 모두 다 해가 되므로 환자라면 무조건 커피를 끊어야 하고 환자가 아니라 건강한 사람이라 할지라도 커피를 마시지 말아야 한다.

술

술과 담배는 모든 사람이 해롭다고 인정하는 사실이나 절제가 힘든 식품이기도 하다. 술은 모든 사람에게 해가 된다. 특히 간과 신경계, 소화기관에 문제를 일으킨다. 만약 사회에 술만 없었더라도 얼마나 범죄가 줄어들었을까? 술은 정신적으로, 신체적으로 문제를 일으키는데 그 원인은 모두 알코올에 있다.

술도 적당히 마시면 약이라는 말이 있는데 결코 사실이 아니다. 한 잔의 술도 인체의 대사 작용에 문제를 일으키며 간을 손상시킨다. 술을 마시게 되면 인체의 원기를 잃게 된다. 그리고 각종 질병의 원인이 되는데 그것은 알코올이 강하면 강할수록 더 심한 증상을 일으키고, 술을 마시는 양이 많으면 많을수록 더 해롭다는 것이다. 가장 크게 해를 끼치는 부분이 바로 간이다. 술을 많이 마시게 되면 간은 해를 입어서 간세포들이 손상되고 간염이나 간경화나 간암을 일으키기 쉽다. 알코올 중독자는 점점 늘어나고 있다. 음주를 할 경우에 지방질 신진대사에 영향을 주어 지방간을 초래한다. 또 술은 인체의 신경들을 마비시킨다.

알코올은 혈액을 따라 전신으로 돌면서 인체의 각종 기관으로 침투한다. 짧은 시간에 많은 양을 음주할 경우 알코올 중독을 일으킬 수 있다. 중독이 된 후 가장 먼저 영향을 받는 곳은 대뇌피질이다. 처음에는 짧게 흥분이 생긴다. 그리고 쓸데없는 말이 많아진다. 대뇌피질이 마비 상태가 되면 언어를 상실하고, 인사불성이 된다. 만일 이것이 계속 진행되면 생명 중추가 마비되며 심장박동과 호흡이 중지되어 사망하게 될 수 있다.

또한 위장을 자극함으로써 급성 위염에 걸릴 수 있다. 장기적으로 술을 줄기는 사람은 만성 중독에 걸리기 쉽다. 그리하여 술을 마시지 않고는 견딜 수 없는 여러 가지 고통들이 생겨난다. 또 신경이 쇠약해진다.

가정생활에 있어서도 술은 좋지 않다. 그것은 정자와 난자에 독성을 가지고 있어 불임 혹은 유산이 될 수 있으며, 태아의 성장 발육에 지장을 주고, 태어난 뒤에도 지적 능력에 지장을 주게 된다. 그리하여 자식에게 좋지 않은 선물을 물려주게 된다.

담배

　어쩌면 술보다 더 해롭다는 평판을 받고 있는 담배는 무조건 피우지 말아야 한다. 담배 연기 속에는 약 4,000여 종의 발암물질, 발암촉진물질이 함유되어 있다. 그중 대표적인 것이 독성 화학물질인 타르, 니코틴, 일산화탄소인데, 특히 타르(Tar)에는 20여 종의 발암물질이 있다.

　한 번 피우기 시작한 담배는 끊기가 어렵다. 그것은 니코틴이라는 물질이 있는데, 그것은 아편과 비슷한 성분을 지니고 있기 때문이다. 그리하여 인체는 초조하고 불안하고 집중력에 장애가 생긴다. 그럴 때 또 담배를 피우면 그런 것들이 일시적으로 없는 듯이 보일지 모르나 실제적으로는 지속적인 흡연에서 온 증상들이었다는 사실을 인지해야 한다. 담배는 강한 독성을 지니고 있다. 그리하여 중추신경과 말초신경을 흥분시키거나 마비시키며 혈압을 높인다.
　담배는 두뇌에 그리고 우리 인체의 신진대사에도 해롭다. 흡연을 하면 혈액순환이 저하되고 호흡기에 큰 영향을 주어 기관지염, 폐렴, 폐암의 원인이 된다.

　담배는 무조건 끊어야 한다. 먼저 스스로 담배를 끊을 수 있다는 강한 생각을 가져야 한다. 그리고 니코틴이 인체에서 빠져나가게 하기 위해 물을 많이 마시고 운동을 열심히 하는 것이 좋다. 육식을 가급적 피하고 채식을 선택해야 한다.

유전자조작식품들

유전자조작식품이란 인위적으로 서로 다른 종을 삽입하는 것을 말한다. 예를 들어 넙치의 얼지 않는 유전자를, 추운 지방에서도 잘 자랄 수 있도록 하기 위해 딸기나 토마토에 삽입하는 경우들을 말하는데, 오늘날 세계 시장에는 많은 양의 유전자조작식품이 돌아다니고 있는 것이 이미 언론 가운데 밝혀진바 있다. 특히 미국에서 수입하여 온 곡식들 중 많은 수에 해당하는 것이 유전자조작식품으로 구분된다.

일반적으로 식탁 위에 올라오는 식단의 20% 정도가 유전자변형식품이라는 보도도 있다. 유전자조작식품은 콩, 옥수수, 감자, 토마토, 밀, 호박, 쌀 등 수십 가지이며 일반적으로 먹는 먹거리에 깊숙이 침투해 있다. 과자, 국수, 두유, 엿기름, 식당의 음식들 등 많은 곳에 유전자조작식품들이 들어가고 있다.

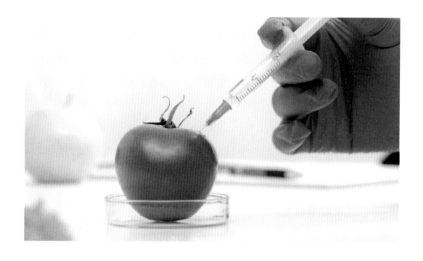

이런 유전자조작식품이 뚜렷하게 '나쁘다', '좋다'라는 공식적인 발언은 없지만 지금까지의 실험 결과로 유전자조작식품은 좋은 것보다는 좋지 않은 것으로 인식되고 있는 것은 당연하고, 사실 역시 그러하다. 성경은 이미 오래전에 이러한 방법을 금하고 있었다는 것을 기억하자!

그럼 인간은 왜 유전자조작식품을 만들어 낼까? 그 이유는 간단하다. 더 많은 수확을 얻기 위한 이유가 첫 번째이다. 그리고 병충해에 강하게 하며, 온도나 기후에 적응시키고, 또 더 맛있고, 보기 좋고, 저장하기 좋은 식품을 만들기 위함이다. 심지어 어떤 것들은 독감을 예방할 수 있는 작용도 한다고 알려지고 있다.

하지만 이러한 유전자조작식품은 인간의 세포를 망가뜨리고 면역체계를 파괴시킨다. 그러므로 세포의 돌연변이를 만들어 내어 암에 걸리게 만든다. 특히 아이들은 알레르기 체질로 변하게 되고 모든 질병에 저항할 항체를 잃어버리게 되어 심한 고통을 당하게 되는 것이다. 뿐만 아니라 유전자조작식품들은 두뇌에도 영향을 끼치게 된다.

그것은 장내에 바이러스를 만들어 낸다. 인체 내에서 해로운 바이러스가 활성화되어 심한 질병을 일으킨다. 과학자들은 유전자조작식품을 쥐에게 먹였을 경우에 고자인 쥐가 나오고, 면역력이 떨어지기도 하는 등의 여러 이상반응들이 나온 실험 결과를 발표했다. 유전자조작식품은 결론적으로 생태계를 파괴시킨다. 그것은 인간 사회에 기형을 만들고, 질병을 만들 뿐만 아니라 생태계를 파괴시킨다. 인간은 자연의 섭리를 거스르면 반드시 해를 입게 된다. 만일 사회가 개혁하지 않고 유전자조작식품을 계속 연구하여 식탁에 오르게 한다면 반드시 두려운 일들이 초래될 것이다.

러시아 과학아카데미 과학자 일리나 에르마코바 박사의 실험에서 유전자조작 콩을 먹은 쥐 가운데 25마리가 사산되어 사산율이 56%가 되는 반면 유전자조작 콩을 먹지 않은 쥐의 사산율은 9%로 현격한 대조를 보이는 연구 결과를 발표하였다. 이러한 위험성 때문에 스위스는 자국의 건강을 위해서 미국과의 FTA 체결을 중단시켰다. 이런 끔찍한 실험 결과를 볼 때 '가족의 건강은 나의 희망'이기에 내 소중한 가족의 건강을 위해 안전한 먹거리에 대한 눈높이를 재설정할 때가 온 것이다. 우리나라도 2008년 LMO법(유전자변형생물체의 국가 간 이동 등에 관한 법률)이 시행되었기에 유전자 재조합의 홍수 속에 사는 국가가 되었다는 사실을 잊지 말아야 한다.

일반적으로 시중에 판매되고 있는 대다수의 식품들이 거의 다 유전자조작으로 재배된 곡식과 채소로 만들어졌다고 보아도 과언이 아니다. 콩, 옥수수, 쌀, 밀, 감자, 고구마, 토마토, 과일 등 유전자조작재배로 인한 식품이 대다수인데 아이들이나 어른들을 막론하고 이런 유전자조작식품들로 만들어진 식품을 날마다 먹고 살아간다. 과자류, 음료수, 인스턴트식품, 두부, 콩나물, 두유, 식용유, 마가린, 마요네즈, 국수

류, 녹말가루, 스낵, 버터류, 통조림, 콘샐러드, 팝콘, 당면, 중화요리, 커피, 크림, 케이크, 마요네즈 등 거의 모든 먹거리가 유전자조작식품으로 만들어진다.

그래서 요즘 아이들의 알레르기나 아토피의 가장 큰 원인이 되는 것 중에 하나가 바로 유전자조작식품이다. 이제는 정말로 마음 놓고 먹고 살기 어려운 시대에 온 것 같다. 보통 사람들에게도 해로운 이 유전자조작식품은 흔히 면역체가 약한 아이들이나 환자들에게는 치명적인 독소를 일으키며 치유에 있어서 도움이 되지 않는 식품이 되는 것이다.

그렇다면 어떻게 피할 것인가? 가장 좋은 방법 중 하나가 직접 농사를 짓는 것이다. 환자들에게는 사실 작은 농토를 구해서 노작을 하면서 살아갈 수 있는 곳이 필요하다. 그리고 일반적으로 시중에 판매되는 것들에 경계심을 가지고 삼가야 할 것은 삼가는 것이 좋다. 심지어 두부나 콩나물까지도 원산지를 보고 사서 먹는 것이 좋으며 유기농산물을 주로 이용하는 것이 좋다. 좋은 방법은 얼마든지 있으며 그것을 선택하는 것은 바로 개인의 자유와 의지이다.

두 끼 식사와 간식

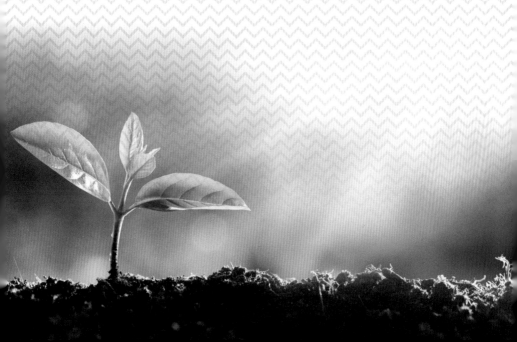

13

두 끼 식사와 간식

위장 구조에 대한 이해

'소화기관' 하면 우리는 먼저 위장을 생각하게 된다. 우리 인체에서 위장의 역할을 무시하고 사는 사람은 인체를 무시하는 것과 같다. 누구든지 위장의 호소를 들을 수 있어야 한다. 우리가 과식을 할 때, 너무 자주 먹을 때 음식 배합에 있어서 부적합할 때, 그리고 위장의 구조와 전혀 맞지 않는 음식이 들어갔을 때에 위장은 혹독한 대우를 받고 있는 것이다. 많은 사람들이 위장을 학대하고 있는데, 그것은 자신의 건강을 해치는 일이고, 수명을 단축시키는 일이다.

오늘날 노인성 질환들이 많은 이유 중 하나가 부적합한 음식물 때문이다. 치매 같은 질병도 마찬가지이다. 위장의 부작용은 바로 뇌에 전달되며 뇌신경을 망가뜨리는 역할을 한다.

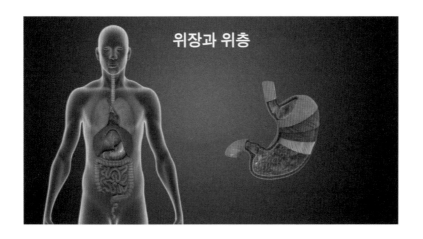

위장을 잘 보살펴야 한다. 인체는 살아 있는 기계이다. 다시 말하면 꾸준하게 관리해야만 건강을 유지할 수 있고 회복할 수 있다는 것이다. 기계를 잘못 사용하면 고장이 나듯 인체도 마찬가지이다. 건강은 자신이 얼마나 관리하였느냐에 달려 있다.

우리가 먹는 모든 것은 소화기관을 통해서 변으로 나온다. 식도를 통하여 위장에 들어갈 때에 음식이 위의 맨 윗부분인 본문을 통하여 위장에 들어간다. 위장에 들어간 음식은 약 2시간 정도에 걸쳐 위액과 섞인다. 위샘에서 분비되는 위액 속에는 점액, 염산, 펩신이 들어 있으며, 이중에서 펩신은 화학적 소화를 담당하는 효소이다. 펩신은 위샘에서 분비될 때 처음에는 불활성 물질인 펩시노겐인데, 염산의 반응으로 활성 물질인 펩신이 된다. 그것은 단백질을 분해한다. 그리고 염산은 강한 산으로 음식물 속의 세균을 죽이며 음식물의 부패를 막는 역할을 해준다.

이러한 작용을 통하여 위장에 들어간 음식은 충분히 소화시켜서 소장으로 내려보내진 후에 소장에서 영양소를 뽑아내고, 찌꺼기는 대장으로 밀어내고, 나머지 영양소는 피를 통하여 간에 저장하거나 세포에 전달한다. 중요한 것은 정상적인 경우에만 위장이 규칙적으로 움직인다는 사실이다. 위장은 사람의 식습관에 의해 길들여지기는 하지만 어떻게 길들여지느냐에 따라서 건강이 좌우된다.

어떤 것을 어떻게 먹느냐가 가장 중요하다. 규칙적으로 먹는 것은 꼭 두 끼만을 말하지 않는다. 그것은 위장을 가장 건강하게 돌볼 수 있는 방법을 찾는 것인데, 불규칙하게 먹는 사람은 반드시 위염이나 위장 장애가 생긴다. 그리고 자극성 음식을 많이 먹으면 위장의 막들이 얇아지게 되고 위궤양이 걸리기 쉽고, 음식을 많이 먹으면 위가 늘어나고 확장증이나 위하수가 생길 수도 있다. 그리고 시도 때도 없이 음식을 먹으면 위장이 지친다.

위장의 구조를 이해하는 것이 중요하다. 다시 말해서 위장을 돌보기 위해서는 위장 구조를 이해하고 구조에 알맞은 방식으로 먹는 그대로 실천하는 것이 산삼을 먹는 것보다 더 유익하다는 것이다.

> **참고**
> "위장에 깊은 주의를 기울여야 한다. 위를 계속적으로 일하게 하여서는 안 된다. 이 혹사당하고 대단히 학대받은 기관에 약간의 평화와 안정과 휴식을 주라.

위장이 한 끼를 소화시킨 후 휴식할 기회를 갖기 전, 즉 그 다음 음식을 처리하도록 생리작용에 의하여 충분한 위액이 공급되기도 전에 일거리를 밀어 넣지 말 것이다. 매끼 사이에 적어도 다섯 시간이 경과되게 하라. 그리고 항상 기억할 것은, 만일 그대가 시도해 보고자 한다면 두 끼가 세 끼보다 더욱 좋다는 것을 깨닫게 되리라는 것이다."(Counsel on Diet and Foods, p.173)

간식이 인체에 미치는 영향

일반적으로 하루에 여덟 번 이상 식사하는 것이 가능하다. 보통 하루 세 끼만 먹고 끝나는 사람은 없을 것이다. 식사와 식사 시간 사이에 군 것질을 하는 사람이 많은데 이것은 매우 해롭다. 최소한 식사와 식사 시간의 차이는 5~6시간의 간격을 두는 것을 원칙으로 해야 할 것이다.

간식은 인체의 기관 중 소화기관에 가장 큰 타격을 주고 위장에 장애를 주고 소장의 효소농도를 저농도로 만들기 때문에 음식물이 제대로 체내에 흡수되지 못한 채 부패하여 대변으로 나가게 만든다.

우선 우리의 위장은 들문(본문)과 날문(유문)으로, 음식이 들어오는 곳과 나가는 곳이 있다. 위장의 맨 위에 있는 분문은 시도 때도 없이 음식을 들여보내도 열려서 다 받게 된다. 문제는 이미 들어와 있던 음식물이다. 소화액에는 양이나 질에 있어서 한계가 있기 때문에 먼저 들어

온 음식이 잘 소화되고 있는데 한두 시간 후에 또 음식물이 들어온다면 소화액이 묽어지게 되고, 먼저 음식과 나중 음식의 소화기준점이 없어지면서 일부의 음식은 소화되지 못한 채 위에서 내려가게 된다. 간식이 인체에 미치는 해로움은 그 양에 따라 조금씩 달라지기는 하나 콩 한쪽도 문제가 된다는 것은 확실하다. 가장 작은 양도 소화를 위해 소화기관이 일을 하고 소화액을 분비시킨다. 만일 견과 한 쪽을 먹었다고 가정해보자! 입에서 타액, 위에서 위액, 간에서 쓸개즙, 소장에서 장액, 췌장에서 이자액 등을 만들어 내는데 이것은 엄청난 손실이다.

세탁기에 옷들을 세탁할 때 상식적으로 한 번에 충분히 넣고 돌린다. 그런데 중간 중간에 옷을 넣게 되면 어떻게 될까? 빨래가 제대로 되지 않을 것이다. 또한 짐을 운반할 일이 있는데 쉬지 않고 계속 짐을 나르면 지쳐버린다. 쉼이 필요하다. 마찬가지로 위장은 콩 한 쪽 때문에 일하고, 빵 몇 조각 때문에 일하고, 또 식사 때는 식사대로 소화시켜야 하는데, 짜증이 날 것이 아닌가? 그렇게 된다면 위는 완전한 소화 작용에 방해를 받게 된다.

음식이 위장에 들어가서 한 시간 정도 소화되고 있다고 가정하자! 그러면 위장의 들문은 닫히고 위장 안에서 일부 소화가 이루어진다. 하지만 한 시간 정도 지난 다음에 음식을 또 위장에 넣게 되면 위장은 곤란해진다. 완성되지 않은 일에 또 다른 일을 맡게 된다는 것이다. 그렇게 되면 먼저 소화된 그 음식과 함께 나중에 들어간 음식은 덜 소화된 채

내려간다. 그리고 위액들은 묽어져서 소화에 지장을 줄 것이 분명하다.

위장은 소화기관의 상위기관이기 때문에 위장에서 일거리가 있을 때에는 소장이 잘 활동하지 않는다. 그렇게 되면 소장에서 음식물을 영양소로 만들기 위해 일하고 있을 때 위에 또 음식이 들어오면 소장은 어쩔 수 없이 쉬게 된다. 그러는 사이 소장의 음식은 완벽한 소화 작용이 일어나지 않아 부패되기도 쉽고, 정상적으로 소화되지 못한 채 변으로 나가게 된다.

소장에서는 위장에서 일단 소화가 된 음식물을 받아서 마지막 단계인 에너지원으로 전환시킬 일을 하는 것이다. 이 소장의 상피세포의 표면에는 수천 개의 미세한 융모돌기가 있다. 소장 벽이 부분적으로 수축과 이완운동을 함으로써 위장에서 내려온 음식물이 소화액과 잘 섞이도록 한다. 그리고 소장의 잘록한 부분이 뒤로 밀려가면서 음식물을 아래로 내려보내는데 췌장에서 이자액과 간에서 쓸개즙, 소장에서 장액에 의하여 탄수화물, 지질, 단백질을 모두 소화시킨다.

그런데 소장에 도착한 음식이 많은 양이 아닌 적은 양이었을 때 완전소화가 된다. 하지만 음식을 자주 먹게 되면 소장의 효소들이 고농도에서 저농도로 바뀌게 된다. 한 번 사용된 효소가 다시 고농도가 되기 위해서는 5시간 이상이 필요하지만 그 안에 음식이 들어간다면 효소는 묽은 상태로 마지막 소화의 단계에 들어가게 됨으로 좋을 것이 하나도 없다. 이렇게 간식을 하게 되면 음식은 좋은 피를 만들고 영양을 신체에 공급하기보다는 오히려 체내에서 부패하여 독소를 만들고 위장뿐만 아니라 간에도 좋지 않게 된다. 그리고 인체의 피는 불결해진다.

두 끼 식사의 필요성

사회에서 인간 문화의 식사는 주로 세 끼 식사에 표준을 두고 있다. 물론 간식을 먹지 않고 저녁을 잠자기 4시간 전에 과일이나 간단한 것을 먹는 것은 그렇게 해가 되지는 않는다. 하지만 가장 이상적인 식사의 횟수는 두 끼 식사를 하는 것이다. 환자는 물론이요, 건강한 사람도 두 끼 식사를 함으로 더 나은 건강을 얻을 수 있다.

성경을 원칙으로 믿었던 히브리인들의 일반적인 식사 습관은 하루에 두 끼 먹는 것이었고, 그들이 가장 잘 차려서 먹는 때는 한낮이 좀 지나서 먹는 식사였다고 한다. 하나님께서 인간을 창조하시고 그들에게 왜 두 끼 식사를 허락하셨는지 우리는 알 필요가 있는데 그것은 바로 인체의 기관에 두 끼 식사가 가장 적합하기 때문이다.

위장에 들어온 음식은 음식에 따라 다소 차이가 있긴 하지만, 약 두 시간 이상 들어 있다가 소장으로 내려간다. 위장의 공백 시간은 주로 다음 시간에 들어올 음식을 소화하기 위해서 준비하는 시간이라고 볼 때, 위에서 설명했듯이 간식은 금물이다. 그러면 점심을 열두 시 반 즈음에 했을 경우 다섯 시 반 즈음에 해도 좋지 않은가? 하는 질문이 있을 것이다. 만약 힘든 노동을 하는 사람이든지 두 끼 식사를 하기 힘들어 하는 사람이라면 세 끼도 규칙적으로 하면 된다.

하지만 인체에 가장 좋은 식사법은 두 끼 식사다. 음식이 위장에 들어오게 되면 위는 일을 해야 하며 그때 인체의 에너지는 소화하는데 사용되게 된다. 이때 스트레스나 각종 노폐물들이 체내에 쌓이게 되었을 경우 인체의 에너지가 소화시키는 곳에서 사용되기 때문에 인체의 노폐물은 날마다 조금씩 쌓이게 된다. 시간이 지나면 그것이 바로 질병의 원인이 되는 것이다. 간단한 저녁 식사라 해도 먹는 것과 먹지 않는 것에는 큰 차이가 있다. 오후 시간이 될수록 위는 대개 아래쪽으로 쳐져 있는데 위하수나 위확장증은 저녁 한 끼를 먹지 않음으로 신속한 회복을 얻을 수 있으며 위에 있는 질병들은 위가 충분한 쉼을 얻음으로 회복될 수 있다.

특히 환자는 두 끼 식사를 꼭 해야 한다. 저녁 한 끼를 먹지 않을 때 소화기관에 사용되는 에너지가 병든 세포를 치료하고 염증과 인체의 질병을 해결하는 특별한 시간이 된다. 특별히 위장은 상위기관이기에 위장이 활동하고 있을 때에는 다른 소장 활동이 중단된다. 저녁 한 끼 식사를 금해도 많은 치유가 일어나고 인체 각 세포들이 건강해진다. 세포의 표면은 이상한 돌기와 구슬 모양의 분자들로 덮여 있다. 이것들이 바로 세포의 상태를 말해주고 단백질 중 일부가 탄수화물로 구성된 나무 같은 안테나 역할을 하는데 그것이 바로 이상한 돌기라고 하는 것이다. 그것들은 자신이 어떠한 세포인지 다른 세포에게 알려주는 수신 역할을 하는데 정상적인 작용은 염증 상태, 바이러스, 세균의 상태를 잘 판단해 면역세포가 활동하도록 만들어 준다. 바로 두 끼 식사가 이러한 수신 역할을 도와주는 것이다.

인체에는 전류가 흐르고 그 전류는 인체의 기능들을 활발하게 할 수 있도록 설계되어 있다. 두 끼 식사를 한다는 것은 인체의 에너지를 충전한다는 말과 같은 것이다. 저녁 한 끼를 먹지 않음으로 환자는 신속한 회복을 얻게 되는데 그것은 저녁에 위장에 들어온 음식을 처리하기 위해 사용되었던 에너지가 인체의 가장 약한 부분들을 치료하는 데 도움이 되기 때문이다.

두 끼 식사를 할 때 얻을 수 있는 몸의 건강 상태

- 위장병을 비롯해서 각종 소화기질환들이 신속히 회복된다.
- 상처가 쉽게 낫는다.
- 피곤함이 줄어든다.
- 비만 환자나 살이 찐 사람들에게 유익하다.
- 아침에 밥맛이 좋다.
- 아침에 일어날 때 몸이 가볍다.
- 아침에 설태나 백태가 잘 끼지 않는다.

- 두뇌가 총명해진다.
- 의지력이 강해진다.
- 면역력이 강해진다.
- 자연치유가 신속해진다.

> **참고**
>
> "하루에 두 끼만 먹는 습관은 일반적으로 건강에 유익함이 판명되었다."
> (Counsel on Diet and Foods, p.176)

아침은 왕같이

아침을 먹지 않는 사람들이 많아지고 있다. 이것은 심각한 문제이다. 아이들도 아침을 잘 먹지 않고 우유로 대신하는 일들이 많아지고 있는데 아침을 먹지 않는다는 것은 엄청난 손해이다.

우리가 섭취한 음식물의 소화를 위해 소화기관에서 나오는 소화액은 타액이 하루 1.5L, 위액이 2.5L, 췌장액 0.7L, 장액 3L, 담즙 0.5L 정도이다. 즉 하루 8L가량이 분비된다고 볼 수 있다.

그런데 소화액의 질이 가장 좋은 때는 아침이며, 양에 있어서도 아침이 가장 많다. 아침 식사는 음식물을 소화하기 위해 가장 좋은 시간이라는 말이다. 아침을 왕같이 먹으라는 말은 저녁을 거지같이(아주 단순하게) 혹은 저녁을 먹지 말라는 이야기이다. 왜냐하면 저녁을 풍성하게 먹게 되면 아침 식사를 풍성하게 먹기 힘들기 때문이다. 아이들도 아침 식사를 거르지 않고 규칙적으로 하게 되면 두뇌가 더 좋아지고 학습에도 훨씬 좋다. 밥 먹는 것보다 좋은 보약이 없다고 하는데 그것은 바로 규칙적으로, 또한 언제, 어떻게 먹느냐에 따라서 효과를 얻을 수 있다는 것이다. 아침을 거르지 않는 것이 모든 환자들의 목표가 되어야 한다. 점심과 저녁을 먹는 것보다 아침과 점심을 먹는 것이 좋다.

두 끼라고 해서 다 같은 효과를 볼 수 있는 것은 아니다. 소화생리학의 원칙에 의해 저녁에는 소화기관들이 모두 지쳐 있는 상태이며 소화액의 상태도 질이나 양에 있어서 떨어지는 시간이기 때문에 아침과 저녁, 혹은 점심과 저녁은 큰 의미가 없는 두 끼 식사라고 봐도 과언이 아니다. 아침과 점심, 두 끼 식사가 가장 좋은데 저녁의 긴 공복 시간을 만들어주게 되며 그 시간 동안에 인체의 노폐물을 청소하고 인체의 질병을 치유하는 데 사용될 에너지를 활용할 수 있기 때문이다.

죽음으로 인도하는 늦은 저녁 식사

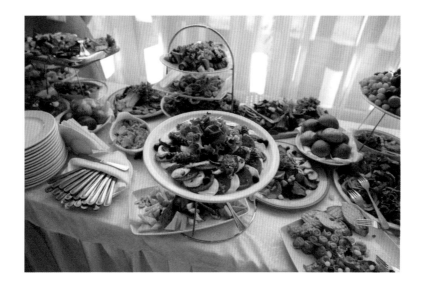

아침을 왕같이 먹지 못하는 가장 큰 이유가 늦은 저녁 식사나 저녁에 너무 풍성한 진수성찬을 먹기 때문이다. 인체의 신진대사는 저녁이 되면 아침에 비해 3분의 1로 저하된다. 이렇게 기능이 저하된 상태에서 저녁을 먹게 되면 어떻게 될까? 음식은 제대로 소화되지 않고 썩게 된다. 그 결과 피는 더러워지고, 인체는 질병에 시달리게 된다. 필요 이상의 음식을 위장에 과중시킴으로써 위는 지치고 아무 유익 없이 위는 일을 하게 된다. 에너지는 과잉 소모되어 인체는 무력하게 되고 위장 안의 음식은 부패로 인해 병균이 가득하게 된다.

즉, 저녁을 많이 먹는 것이 오히려 체내에서 에너지나 영양을 빼앗아가는 역할을 하게 된다. 늦은 저녁 식사는 두뇌를 흐리게 만들고 다음 날 인체는 개운하지 않기 때문에 하루의 시작이 깔끔하지 않게 된다. 그래서 늦은 저녁 식사나 외식을 자주 하는 사람들 가운데 많은 질병들이 있음을 볼 수 있다.

늦은 저녁 식사는 무조건 피해야 한다. 그리고 대부분 저녁에는 가장 잘 차려진 음식과 소화가 가장 안 되는 음식들을 먹는데, 저녁에는 인체의 기능이 가장 저하된 상태요, 소화력이 가장 떨어진 때라는 것을 기억하자. 혹 저녁을 먹으려면 잠자리에 들기 4~5시간 전에 간단하게 통곡식으로 된 빵 혹은 과일 등을 먹는 것이 좋다.

저녁 식사를 할 때 인체와 위장

음식물이 위장 속으로 들어와 소화기관을 활동하게 하여 잠자는 시간 동안 쉴 틈을 주지 않고 일하게 만든다. 위장은 저녁에 활발하게 일하지 못하기 때문에 낮에 두세 시간 동안 소화시킬 것을 그 배로 걸리기까지 일하면서 지치게 된다.

저녁 식사를 통하여 뒤숭숭한 꿈을 꾸고 잠을 설치게 한다. 위장이 쉼을 얻지 못하게 되면서 각 신경계에도 문제가 된다. 충분한 쉼, 충분한 수면을 얻지 못하게 된다.

아침에 일어날 때 몸과 정신이 상쾌하지 않다. 에너지를 많이 사용한 탓에 몸은 충분히 충전되지 못하여 상쾌할 수 없다.

몸이 나른하고 식욕이 없게 된다. 아침밥을 거르기 쉽게 된다. 우리 위장은 스스로 음식을 막을 수 없기 때문에 식욕을 떨어뜨리는 최후의 일을 하게 된다. 이렇게 하는 이유는 최대한 인체의 건강을 지키기 위함이다.

아침에 일어날 때 불결한 호흡을 하게 된다. 저녁 식사를 소화시키기 위해 많은 산소를 사용하게 되며 인체 내의 수분을 사용하게 된다. 부족한 산소와 수분을 통해 노폐물 처리가 잘 이루어지지 않게 되는 것이다.

아침에 백태가 낀 혀를 볼 수 있다. 백태는 입안의 건조함과 세균의 증식으로 인한 결과인데, 저녁 식사를 하게 될 때 위장은 지치게 된다. 또한 음식물을 소화하기 위해 산소와 수분이 사용된다. 산소의 부족과 수분의 부족, 그리고 세균의 발생과 염증 때문에 백태가 낀 혀를 갖게 된다.

또한 소화불량증에 걸린다. 소화력이 가장 약한 저녁 시간에는 소화액이 잘 나오지 않는다. 소화기관에 큰 무리를 주게 되고 소화불량증에 걸리게 된다.

위장은 지치고, 염증이 생기고, 여러 신경을 마비시키고, 혈액을 불결하게 하여 끝내 질병을 얻게 된다.

두 끼 식사와 영양 문제

식사의 횟수는 환자들에게 큰 걱정거리이기도 하다. 어떻게 두 번의 식사로 영양이 해결될 수 있을까 하는 문제이다. 그러나 암 환자나 일반 환자라도 두 끼 식사가 오히려 인체에 좋다는 것을 알 수 있다. 두 끼 식사와 세끼 식사의 결과는 차이가 많이 난다. 두 끼 식사는 영양 문제와 큰 상관이 없다. 오히려 세 번째 식사를 하게 될 때에 더 많은 문제가 생기며 세 번째 식사를 통해서 소화나 흡수에 문제가 생길 수 있다.

다만 두 끼를 식사하면서 어떻게 음식을 섭취하고 어떠한 방법으로 섭취하느냐가 중요한 문제이기는 하다. 빈약한 두 끼 식사는 반대한다. 두 끼 식사는 충분한 영양 섭취가 필요하며 그것은 곡식, 견과, 채소, 종실류 들을 어떻게 배합해서 섭취하느냐에 따라 달라진다.

음식을 섭취하게 되면 위장에서는 당분 외에 영양소를 흡수하지 않는다. 모든 영양소는 소장에서 흡수되는데, 만약 위장에 음식이 많이 들어 있게 되면 인체의 소화 에너지는 위장에 머무르게 되어서 소장에서 영양소를 흡수하기보다는 위장에서 음식을 소화하는데 전력을 다하게 된다. 오히려 음식이 위장에 오래 혹은 많이, 자주 머물게 될수록 소장에서는 일을 하지 못하게 되므로, 많이 먹고 자주 먹는 것이 영양적인 면에서 손해가 된다는 것을 알아야 한다. 두 끼 식사를 함으로 오히려 유익을 얻고 더 많은 영양소를 흡수할 수 있다.

두 끼 식사를 극복함

하루 세 끼에서 두 끼 식사를 하게 되면 인체는 많은 변화를 보게 될 것이다. 세 끼에서 두 끼로 바꾸는 식사를 하게 되면 현기증이 일어나는 경우가 많이 있다. 이것을 허기증이라고 생각하는 사람들이 있다. 하지만 현기증은 허기증이 아니다. 현기증은 앉았다가 일어날 때 갑자기 일어나기도 하는데, 그것은 바로 인체의 노폐물이 체외로 빠져나가면서 일어나는 좋은 현상 중 하나이다.

이전에 고기를 많이 먹었던 사람이나 간식을 많이 했던 사람, 과식을 많이 했던 사람, 늦은 저녁 식사나 저녁 식사의 양이 많았던 사람일수록 현기증이 더 심하게 느껴진다. 현기증은 노폐물이 많이 빠져나갈수록 더 심하다. 그때 간식이나 육식을 하게 되면 중단되기도 한다. 우리 몸의 시스템에서 노폐물이 빠져나가다가 좋지 않은 음식물을 섭취하게 되면 노폐물이 빠져나가던 것이 중단된다.

흔히 노폐물이 빠져나갈 때에는 여러 증상이 있다. 현기증은 식생활의 개선 후 며칠 이후에 발생하나 어떤 경우에는 여러 달이 지나도 이어지는 경우가 있다. 현기증이 날 때 보편적으로 사람들은 영양이 부족한지를 염려하게 된다. 그러나 그렇지 않다. 주의할 점은 이런 상태를 직면하게 될 때 앉았다 일어남을 조심하는 것이다. 또한 갑자기 일어나서 걷게 되면 넘어질 수도 있으니 주의한다.

두 끼 식사를 하게 될 때, 또 하나의 고비는 배고픔이다. 저녁을 먹지 않게 되면 위장의 습관에 의해 저녁을 먹었던 그 시간에 배가 고프게 된다. 위장은 규칙적으로 세 끼를 할 경우에 그 시간에 음식이 들어올 것을 준비하고 소화시킬 준비를 하고 있다. 그러나 갑자기 어느 날부터 음식이 들어가지 않게 되면 배고픈 느낌을 얻게 되는데 며칠만 지나면 위장의 습관은 바뀌게 된다.

저녁 식사 때에 배고픈 것을 이겨내는 가장 좋은 방법은 세끼에서 두 끼로 바꾸기 전에 먼저 금식을 2~3일 정도 하는 것이다. 금식의 기간이 길어질수록 위장이 잘 세팅되어 지난 습관들을 쉽게 바꿀 수 있다. 금식을 하지 않을 경우 처음에는 저녁에 간단하게 과일식을 하는 것과 꿀물만 마시는 것도 좋다. 저녁에 과일이나 꿀물을 마신 후에도 배고픔이 생기면 신선한 물 한 잔 마시는 것이 좋다. 또 환자인 경우에는 과일 대신 꿀물이나 그냥 물을 마시는 것이 더 좋다.

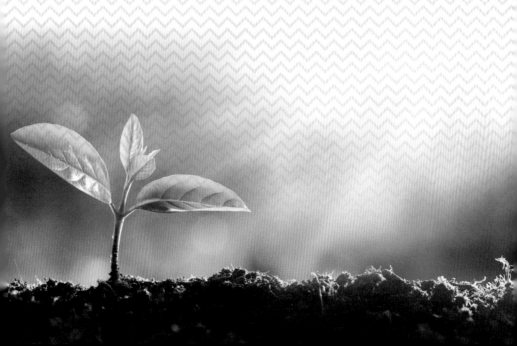

PART
14

질병을 이겨내는 식사법

14

질병을 이겨내는 식사법

천천히 철저히 씹어 먹어라

가장 좋은 음식이라 해도 잘 씹어 먹지 않으면 큰 유익을 얻을 수 없다. 똑같은 음식이 약이 될 수 있는 조건은 씹는 것에서부터 시작한다. 천천히 그리고 철저히 씹어 먹는 것은 질병을 치유하는 과정에서 아주 중요한 것이다.

특별히 곡식은 충분히 씹어서 먹을 때에만 인체에 필요한 영양분을 공급할 수 있게 된다. 씹지 않고 음식물을 섭취하게 되면 위장은 큰 부담을 갖게 된다.

씹어 먹어야 하는 중요성은 입에서부터 시작된다. 타액의 중요성을 인식하지 못하는 사람들이 참으로 많다. 타액은 좋은 소화제다. 소화를 위해 만들어진 타액이야말로 건강한 소화기관을 유지하는 데 큰 몫을 하고 있다.

꼭꼭 씹어 먹을 때 혀밑샘, 턱밑샘, 귀밑샘에서 타액이 분비되는데, 이것이 음식물을 소화하는 데 중요한 역할을 하게 된다. 타액은 세균을 공격하고 독성물질을 제거한다. 또한 호르몬 분비를 촉진시키고, 인체 내 부패현상을 방지하며, 소화 작용에 큰 역할을 한다. 하루 타액은 1.5L가량 분비된다.

씹게 되면 인체의 이하선(귀밑)에서 파로틴이라는 호르몬이 분비되어 피를 통해 전신에 퍼지게 되고 그것은 노화 방지의 효과와 조직의 발육에 효과가 있고 노인성 질환들이나 각종 질환들을 제거하여 준다.

특히 어렸을 때 나오는 파로틴은 성장에 도움이 되고 나이가 들면서 차츰 침이 줄어들면서 파로틴의 양도 줄어들게 된다. 그렇기 때문에 인체에 노화가 오는 것이 분명하다. 가장 좋은 것은 음식을 꼭꼭 씹어 먹어서 건강을 유지하고, 노화를 방지하고, 신체조직의 발육을 시키는 일이다. 또 씹어 먹게 되면 뇌의 활동이 좋아진다. 뇌의 신경세포의 성장을 촉진하는 호르몬 분비가 활발해지며, 씹어 먹을 때 뇌로 가는 혈류의 양이 증가한다. 뇌 혈류의 증가는 노인성 질환인 치매 예방에 최고다.

음식물을 씹어 먹으면 면역력을 올릴 수 있다. 음식물을 씹지 않고 그냥 삼키게 되면 위장은 큰 부담을 갖게 된다. 또한 충분한 영양분을 흡수하지 못한다. 나이가 들어감에 따라 소화력은 약해진다. 소화력이 약하다는 말은 소화액이 부족하다는 것이다. 일반적으로도 소화액이 줄어들고 있는데, 음식을 씹어 먹지 않으면 큰 문제가 된다. 충분한 영양분 흡수를 원한다면 오래 씹어 먹기를 바란다.

씹지 않고 삼킨 음식이 바로 위장에 들어가면 위장은 큰 부담을 갖게 될 것이다. 위장에서 그것을 완벽하게 분해시키기 위해 어려움을 당하고 지쳐버린다.

위장의 역할은 들어온 음식을 아주 곱게 만들어버리는 것이다. 통째로 위장에 음식이 들어갈 경우에 위장은 지치게 되고 미처 소화되지 못한 그 음식이 소장으로 내려간다. 그럴 경우에 음식에 있는 영양분을 제대로 흡수시키지 못하게 된다. 아무리 많이 먹어도 그것은 제대로 된 영양분을 세포에 공급해주지 못하므로 씹어 먹지 않는다는 것은 아무리 좋은 질의 음식을 선택한다 해도 건강을 유지할 수 없게 되는 것이다.

천천히 오래 씹는 것은 매우 중요하다. 급하게 먹으면 신체는 안정된 상태를 얻지 못하므로 스트레스를 받게 된다. 그리하여 소화는 원활하게 되지 못하게 된다. 천천히 오래 씹어서 급하게 먹는 것을 피하고 약 100번 이상 씹어 먹는 것이 가장 이상적인 식사 방법이다. 금식 후에 이렇게 씹어 먹게 되면 현미밥 한 숟갈로도 꿀과 같은 맛을 느낄 수 있다.

그리고 천천히 철저하게 음식을 씹어 먹게 되면 주로 과식에 시달리는 사람들에게 있어서 가장 좋다. 왜냐하면 적은 음식의 양으로도 충분한 포만감을 얻게 되어 과식을 피할 수 있기 때문이다. 과량의 음식을 씹지 않고 먹을 때보다 소량의 음식을 꼭꼭 씹어 먹을 때 인체는 더 원활한 신체기능을 소유하게 될 것이다.

참고

"소화 작용을 원활하도록 하기 위해서는 음식을 천천히 먹어야 할 것이다. 소화불량을 피하기를 원하는 사람들과, 하나님께 최선의 봉사를 바칠 수 있는 상태로, 자신들의 모든 능력들을 보전할 의무를 느끼는 사람들은 이것을 기억해 두는 것이 좋을 것이다. 만일 그대의 식사 시간이 제한된다면 그대의 음식을 통째로 삼키지 말고, 오히려 적게 먹고 천천히 씹어 먹으라. 음식에서 얻는 유익은 먹은 음식의 양에 달려 있다기보다는 오히려 철저히 소화된 음식에 달려 있으며 입맛의 만족은 삼킨 음식의 양에 있지 않고, 음식이 입에 머무르는 시간의 길이에 달려 있다. 흥분되고, 걱정스럽고, 급한 사람들은 그들이 휴식과 위안을 찾을 때까지 먹지 않는 것이 잘하는 것이다. 왜냐하면 활력이 심하게 이미 무거운 짐을 졌던 고로 필요한 소화액을 공급할 수 없기 때문이다."(Counsel on Diet and Foods, p.107)

"음식은 천천히 그리고 잘 씹어서 먹어야 한다. 이는 침이 음식과 알맞게 섞여서 소화액이 작용되게 하는 데 필요하기 때문이다."(Counsel on Diet and Foods, p.107)

긍정적인 자세로 먹는 것

다른 시간도 중요하지만 식사를 할 때만큼은 가장 좋은 컨디션을 소유해야 한다. 식사 시간은 우리가 먹은 음식을 가장 좋은 영양분과 혈액을 만들 수 있는 좋은 기회를 갖는 시간이므로 긍정적인 자세를 취하는 것이 필요하다. 일반적으로 위장은 예민한 기관이기 때문에 잘 관리해야 한다. 평상시에도 화가 난다든가, 분노한다든가 심한 스트레스를 받거나 신경을 많이 쓰게 될 경우, 위산 분비 조절을 하지 못하게 된다. 그런 상태로 식사를 하게 되면 반드시 소화 작용에 문제를 일으키게 된다. 이런 경우에 소화액 분비와 소화기관의 활동 저하로 종종 체하거나 두통이 오거나 흡수가 잘 되지 않는 것을 경험할 수 있다.

음식을 먹게 되면 혈액과 인체의 에너지는 먹은 음식을 소화시키기 위해 소화기관으로 몰리게 되는데 그때 화가 나거나 신경을 과도하게 써 버린다면 피는 두뇌로 몰리게 되어 소화 과정에 문제를 일으킨다. 그래서 식사할 때에는 근심, 걱정, 스트레스 없이 즐겁게 먹어야 한다. 만일 식사 전에 심한 근심이 있거나 화가 잔뜩 나 있을 때에는 잠시 식사 시간을 늦추거나 아니면 한 끼를 금식하는 것이 훨씬 좋다.

식사를 할 때마다 감사의 정신으로 하는 것은 병든 몸과 마음에 아주 좋은 약이 된다. 음식을 요리한 사람들에게 감사를 느끼고 표현하는 것은 아주 좋다. 음식에 대해 투정부리고 불평하는 사람들은 자연치유를 알지 못하는 사람들이다. 가장 단순한 요리일지라도 그 음식을 준비한 것에 대한 감사, 그리고 그것을 사랑의 마음으로 섭취한다면 좋은 효과를 보게 될 것이다. 또한 나를 위해 이 좋은 음식물을 제공해 주신 하나님께 감사드린다면 얼마나 좋을까?

우리가 먹는 모든 식물에는 하나님이 주신 놀라운 정보가 들어 있다. 거기서도 우리는 하나님의 약속을 느낄 수 있다. 하나님은 너무나 섬세하셔서 내가 먹는 그 모든 식물에 나를 위해 에너지를 주셨고, 치유의 놀라운 물질들을 주신 것을 알 수 있다.

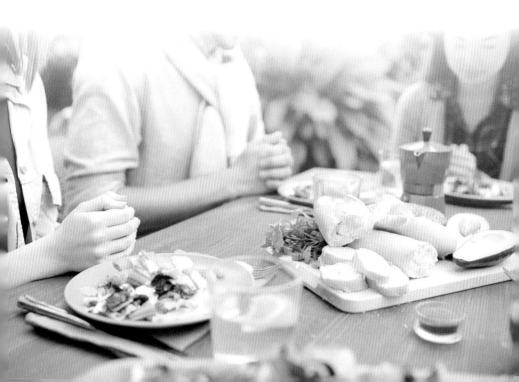

식사의 전후

올바른 식사를 위해서 알아두어야 할 것이 있다. 이 책의 독자는 최선의 건강 법칙을 찾기 위해서 수많은 정보를 찾아다녔을지도 모른다. 그러나 올바른 정보들은 사실상 가장 가까이 있었다는 사실을 깨닫게 될 것이다.

식사를 중심으로 그 전후로 주의할 사항들이 반드시 있다. 식사 직후 바로 물을 마시는 것은 좋지 않은데 그것은 위장의 음식을 부패시키기 때문이다. 식사 직후 마시는 물은 위액의 농도를 묽게 만들어 버리기 때문에 소화 작용에 방해가 된다. 식사 직전 물을 정신없이 마신다면 위장에 부담을 주게 된다. 적어도 식사하기 20~30분 전에 마시는 것이 가장 좋다.

식사 직전, 직후에 심한 운동이나 공부나 연구를 하지 않는 것이 좋다. 식사 직전까지 숨이 차게 일이나 운동이나 과한 집중을 요하는 연구나 공부는 인체의 소화에 방해가 되고 소화할 수 있는 에너지가 분산되기 때문에 피하는 것이 좋다. 식사 전보다는 식사 후에 조금 더 신경을 쓰도록 해야 한다. 위장에 음식이 있는 상태에 에너지가 나뉘게 되면 소화와 흡수에 있어서 문제가 일어나기 때문이다.

식사 후 바로 잠을 자게 되면 위장은 활동을 멈추게 된다. 위장 안의 음식이 잘 소화되지 못하고 흡수되지 못하며 부패하게 된다. 식사하기 20~30분 전에 충분하게 물을 마시고 좀 쉬었다가 식사를 하고, 식후 좀 쉬거나 가벼운 산보를 하는 것이 가장 좋다.

> **참고**
>
> "흥분되고, 걱정스럽고, 급한 사람들은 그들이 휴식과 위안을 찾을 때까지 먹지 않는 것이 잘하는 것이다. 왜냐하면 활력이 심하게 이미 무거운 짐을 졌던 고로 필요한 소화액을 공급할 수 없기 때문이다."(Counsel on Diet and Foods, p.107)

치료를 위해 국, 찌개, 죽을 피할 것

인체의 구조를 살펴볼 때 유동식(국, 찌개 등)은 건강식이 아니다. 먹기 좋고 입맛이 길들여져 왔을지 모르나 사실상 우리 몸에는 전혀 맞지 않는 음식들이다. 국이나 찌개는 인체의 소화기관을 망가뜨린다. 씹어 먹어야 하는 음식은 침이 충분히 나오게 되지만 이런 음식들은 오래 씹지도 않고 침의 분비도 제대로 이루어지지 않는다. 시간이 지나면 신장과 간이 나빠지게 된다. 흔히 죽은 보약이라고 생각하고 먹으며 한국 문화에서 찌개나 국을 꼭 먹어야만 한다는 생각에 젖어 있는데 그렇지 않다. 위장 환자들은 찌개나 국이나 죽을 먹지 않고 식사와 물을 함께 먹지 않으며 식후에 물을 금하면 자연치유의 회복을 통해 소화기관의 건강을 되찾게 된다.

충분히 씹어 먹지 않으면 죽이나 국들은 소화액과 접촉이 없기 때문에 음식이 부패하게 된다. 위장에 들여보내진 음식에 물이 많으면 많을수록 좋지 않다. 액체가 많을수록 소화하기에는 더 힘이 든다. 과식도 인체에 해가 되지만 액체가 많은 음식을 너무 자주 먹게 되면 위장은 부담을 갖게 된다. 침을 요구하는 음식을 먹을 때보다 위하수나 위확장증에 걸리기 쉽고, 신장에 무리를 주게 된다.

식사 시간이 제한되는 사람들은 흔히 밥에 물을 말아서 먹는다. 차라리 양을 좀 적게 먹더라도 씹어 믹는 것이 더 낫다. 완전한 소화를 위해 신경 써야 한다. 만일 암이나 기타 질병을 가지고 있다면 반드시 유동식 식사는 과감하게 끊어야 한다. 영양 흡수를 시키지 못했던 식사 방식이 질병을 만들었던 것이다. 소화기관은 쓸데없는 에너지를 사용하게 되고 지치게 된다. 어쩌면 소화기관이 낡게 되었다는 표현도 적합한 것이다.

음식물 배합과 건강

채식을 할 때 단백질 문제에 대해서 고민하게 된다. 육식을 하지 않고도 단백질 섭취가 가능한지, 지질 섭취가 가능한지 걱정을 하지만 현미, 콩, 견과류를 잘 사용하면 해결이 된다. 어떤 사람은 채식을 하고도 유익을 얻지 못하는 경우들이 있다. 모든 채식이 건강식이 아니기 때문이다.

영양의 균형이 잘 이루어지지 않으면 건강을 유지할 수가 없게 된다.

일반적으로 술, 담배, 육식, 인스턴트식품만 끊어도 질병에서 회복될 수 있다. 그러나 좀 더 신경을 쓰면 더 나은 건강을 얻을 수 있게 된다. 지질은 포화지방과 불포화지방으로 나눈다. 주로 육식으로부터 얻어지는 지방을 포화지방이라고 한다. 여기에는 유제품도 달걀도 포함된다. 간접적 섭취는 인스턴트식품, 정크푸드도 포함된다.

식물성에서 얻어지는 유지(기름), 즉 콩이나 깨 그리고 견과류는 포화지방이 아닌 불포화지방으로 분류된다. 불포화지방은 오히려 건강에 좋다. 그것은 콜레스테롤 수치를 낮추어 준다. 중요한 것은 섭취하는 양이나 방법이다. 식물성 유지(기름)이라도 양이 과다하면 인체에 해를 줄 수도 있다.

견과를 많이 먹게 되면 피가 불결해진다. 견과는 자신의 소화력에 따라서 섭취하는 것이 중요하다. 특별한 기준은 없지만 소량을 먹는 것이 좋으며 음식과 함께 먹는 것과 요리할 때 넣어서 먹는 방법이 있다. 적당량으로 매일 한 끼 정도 먹는 것이 좋다.

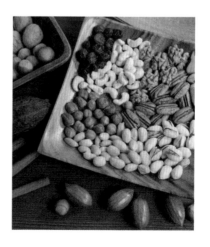

견과류는 땅콩, 아몬드, 캐슈넛, 잣, 호두, 은행, 피칸, 피스타치오, 해바라기씨, 호박씨 등이 있다. 이러한 견과는 고기를 대신하기에 합당하며 인체의 성장 발육, 그리고 두뇌 개발과 유지, 노화 방지, 질병으로부터 회복을 위한 영양 밸런스를 맞춰주므로 적당하게만 사용된다면 아주 큰 유익이 될 것이다.

과일과 채소를 함께 먹지 말아야 한다. 왜냐하면 이렇게 음식을 섭취하게 되면 위장은 아주 큰 혼란을 겪게 되기 때문이다. 과일과 채소가 함께 위장에 들어갈 경우 많은 산을 발생하게 된다. 그 결과로 음식은 부패하고 피는 불결하게 된다. 과일과 함께 채소를 먹으면 소화가 잘 안 된다. 소화가 잘 안 된다는 말은 흡수가 잘 안 된다는 말과 소화액의 정상적인 분비가 이루어지지 않는다는 뜻도 포함하고 있다. 음식은 잘 소화되어 인체에 흡수되어야 하는데 과일과 채소가 섞이면 그전에 부패가 되어 버리기 때문에 별 유익이 없다는 것이다. 그 결과 위에서 부작용으로 인해 두뇌에 지장을 주어서 맑은 정신을 소유할 수 없게 한다.

과일과 채소를 함께 먹지 않다가 먹게 되면 경험적으로 속이 불편하고 가스가 차는 것을 느낄 수가 있다. 이것은 소화력이 약한 사람 혹은 암 환자들에게 잘 나타나는 반응인데, 건강에 좋지 않고 질병의 회복에도 좋지 않다.

과일을 꼭 먹고 싶다면 곡식과 함께 먹는 것이 좋고, 그때는 채소를 먹지 말아야 한다. 그리고 채소 역시 과일이 첨가되지 않는 곡식의 식단과 함께 섭취해야 한다. 과일과 함께하는 식사는 자주 하지 않도록 한다.

과일과 곡식을 함께 섞어 먹는 것은 채소와 과일을 함께 먹는 것보다는 좋지만 최선의 건강 법칙은 아니다. 과일 혹은 단순당은 당분으로 된 곡식과 함께 섞어서 먹게 되면 문제가 생길 수 있다. 과일과 곡식을 함께 먹을 경우의 문제점은 곡식은 위장에서 충분한 시간을 필요로 하는 소화 과정이 필요하나 과일은 그렇지 않다는 것이다. 과일의 소화 시간이 아주 짧다.

과일과 곡식을 함께 먹으면 과일만 따로 먹었을 때보다 과일이 위장에 머무르는 시간이 길어진다. 그때 음식물이 발효할 수가 있기 때문에 과일은 곡식보다 먼저 먹어주는 것이 좋고 또한 소량의 음식을 먹는 것이 중요하다.

그리고 만약 그렇게 먹어야 될 경우가 있다면 과일을 먼저 간단하게 조금만 먼저 먹어주는 것이다. 15분, 20분 전에 먹는 것이 아니라 식사 직전에 될 수 있으면 먼저 먹고, 곡식을 먹되 곡식을 다 먹고 다시 과일을 먹는 것은 좋지 않다. 또한 단순당이 많은 음식이 곡식과 함께 인체 안으로 들어가게 될 경우에는 전분의 소화를 위한 침의 작용을 막는다. 씹어서 오랫동안 입안에 머물러야 하는 경우에도 그냥 삼키게 된다.

음식은 항상 간단하게 섭취한다. 우리의 위장은 너무나 여러 가지 종류의 음식 때문에 부담을 갖고 있는데 그렇게 되면 위장 안에서 전쟁이 일어날 것이기 때문이다. 너무 여러 가지를 한꺼번에 먹는 것은 좋지 않다. 오히려 부패와 독소를 일으킬 것이다. 그러므로 한 끼에 밥과 견과류를 모두 포함해서 5가지 정도의 음식을 섭취하는 것이 가장 좋다.

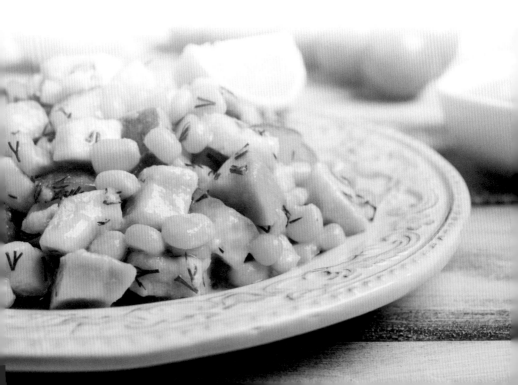

질병의 회복과 통증

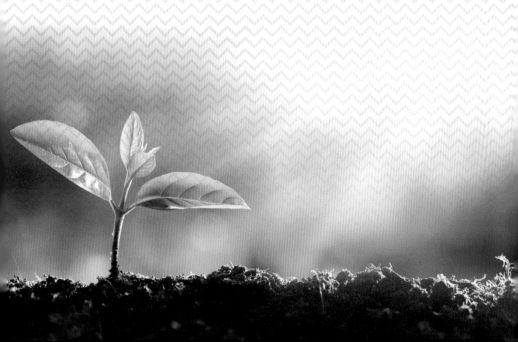

15

질병의 회복과 통증

질병에서 회복될 수 있는 인체

인체를 소분화시킨다면 세포라고 볼 수 있다. 세포는 하나의 방이라는 의미도 가지고 있다. 세포 하나하나가 모여 우리의 몸을 구성한다. 우리 몸의 세포는 수없이 죽고 또 태어난다. 그런데 죽어야 할 세포가 죽지 않고 이상 세포로 바뀌게 되면 그것이 문제가 된다. 세포에 좀 더 신경을 쓴다면 음식물을 먹는 문제와 생활습관의 문제가 얼마나 중요한지 알게 된다.

우리의 몸은 스스로 회복될 수 있는 능력을 가지고 있다. 어느 기능에 문제가 생기면 스스로 복구할 수 있는 시스템을 가지고 있다. 문제는 아무리 노력해도 세포의 유전자가 건강하지 못하면 소용이 없다는 것이다. 유전자를 깨워야 한다. 유전자는 생각으로 바꿀 수 있다.

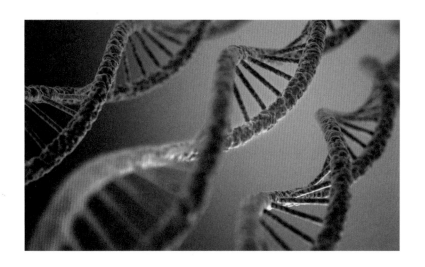

　현대의학적인 관점에서 질병에 대한 치료는 그 증상을 따라서 질병
이 있는 부위를 공격하는 치료이다. 간이 좋지 않으면 간 부위에, 위가
안 좋으면 위 부위에, 그 부위들에 집중하는 방식이다. 즉, 염증이 있으
면 항생제를, 종양이 있으면 항암치료나 방사선을 혹은 수술을 통해 치
료하는 방식이 현대의학이다. 물론 필요할 때가 있다. 그러나 때로는
인체에 스트레스를 주거나 오히려 병을 악화시키는 경우도 발생하곤
한다. 생활습관을 바꾸지 않은 채 결과만을 가지고 치료하는 방법에는
한계가 분명 있다.

　60조 개에서 100조 개의 세포는 모두 다 제각기 23쌍의 염색체를 가
지고 있고 그 염색체마다 특성을 가지고 있는데, 그것은 놀라운 신비를
가지고 있다. 이 유전자는 분명히 회복될 수 있고, 만약 유전자가 회복
된다면 질병은 자연적으로 회복될 수 있다는 결론이 나온다. 성경에서

다윗은 자기를 지으심이 '신묘막측'하다고 말한다. 이 말은 감히 헤아릴 수 없이 신기하고 놀랍고 오묘하다는 뜻이다. 과학과 의학이 아무리 발달해도 인간이 그 안에서 일어나는 작용과 인간의 실제의 작용을 깨닫는 것은 분자에 지구를 비하는 것과 같을 것이다.

인체는 질병에서 회복할 수 있는 기능들을 모두 다 가지고 있다. 성경 속에서 우리는 인간의 가장 어려운 질병도 회복되었다는 사실을 접한다. 종종 어떤 사람은 감기로 죽는가 하면 어떤 사람은 암으로 거의 죽기 직전의 상황 속에서도 회복되는 경우가 있다. 물론 생명의 원천은 창조자에게 달려 있지만 분명한 것은 회복되지 못할 질병은 없다. 단 회복되지 못하는 사람이 있을 뿐이다.

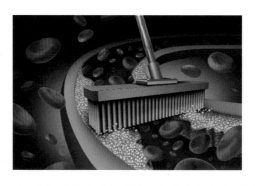

일반적으로 부절제했던 식생활만 개선이 되어도 큰 효과를 얻을 수 있다. 위암으로 진단받은 한 사람이 있었다. 자신이 암 환자라는 사실을 전혀 인식하지 못했을 때 당연히 술과 담배, 일반 식사를 즐겨했다. 그러나 암 진단을 받고 나서 생사의 갈림길에 놓이게 되었다. 항암치료를 해야 할 것인지 아니면 그냥 견뎌야 할지. 현대의학에서는 항암치료를 하지 않으면 위험하다는 말을 했고, 본인은 항암치료를 통해 그 후

유증을 어떻게 견딜까 하는 고민 끝에 시골 본인 집에서 그저 예전에 하던 농사를 지으며 술과 담배, 그리고 해로운 음식들을 자제하며 살아 갔다. 몇 개월간 맘 놓고 하루하루를 보냈는데 검사 결과 암이 줄어들 었다는 것이다.

자신의 질병을 위해 사실상 한 것은 아무것도 없다. 마음을 편하게 먹고 매일을 기쁘게 보낼 때 질병은 심하게 악화되지 않는다. 암에 걸 렸을지라도 열심히 절제하고, 예전의 생활 노선을 바꿈으로 인체의 피 는 깨끗해지고, 조직의 기능은 정상화되고, 인체의 전기는 충전이 되면 서 세포가 건강해져 어느 정도 회복될 수 있다.

식생활 개선으로 얼마만큼의 유익을 얻을 수는 있다. 하지만 진정한 회복은 마음의 변화를 통해서 이루어진다. 마음이 바뀌지 않으면 식생 활 개혁도 오래가지 못한다. 긍정적인 생각, 적극적으로 감사하고 기쁜 마음을 갖는 것은 쉬운 일이 아닐 수 있다. 그것도 아프고 자신이 가장 심한 질병에 걸렸다고 가정할 때 말이다. 이러한 상황을 극복하고 자연 치유에 대한 전적인 신뢰와 자신을 만드신 하나님이 고치실 수 있다는 강한 확신을 갖게 되면 유전자가 바뀌게 된다. 믿음은 하나님의 능력을 받아들이는 데 큰 역할을 한다.

암 환자인 경우, 병원으로부터 6개월의 생명, 3개월의 생명, 1개월의 시한부 판정을 받을 때가 종종 있다. 그 말을 진심으로 믿는 사람들은 비슷한 기간에 사망하게 된다. 생각이 그것을 받아들일 때 인체도 그것을 받아들였다는 것이다. 반대로 자신은 살 수 있다고 강하게 믿는다면, 의지가 강해지고 인체가 자신의 말을 더 신뢰하게 됨으로 살 수 있다는 것이다.

암 말기가 되면 다양한 통증들이 발생한다. 약을 써도 안 되고 통증이 잡히지 않아 단계적으로 마약성 진통제를 사용하나 해결되지 않을 때가 많다. 숨을 쉬기 힘들고, 걷기 힘들고, 먹기 힘들고, 잠자기 힘든 경우가 많다. 아무것도 할 수 없다. 사람의 힘으로 어떤 것도 할 수 없을 때 마지막 희망의 카드가 있다. 하나님의 능력을 강하게 신뢰하는 것이다. 잘못 먹고, 잘못 생활했던 모든 것들을 진심으로 회개한다. 만일 생명이 연장된다면, 질병에서 회복된다면 자신을 위한 삶이 아닌 남을 위한 삶을 선택하고, 이전의 삶과 전혀 다른 삶을 살겠다고 다짐해야 한다. 하나님의 사랑을 통해 마음이 감동되고 눈물이 쏟아지고 하나님의 말씀이 마음속에 새겨지게 되면 어떤 질병도 회복될 수가 있다. 그것이 성경의 약속이다.

환자는 자신의 상태를 보고 낙담하거나 실망하거나 포기할 필요가 전혀 없다. 끝까지 최선을 다하는 것이 중요하다. 불치의 병은 없다는 것을 기억해야 한다.

통증이란 무엇인가?

　통증은 인체의 축적된 독소를 처리하는 과정에서 일어나는 것이다. 통증이 질병이라고 생각할 수 있지만 전혀 그렇지 않다. 통증 자체는 병이 아니라 질병을 치료하기 위한 인체 작용이다. 환자는 특히 회복되는 과정에서 수많은 통증이 일어나는데 그것은 사람이 죽어가는 과정이 아니고 살아가기 위한 과정이다

　암 환자에게 암이 자라날 때 통증은 크게 없다. 암 환자의 통증을 살펴보면 사실상 이미 암이 커진 상태에서 오게 된다. 사람들은 통증 자체를 큰 문제로 삼는다. 암이 커질 때는 대부분 통증이 오지 않고 증상만 생긴다. 그런데 암이 인체의 능력을 무력하게 할 때, 인체는 위험을 느끼고 살기 위해 강하게 암을 공격하며 그때 통증이 온다는 것이다. 통증을 이해하면 마음이 바뀔 수도 있다. 그러면 왜 암이 커지는 동안 통증이 없었던 것일까? 인체는 암이나 염증이 있을 때 반드시 신호를 보낸다. 그러나 약물이나 인체를 무디게 만드는 식생활로 지나쳐버린다.

　정상적인 시스템을 가진 인체라면 반드시 문제가 발생할 때 반응을 하게 된다. 그 신호를 알아서 개선할 수만 있어도 암은 걸리지 않는다. 인체 자체는 체내에 질병이 있을 때에 싸우게 된다. 이것은 면역반응 중 하나이다. 우리 몸의 자율신경의 작용을 통해 외부의 독소나 바이러스, 세균들이 인체 안으로 들어올 때 면역체들은 그것들을 공격한다.

이때 일어나는 반응이 통증이다. 건강한 사람들은 여기에 더 민감하게 반응하기도 한다.

넘어져서 다치거나 요리하다가 칼에 손이 베일 때 아프다. 아픈 것은 신경이 살아 있다는 것이요, 또 회복되고 있다는 것을 말한다. 다치게 되면 피가 난다. 시간이 지나면 혈소판에 의해 피가 멈추게 된다. 그리고 고름, 염증은 열심히 싸운 백혈구의 시체이기도 하다. 시간이 지나 그 상처는 회복된다.

암 말고도 모든 질병에 있어서도 원리는 같다. 위가 좋지 않게 되면 인체의 많은 에너지는 위장을 치료하기 위해서 몰리게 된다. 그때 바로 통증이 일어나는 것이다. 통증 자체를 감사하게 생각해야 한다. 통증이 바로 병든 우리 인체를 고치고 회복하려는 과정임을 깨닫게 되면 짜증이 감사로 바뀌게 될 것이다.

몸살이나 감기나 체할 경우에도 심한 통증이 온다. 왜 그럴까? 몸살이나 감기는 인체의 노폐물이 대청소되는 기간이라는 것을 알아야 한다. 아무리 세균이 많다 하더라도, 바이러스균에 장악되어도, 노폐물이 없다면 감기에 걸리지 않게 된다. 쉽게 말하면 감기는 노폐물과 바이러스균이 만났을 때 나타나는 결과라는 사실이다.

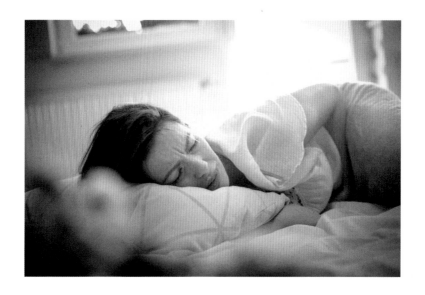

이때 인체의 에너지가 모두 다 치료하는 데로 모이게 된다. 그때 인체는 스스로 식욕을 잃게 하고 특히 몸살이 났을 때 보는 것도, 듣는 것도, 말하는 것도 다 싫어지게 된다. 이유는 무엇일까? 인체의 에너지가 노폐물을 처리하는 데 모두 사용되기 때문이다. 우리가 생각하는 것보다 보고 듣고 말하는 데 사용하는 에너지가 많다. 인체에 몸살이 났을 때에는 이것을 해결하는 것이 급하기 때문에 다른 데로 사용되는 에너지를 최대한 줄인다. 심지어 식욕도 떨어뜨리게 된다.

> **참고**
>
> "독소가 있는 노폐물들을 체내 조직에서 밖으로 배출시키기 위하여 인체는 특별한 노력을 하게 되며 이러한 노력의 과정에서 몸에 열이 생기고 이것을 가리켜 질병이라고 말한다."(Selected Message Vol.2, p.460)

인체의 건강 법칙을 잘 준수한 사람들에게는 통증 자체가 필요 없다. 건강 법칙을 어겼을 때 인체에 노폐물이 쌓이게 되고 부절제하던 갖가지 작은 통증들이 오는데 이것은 하나의 경고가 될 수 있다.

통증을 누전 차단기와 비교할 수 있다. 전기의 흐름에 문제가 없을 때에는 차단기가 내려가지 않는 것이 정상이나 누전되었거나 기계에 문제나 과부하가 있을 때에는 반드시 차단기가 내려가야 한다.

많은 암 환자들을 보면 건강하던 사람이었다는 사실을 알 수 있다. 사실 표면상으로는 건강했지만 증상이 잘 나타나지 않았던 것이다. 크게 아프지 않았던 사람이 갑자기 소화가 안 되거나 갑자기 기침이 많이 나오고 피곤하고, 대소변에 문제가 생겨서 병원에 가보면 위암, 폐암, 간암이라는 선고를 받는데 이것은 인체가 미세한 통증으로 계속 신호를 보내고 있음에도 불구하고 그것을 느끼지 못한 경우이다. 갑자기 질병이 생기는 경우는 없다.

일상생활에서도 통증은 하나의 축복이 된다. 그것은 큰 병에 걸리지 않게 인체 자체가 예방하는 시스템이다. 통증을 좋아하는 사람은 없지만 통증이 치료하는 과정이요, 살리는 과정이라는 것을 생각할 때 감사할 수 있는 마음이 생기게 된다.

병의 재발과 그 원인

　대증요법을 통해 암이 줄어들거나 혹은 없어지는 경우들이 많다. 원인은 그대로인데 증상과 결과만 해결한다고 해서 그것이 안전할까? 시간이 지나면 결과는 해결했으나 원인을 해결하지 못하였기 때문에 같은 증상들이 다시 나타난다. 어떤 질병이든 공격하면 할수록 질병의 성격은 더 강해진다.

　대증요법이 아닌 자연치유도 재발이 분명 있다. 식생활 개선을 통해서 자연치료의 경험을 한 사람들이 많이 있다. 혹은 암 말기 환자들 중 암이 너무 커서 대증요법으로 불가능한 경우 산속에서 자연치유가 된 사람들을 보게 된다. 그렇게 자연 치유된 질병들은 암, 백혈병, 중풍, 고혈압, 당뇨, 심장병, 아토피 등이 있으며, 깨끗하게 자연적 치유가 된 사람들이 많다. 어떤 민간요법이나 대체요법이 아닌 자연치유 말이다.

　마시고, 좋은 물을 마시고, 좋은 운동하고, 좋은 마음을 먹었더니 몸이 좋아진다는 것을 많이 듣는다. 중요한 것은 관리이다. 올바른 마음가짐과 철저한 건강 법칙이 준수된다면 회복은 어려운 것이 아니다. 자연치유는 확실하다. 치유되지 못하는 사람은 분명 문제가 있기에 그렇다는 것을 알아야 한다.

　어떤 경우는 암 말기에서 회복되어 암이 흔적도 없어진 경우들이 있다. 그런데 다시 재발되는 이유는 무엇일까? 회복될 때의 마음이 다시 바뀐 것이다. 결국 유지를 하지 못한 것이다. 질병에서 완전하게 해방되었다 해서 그것이 부절제한 삶을 다시 살아도 된다는 것은 아니다. 인체가 완전히 바뀔 때까지 충분히 기다려야 한다. 인체의 세포들이 바뀌어야 한다. 물론 세포의 생명주기는 있지만 최소한 2년 이상은 철저하게 식생활 개선을 해야 한다. 그렇게 되면 재발할 확률이 낮다는 것이다.

질병의 원인이 된 부분을 정확하게 이해한다면 같은 길을 반복하지 않게 된다. 인식이 바뀌어야 한다. 사람들은 자연치유를 너무 힘들게 생각한다. 그리고 지겨워하거나 어려워한다. 이렇게 몇 년을 할 수 있을까? 혹은 이렇게 자연치유를 한다고 효과를 볼 수 있을까? 마음이 바뀌어야 하는데 마음은 전혀 바뀌지 않고, 몸만 바꾼다고 생각하는 것은 올바른 자연치유가 아니다.

저자와 상담한 환자들 중 어떤 사람들은 이런 말을 한다. "빨리 낫고 맛있는 것 많이 먹어야지", "이렇게 어떻게 살아요?", "2~3년을 어떻게 이렇게 먹지요?", "퇴소하면 70%는 할 수 있을 것 같아요".

이러한 마음을 가지고는 어떤 회복도 일어날 수 없다. 질병으로 인해 고생을 많이 했다면 식생활이 바뀌는 것은 사실 아무것도 아닐 것이다. 혹은 증상이 심했던 사람들에게는 평생 자연치유가 부담이 되지 않을 수 있다. 저자는 몸이 아픈 곳이 없지만 환자들과 같은 식사를 한다. 평생 이런 라이프 스타일을 유지할 것이다. 저자의 가족도 그렇게 하고 있다. 생각을 바꾸면 어려운 일이 아니다.

이기심이 질병을 만들었고 그 이기심이 질병의 재발을 낳게 한다. 마음만 바꾸면 된다. 오히려 행복하다. 원래 인간에게 주어진 먹거리, 사람답게 사는 삶, 가치 있게 사는 삶, 그 삶을 찾게 된다. 인생의 참 목적과 자신의 정체성을 찾고 이웃을 위해 사는 삶이 사실상 재발이 없는 가장 행복한 삶이 될 것이다.

치료보다는 예방이 먼저

우리나라는 암과 심장병으로 죽어가는 사람이 아주 많다. 날마다 늘어나는 질병과 환자, 난치병, 불치병이라는 이름 아래 매일 발견되는 질병들이 해마다 늘어나고 있다. 과연 미래의 인간 사회는 어떻게 될까? 기하급수적으로 생겨나는 질병의 형태와 상황을 어떻게 막을 수 있을 것인가? 의학과 과학이 아무리 발달한다 해도 치료에는 한계가 있음을 인정할 수밖에 없다.

현대의학은 질병의 근본적인 치료를 하지 않고 증상만 치료한다. 원인 치료가 전혀 이루어지지 않고, 결과를 가지고 치료하기 때문에 문제가 된다. 이 책을 읽는 독자는 자신과 주변의 가족들에게 건강관리에 대한 교육자가 되어야 한다. 의사라는 단어는 '교육자'라는 의미를 가지고 있다. 진정한 교육이 필요하다. 어떻게 먹어야 건강한지, 어떠한 생활을 해야 하는지, 어떻게 생각하고 어떻게 입어야 하는지에 대한 것들을 배우고 알리는 것이 필요하다. "아는 것이 힘이다."라는 말처럼 자연치유에 대해서 충분히 배워야 한다. 충분한 이해 없이 자연치유를 신뢰하며 유지하기는 힘들다. 건강에 관한 교육이 필요하며 그것을 통해 많은 사람들이 질병에 걸리기 전에 예방해야 한다. 질병에 걸려서 1~2년 고생할 것을, 1년에 1~2주씩 시간을 미리 투자하면 충분한 효과를 볼 수 있다.

일반적으로 질병에 대한 예방에는 별로 관심이 없다. 선진국에서는 질병을 예방하는 방법들에 있어서 많은 신경을 쓰는 것을 볼 수 있다. 젊은 사람들이나 일반적으로 건강할 때 예방해야 한다. 부절제한 식생활을 하다가 질병에 걸렸을 때에야 '아차' 하고 되돌리려 하지만 이미 건강을 잃어버린 뒤에는 되찾기가 쉽지 않다는 것이다. 질병에 걸렸을 때 치료하는 것보다 미리 예방하는 것이 훨씬 좋다. 그래서 우리는 자신의 인체 구조와 그 구조에 합당한 식사와 생활이 무엇인지 알아봐야 한다. 우리는 올바른 생활습관으로 질병을 어떻게 예방할 수 있는지 배워야 한다.

질병을 예방하는 방법

(1) 인체의 구조를 이해한다

자신의 인체를 이해하게 될 때에 우리는 어떻게 먹고 마셔야 할지 결정할 수 있다. 말도 안 되는 건강 상식들이 많이 나돌고 있다. 물 마시는 것이 좋지 않다고 하는 사람도 있고, 운동이 해롭다고 하는 사람도 있으며, 현미가 독이라고 하는 사람들도 있다. 그러나 인체의 구조를 충분히 이해하고 식생활에 신경을 쓰게 된다면 많은 유익을 얻게 된다.

(2) 인체에 일어나는 반응들에 주의를 기울인다

보통 인체에 일어나는 작은 증상들을 무시하기 쉽다. 그러나 그 작은 증상들은 인체에 문제가 있다는 신호를 보내는 것이다. 피곤함, 무기력, 작은 통증들, 감기나 소화불량이나 알레르기 반응, 부종 등 작은 반응들에 주의를 기울여 건강관리에 철저하게 신경을 쓴다. 큰 병이 아닌 작은 반응들에도 주의를 기울여 체질 개선과 혈액의 정결을 위해 노력한다.

(3) 먹는 것에 주의한다

고기, 술, 담배, 자극성 식품, 인스턴트식품을 경계해서 섭취해야 한다. 건강을 위해서 인체에 해가 되는 음식들은 과감하게 끊어야 한다.

먹는 것 하나가 우리의 혈액과 세포에 문제를 일으키게 된다는 사실을 기억한다.

(4) 생활습관에 신경을 쓴다

대부분의 질병들이 잘못된 식습관에서 오게 되었다. 질병을 만드는 작은 습관부터 큰 습관에 이르기까지 모두 다 바꾸어야 한다. 잠자는 습관, 먹는 습관, 물 마시는 습관, 자세의 교정, 말하는 습관, 호흡하는 습관, 운동하는 습관 등을 바로잡는 것이 중요하다. 건강은 어떤 습관을 가지고 있느냐에 따라 달려 있다.

(5) 간헐적 금식을 한다

때에 따라서 금식은 필요하다. 인체에 축적된 노폐물이 많을 때에는 음식을 당분간 삼가고 물이나 꿀물이나 혹은 과일식으로 몸을 디톡스하는 것이 아주 중요하다. 금식은 한 끼도 좋다. 금식하는 동안에 물을 많이 마셔주면 더 좋다. 또한 두 끼 식사를 하는 것은 질병에 대한 예방이 된다.

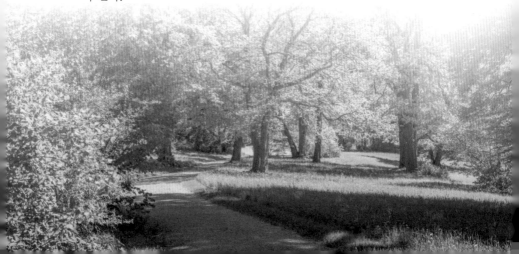

약물 사용의 해로움

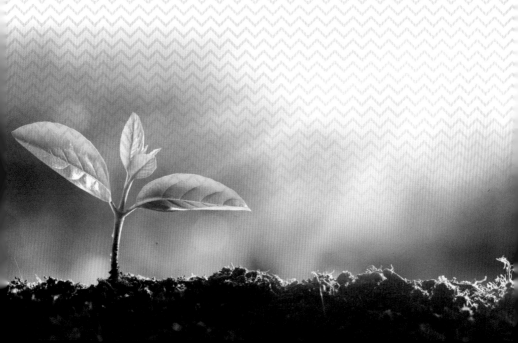

16

약물 사용의 해로움

인체 자체의 놀라운 힘

질병에 걸렸을 때에 인체의 반응을 아는 것은 참으로 중요하다. 증상은 어떠하며 그때 약을 먹는다는 것은 무엇을 의미하는지 알아야 한다. 보통 사람들은 몸에 작은 통증이나 이상이 생기면 가장 손쉽고 빠르게 해결할 수 있는 약물을 선택한다. 이것은 인체의 생리학 구조와 기능을 이해하지 못한 결과이기도 하다. 의지는 확신이 있을 때 생기기 때문에 인체에 대한 충분한 지식을 가지고 있어야 한다.

모든 질병은 그것이 암이든, 감기든, 중풍이든, 자가면역질환이든 원인의 동일성을 가지고 있다. 즉, 노폐물이 혈액을 따라 인체의 약한 곳에 정착하는 것이 원리이다. 우리 몸은 면역 체계가 있기 때문에 체내에 독소가 들어오면 그것을 처리하려고 노력한다. 폐는 호흡을 통해서 공기 중 산소를 흡수하게 되고, 심장에서 온 혈액은 산소를 싣고 온몸을 순환한다. 그 과정에서 노폐물이 청소된다. 즉, 해독된다는 것이다. 간은 해독하는 역할을 한다. 신장은 사구체라는 인체 필터를 통해 독소를 걸러내며 피부는 모공을 통해 노폐물을 체외로 배출시킨다. 이것만이 아니다. 우리 몸의 60조 개 이상의 세포들은 매일같이 정보를 교환하며 바이러스, 세균, 독소들을 몰아내기 위해 노력을 한다.

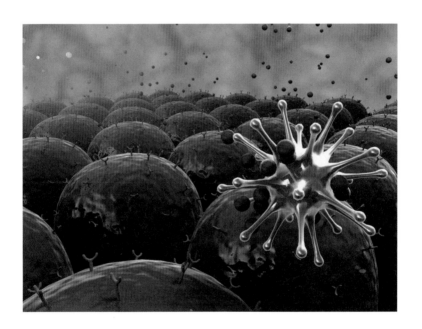

약물을 사용하기 이전에 증상에 대한 원인을 찾아볼 필요가 있다. 우리 인체 구조는 스스로 질병을 이길 수 있도록 만들어졌다. 감기 같은 경우, "약을 먹어도 7일, 먹지 않아도 7일이 걸린다."라는 말을 들어보았을 것이다. 감기에 약물이 필요하지 않다는 것이다. 감기는 인체의 노폐물을 청소하는 인체 대청소 기간이라고 보면 된다. 이때 노폐물을 인체 안에 들여보내지 말아야 하며, 짧은 금식을 하게 되면 더 빠르게 해결된다.

인체가 질병에 걸리면 통증이 온다. 이것은 질병의 증상이기도 하다. 그 통증의 원인은 체내에 있는 독소를 체내 밖으로 몰아내는 격렬한 인체의 투쟁이다. 인체는 통증을 통해서 회복이 된다는 것을 알 수 있다. 인체는 스스로 병을 이겨내기 위해, 질병에 걸렸을 때에 약물 투여 없이 놔두면 약물을 사용했을 때보다 훨씬 놀라운 일을 수행해 낼 것이다.

한 번은 십수 년 전에 여수에서 올라오신 남성분이 직장암과 폐암, 임파선암을 앓다가 입소하셨다. 이분은 약물치료를 하고 계셨다. 당시 50만 원어치의 약물을 가지고 계셨는데 그것은 그분의 조카분이 어렵게 돈을 모아서 사주신 것이었기 때문에 참 감사한 약이었다. 그래도 약물을 포기해야 한다는 사실을 깨닫고, 쓰레기장에서 눈물을 흘리면서 결심하셨다. 약물 없이 암이 회복될 것이라고. 시간이 지나면서 정말 약물 없이 회복이 되셨다. 문제는 통증이었다. 그러나 통증이 살리는 과정에서 일어나는 것을 알게 된 환자는 이를 악물고 이겨냈다.

세포는 인체 안에 있는 하나의 방들이다. 이 세포가 모여서 인체를 구성하고 있다. 한 과학지에 이런 글이 있다. "거의 예외 없이 두 개 혹은 그 이상의 세포들은 그들만의 고유한 방식으로 상호작용을 하며 세포 표면의 당이 여기에 관여한다. 이들 복합당은 인체의 면역방어시스템의 올바른 기능에 필수적이다." 여기에서 우리는 힌트를 얻을 수 있는데, 세포가 건강을 유지할 때에는 질병에 걸릴 이유가 없다는 것이다. 세포는 서로의 인지 작용을 통해서 어느 부위에 감염성 세균이나 바이러스나 독소가 들어왔을 경우에 해결할 수 있음을 보여준다. 정상적인 세포의 역할은 백혈구에게 질병의 위치를 알려주지만, 비정상일 경우의 세포는 수신 기능이 약함으로 백혈구에게 신호를 보내지 못하며 결국 인체는 그 독소나 바이러스를 없애지 못하고 그냥 놔둔다.

일반적으로 인체의 작은 증상들을 무시하고 질병을 일으키는 습관을 고치지 못한 경우, 질병이 커지게 되고 독소가 많아지게 되면서 좀 더 큰 증상과 통증이 온다. 이것을 이겨내지 못하고 약물을 사용하게 된다. 그러나 약물을 사용하는 것은 인체에 해를 주고 있는 것이다. 인체는 외부의 도움을 받게 되면 즉시 스스로의 일을 중단한다. 인슐린이 나오는데, 계속 인슐린 투여를 하게 되면 인슐린 양이 비교적 적어지게 된다. 또한 일반적으로 음식을 잘 섭취하면 장내에서 유산균이 나오는데 외부적으로 유산균을 섭취하면 장내 유산균 생산 활동에 방해가 된다. 어떤 약물도 마찬가지다. 혈압약이든, 항생제든, 스테로이드든, 진통제든 그것들은 인체 스스로 할 수 있는 일을 제어시킨다. 인체 자체가 회복하는 물질들을 분비시키고 있는데 외부로부터 약물들을 사용하게 되면 인체는 기능을 잃어버리고 만다. 오랫동안 깁스를 하고 목발이나 휠체어를 의지한 사람은 한동안 걷기 힘들 것이다. 그러므로 우리의

인체는 질병에 있어서 지나친 약물의 사용은 엄청난 해가 된다는 것을
기억해야 한다.

참고

"인체 자체가 효과적인 수보자며 저 혼자 내버려두면 얼마나 훌륭한 작업을 수
행하는지 모른다."(Selected Message Vol.2, p.451)

"인체는 여간해서 생존의 투쟁을 중단하지 않는다. 그렇지만 약물을 사용하는
이러한 병자들은 결코 회복되지 않는다."(Selected Message Vol.2, p.454)

"체력이 그 일을 하도록 내버려 두었더라면 신속하고도 안정한 치료 효과를 보
았을 것이다."(Counsel on Diet and Foods, p.304)

"인체 자체가 원기를 회복하는 능력을 갖고 있다."(Selected Message Vol.2, p.448)

약물 사용은 인체의 저주거리

150년 전에 미국의 한 생리학자는 이런 말을 했다.

"일반적으로 행해지고 있는 약물치료는 하나의 저주거리이다. 약물
에서 멀리하도록 교육하라. 가급적 약물들을 적게 사용하고 위생적
인 요소들을 더욱 의뢰하도록 하라."(Selected Message Vol.2, p.281)

당시 의학은 아주 미비하고 형편이 없었으며 대부분의 약은 마약 성

분이 많이 함유되어 있었기 때문에 약물은 독약의 일종이라 해도 무방하였다. 지금의 약물은 그때와는 약간 다르긴 하지만 주성분은 사실 같다. 약의 효과가 좋다는 것은 그 성분이 더 독하다는 것을 의미한다. 극단적으로 말한다면 약은 마약과 같다. 그것을 계속 사용하게 된다면 결코 회복하지 못할 것이며 중독성에 의해서 약을 사용하지 않고는 견디기 힘들다는 것이다.

우리는 약물에 대한 확실한 견해를 가지고 있어야 하며 약을 사용한다는 것이 얼마나 두려운 결과를 끼치는 것인지에 대해서도 알아야 한다. 환자가 약물을 사용할 때보다 사용하지 않을 때 회복속도가 아주 빠르다. 약물을 사용한 인체는 인체의 노폐물과 약물의 독까지 이중으로 제거해야 한다는 사실을 기억해야 한다.

약은 어떤 질병도 회복시키지 못한다. 다만 그 성분의 특성대로 통증만 완화시키는 일을 한다. 통증을 억제시킨다는 것은 인체의 신경과 모든 감각들을 마비시키는 것을 의미한다. 비록 당장의 고통을 진정시켜주는 것처럼 보일지라도 인체에 해로운 결과를 남길 약물 사용을 중단하자.

약을 먹는다는 것은 쓰레기통의 쓰레기에 부패를 막기 위한 약을 뿌리는 것과 같다. 하지만 근본적인 해결이 아니다. 인체에 축적된 노폐물을 제거하는 방법을 찾지 못하고 약물을 아무리 사용해도 절대로 치료될 수 없다는 것을 꼭 기억하자!

약은 질병의 외형과 위치를 변화시킬 뿐, 어떤 병도 낫게 하지 못한다. 많은 환자들은 약을 먹고 회복된 것으로 착각하지만 결코 그렇지 않다. 감기에 걸렸을 때 혹은 소화불량이나 작은 염증 때문에 약을 먹게 되면 그것은 낫는 것이 아니라 그 질병의 위치가 바뀌는 것이며 혹은 외형이 바뀌어서 당장에는 그 결과가 없어지지만 얼마 가지 않아 더 큰 병으로 발전하게 된다. 이를테면 위염이 있을 때 약을 먹게 되면 잠시 낫게 되시만 얼마 지나서 위궤양, 그리고 위암에 걸릴 수 있다. 또 한 가지는 폐가 좋지 않아 약을 사용한다고 가정하면 폐에는 큰 이상이 없을지는 몰라도 피를 통해서 폐가 아닌 다른 곳에 해로움을 남기게 된다.

어떤 약물이든 약을 먹게 될 때 위장에 들어가게 된다. 위장에 들어간 모든 유독성 약물은 인체 기관의 격렬한 작용을 일으키고 위장을 약화시킨다. 위장은 아주 예민하기 때문에 이렇게 약물을 섭취하게 되면 결국 위장은 오히려 큰 병에 들 것이다. 약물은 간에 무리를 준다. 우리의 간은 해독하는 역할을 한다. 약물을 사용하지 않을 때에도 잘못된 생활습관으로 인한 독소는 간에 무리를 주는데 거기에다 약물까지 사용하게 되면 이중으로 간을 해롭게 하고, 그 결과 병들게 되는 것이다.

아편의 모든 종류는 처음에는 그것이 잘 들다가 계속 사용하면 점점 효력이 줄어드는 것을 알 수 있다. 결과적으로 그 약물의 사용을 더 늘려야 한다는 것이다. 하나를 사용하던 양의 약물을 나중에는 두 개를 사용해야 하고, 두 개를 사용하던 약물을 세 개 사용해야만 효과를 얻을 수 있게 된다. 이렇게 사용된 모든 약물은 혈액 속에 독소가 침투하도록 만든다. 약물을 사용하느니 차라리 한 끼 금식을 하는 것이 더 좋다. 그렇게 되면 우리의 인체는 얼마나 효과적으로 치료의 일을 수행할 것인가!

인체는 그 기능이 살아 있는 한 끝까지 질병과 싸울 것이다. 약물은 인체의 어떠한 질병도 회복시키지 못하며 오히려 중독성이 있고 혈액에 독소를 침투시키고 위와 간과 폐를 비롯한 모든 기관에 손상을 입히며 인체 자체의 효과적인 수행을 방해한다. 그리고 그것은 병의 유형만 바꾸게 할 뿐이다. 약물 사용을 중단하고 자연의 치료제들을 살펴보도록 하자.

항생제 남용의 문제점

몸에 염증이 있을 때, 세균을 죽일 때 항생제가 사용된다. 항생제가 실제로 수많은 사람들의 고통을 경감시키고 생명을 연장시킨 것만은 사실이다. 페니실린은 의학계에서 노벨상을 받을 정도로 대단한 약이었다. 그러나 항생제의 해로움은 그것을 사용한 사람들에게 그 대가를 고스란히 지불하고 있었다는 사실을 알 수 있다.

항생제를 계속 사용하게 되면 내성이 생긴다. 내성이 있기 때문에 세균의 완전 박멸은 불가능하다. 또한 슈퍼박테리아에도 소용이 없다. 한국은 항생제를 많이 사용하는 국가이다. 감기에 걸렸을 때 네덜란드나 호주, 대만보다 더 많은 양의 항생제를 사용한다.

질병은 사실상 식생활이나 의약품의 발전과 관련이 있기 때문에 시대에 따라 변한다. 특히 병균도 항생제에 따라 변종한다. 사실 전염병들, 즉 사스, 신종인플루엔자, 슈퍼 박테리아도 항생제 남용의 후유증이라고 생각된다.

질병은 대부분 항생제 없이도 회복될 수 있다. 항생제를 자제할 때 오히려 더 나은 건강을 얻을 수 있게 된다. 카이스트 연구진에서도 항생제를 남용할 경우, 다른 바이러스에 대한 방어력이 약화될 것이며 몸속 공생미생물의 불균형으로 구강 점막이나 여성 생식기에 수포가 일어날 수 있다는 것을 주장한다. 또한 다른 감염성 질환에 더 위험하며 연속되는 바이러스의 공격을 받게 된다는 것을 알렸다. 전 세계적으로 항생제의 내성 사망자가 늘어나고 있으며 앞으로의 사태는 아주 심각하다는 것을 알 수 있다.

온 세계가 두려워한다. 한국도 항생제를 줄이려고 노력하고 있다. 벌에게도 항생제를 계속 사용하면 벌의 군세가 약해진다. 항생제를 어렸을 때부터 자주 사용한 아이들은 병원 신세를 많이 지게 된다. 항생제는 몸의 기능을 약화시키고 호르몬에 여러 이상 변화를 주기도 한다.

항생제는 몸을 결코 치료하지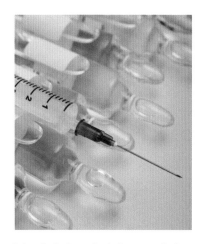
않는다. 오히려 계속해서 망가뜨
린다. 인체에 좋은 영양소와 미생
물을 죽게 하는데 그렇게 되면 더
이상 싸울 힘이 사라지게 된다. 바
이러스나 세균을 잡으려고 시작했
지만 결국 바이러스나 세균에 당
한다는 것이다. 바이러스나 세균
은 없어지지 않는다. 일시적으로 그것을 없애려고 자신의 몸도 망가뜨
린다면 그 뒤에 어떠한 조치를 취할 것인가? 항생제를 통해 세균들이
죽지만 나쁜 세균은 더 강해진다.

항생제를 대신할 수 있는 것이 있을까?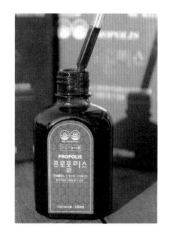
일반적으로 채식을 하지 않았던 사람들
은 반드시 짧은 금식이나 두 끼 식사를
해주는 것이 좋다. 간헐적으로 금식을
하는 것도 좋다. 금식보다 더 좋은 건강
법이 없다. 또한 항생제를 대신할 수 있
는 천연 항생제들, 즉 골든씰이나 프로폴
리스를 구해서 먹는 것도 아주 좋다.

또한 일상적으로는 좋은 과일과 채소를 잘 섭취하고 평소 물을 잘 마

신다. 또한 운동은 규칙적으로 해서 몸의 면역력을 키우는 것이 바람직한 방법이다.

항암치료 안전한 치료일까?

항암치료에 대한 수많은 정보들을 인터넷상이나 서적을 통해 쉽게 찾아볼 수 있다. 그래서 사람들마다 항암치료에 대해 각기 다른 견해를 갖게 된다. 항암지료는 정말로 암 환자를 살리는 것일까? 전 세계적으로 암은 인류에게 무서운 적으로 인식된다. 각국에서 암을 제어하기 위해 수많은 연구가 이루어지는 것을 알 수 있는데, 미국에서도 막대한 예산으로 암과의 전쟁을 선포했으나 수십 년이 지난 지금도 암을 이기지 못한 사실을 눈앞에서 보고 있다. 암 치료법이 늘어났으나 암에 걸리는 사람들은 더 늘어났고, 암으로 사망하는 사람들도 더 많아지게 되었다.

암의 원인을 정확하게 파악하지 못한 현대의학에서는 대증요법인 수술, 방사선, 항암치료를 잇따라 하지만 전혀 만족스럽지 못한 결과를 만들어 낸다. 혈액을 깨끗이 해야 한다는 사실의 중요성을 알지 못해서인가? 암의 원인을 알고 해결하는 방법을 찾는 것이 가장 현명한 방법이다.

많은 암 환자들은 암 때문에 죽는 것보다 암 치료 때문에 죽는 경우가 더 많다. 그냥 놔두면 수년 혹은 그 이상 살 수 있었을 사람들이 수개월 만에 죽는 경우도 아주 많다. 암 검사와 스트레스, 검사하는 과정에서의 약물들, 체력 소진 등은 환자의 생명을 빨리 빼앗아가게 한다.

사실상 항암치료가 큰 효과가 없다는 것을 아는 사람은 별로 없다. 항암제는 부작용이 강한 독성물질이다. 물론 항암제의 종류나 양에 따라 달라지기는 하지만 조금이라도 위험부담을 줄이고, 더 건강하고 행복해지려면 항암치료는 하지 않는 것이 좋다.

항암치료를 하기 전, 암 환자들의 대부분은 건강하다. 잘 먹고 잘 자고 잘 걷는다. 그러나 많은 사람들이 항암치료 이후에 진짜 환자가 되어버린다. 잘 먹지 못하고, 잘 자지 못하고, 심지어 잘 걷지도 못한다. 생활에 변화가 온다. 암을 줄이려는 마음으로 몸의 한 기능이 약해지는 것을 허락하면서까지도 항암치료를 하지만 그 독은 혈액을 타고 온몸에 퍼지게 된다. 인체는 암과의 싸움이 아닌 항암제와의 싸움을 하게 되며 지치게 된다. 에너지가 부족해져서 기력도 쇠하고 식욕까지도 떨어지게 된다. 이때 일반적으로 다량의 단백질 식사를 권장하지만, 암은 가스나 소화되지 않은 단백질로 인한 독소를 먹고 번식하는데, 그것을 모르고 기력이 약해진다는 이유로 육식을 많이 하게 되면 기력이 다소 회복되는 대신에 암은 더 커지게 된다. 이러한 악순환으로 체력은 점점 약해지고, 암은 점점 커지게 되는 것이다.

암을 그냥 방치하는 것이 아니다. 반드시 생활습관에 변화가 일어나야 한다. 생활습관은 바꾸지 않고 항암치료만 한다면 무서운 결과를 가져오게 된다.

항암치료는 암을 공격하는 치료다. 문제는 암도 생명체이기 때문에 살기 위해 더 강해진다는 것이다. 공격을 받으면 받을수록 생존의 법칙에 의해 더 강해지는데 처음에는 줄어드는 것 같지만 암이 다른 곳에서 또 자라고 있다는 사실을 알게 된다. 그래서 최근 암 환자 가운데 전이된 암 환자들을 수없이 보게 된다. 진정한 항암은 자연치유 속에서 찾을 수 있다.

감기 몸살에 걸린다는 것은?

감기나 몸살 한 번 걸리지 않았다고 하는 사람들 중 정작 암에 걸린 경우를 종종 보게 된다. 늘 건강했고 아프지 않았다는 것이다. 감기도, 몸살도 제대로 걸리지 않았던 건강한 몸이 갑자기 무서운 암에 걸리는 이유는 무엇일까?

감기나 몸살은 인체의 노폐물을 청소하는 대청소의 날이다. 우리 몸은 해독기관을 통해 노폐물이 배출되는 구조로 되어 있는데 배출되는 노폐물보다 몸속에 쌓이는 노폐물이 더 많아지게 될 경우에는 반드시 처리해야만 한다. 그러나 일상생활 속에서는 노폐물 처리가 원활하게 이루어지지 않는다.

대부분의 사람들은 감기나 몸살에 걸리면 빠르게 회복되고 싶어 약물을 사용하게 된다. 약물 사용은 노폐물을 처리하는 것이 아니고, 증상만 완화시키는 것이기 때문에 문제가 된다. 물론 당장의 염증이나 통증은 해결이 될 수도 있다. 그러나 노폐물은 여전히 인체 안에 있기 때문에 몸속 어딘가에서 또다시 질병이 시작될 수 있다. 감기나 몸살이 노폐물을 청소하는 대청소라고 본다면 우리는 그것을 도와서 빠르게 청소하도록 노력해야 한다.

일반적으로 감기나 몸살이 나면 식욕이 떨어진다. 그 강도에 따라 몸이 힘들어지면서 말하기도 힘들고, 듣기도 싫고, 보기도 싫고, 생각하기도 싫다. 이 말은 인체 에너지가 노폐물을 해결하는 데 사용한다는 것이다. 그래서 이때 짧은 기간 금식을 해주거나 과일식을 해주면 아주 빠르게 해결되는 것을 경험하게 된다. 또한 물을 많이 마셔주는 것도 좋고 숯이나 프로폴리스를 사용해도 좋다.

문제가 되지 않을 상황들을 더 크게 만들고 혈액을 중독시키는 약을 자주 사용하여 면역력을 떨어뜨리고 내성을 일으키며 위와 간과 신장에 무리를 주게 된다. 원인을 알면 답은 간단하다. 감기나 몸살, 혹은 그 외에 질병들에 걸렸을 때 성급히 약물을 사용하기보다는 먼저 노폐물, 즉 독소를 해결하는 방법을 찾아보도록 하자!

"의사들의 처방에 따랐든지 혹은 그 사람 자신이 스스로 먹었든지 간에 인간의 위장 속에 들어간 모든 유독성 약물은 인체 기관에 격렬한 작용을 일으키며 전체의 생리 기관에 손상을 입힌다"

"일반적으로 행해지고 있는 약물 치료는 하나의 저주거리이다. 약물에서 멀리 하도록 교육하라. 가급적 약물들을 적게 사용하고 위생적인 요소들을 더욱 의뢰하도록 하라. 그렇게 할 때 자연계의 능력 곧 맑은 공기, 깨끗한 물, 적당한 운동, 맑은 양심 등은 하나님을 섬기는 의사들에게 좋은 반응을 보일 것이다. 계속해서 차, 커피, 육류를 사용하는 자들은 약물의 필요성을 느낄 것이다. 그러나 만약 건강 법칙들을 지키기만 한다면 많은 사람들은 한 알의 약을 먹지 않고도 병을 회복할 수 있을 것이다. 필요한 약물일지라도 가급적 적게 사용하도록 하라"

"약물은 항상 활력소를 파괴하고 소멸시키는 경향이 있다"

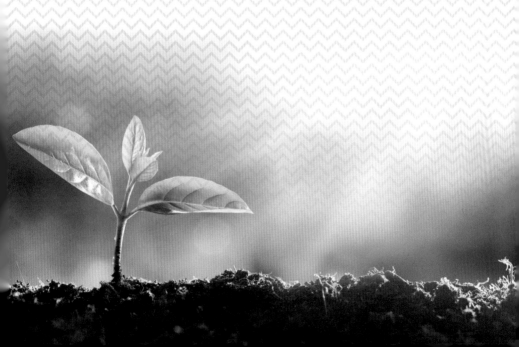

PART
17

생명 법칙 운동과 건강

17

생명 법칙 운동과 건강

운동의 필요성

운동과 노작 활동(텃밭일, 가사일 등)은 일상생활에서 인간에게 큰 축복이며 없어서는 안 되는 것이다. 적당하고 규칙적인 운동은 인체의 건강을 증진 및 유지시켜주며 나아가 질병에 걸린 많은 사람의 인체를 회복시켜 주기도 한다. 질병 없이 더 오래, 건강하게 살 수 있는 비결이 있는데 그것은 큰돈이 들지 않는다. 많은 시간이 드는 것도 아니다.

운동은 생명의 법칙이며 활동하지 않을 때에는 생명도 죽게 된다. 성경을 보면 범죄 후 아담에게 주어진 일과가 생기게 되었다. 그것은 그의 생명을 유지시켜줄 양식을 얻기 위해서 일을 해야 한다는 것이었고 그 결과 땀을 흘려야만 한다는 것이다. "네가 얼굴에 땀이 흘러야 식물을 먹고 필경은 흙으로 돌아가리라"(창 3:19) 즉, 운동은 혈액 순환과 노폐물을 해결하는 가장 좋은 법칙 중 하나이다.

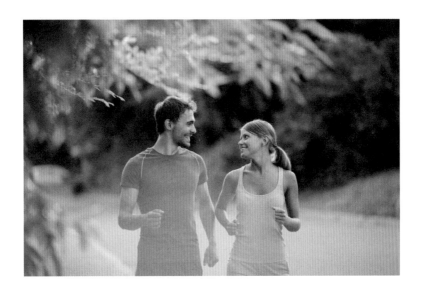

　운동을 할 때 혈액은 더 건강해져서 질병과 싸울 수 있는 힘을 갖게 된다. 즉, 면역력이 강해진다는 것이다. 인체는 운동을 함으로 질병에서 자유롭게 될 수 있다. 땀을 흘리면 노폐물(독소)이 빠지게 된다. 겨울에는 비교적 땀을 많이 흘리지 않는다. 그러나 겨울철에도 운동을 통해 조직이 활동하게 하고 또 심호흡을 하면 인체 속으로 맑은 공기와 산소가 들어와 질병을 이겨내는 데 많은 도움을 준다.

　운동할 때 몸속의 독소는 더 많이 배출되고 산소는 인체 안으로 들어오게 되므로 아주 좋다. 또한 좋은 음식을 먹고 피가 깨끗해져도 깨끗하고 좋은 피를 잘 순환시키지 않으면 질병의 회복이 늦다. 혈액순환을 위해 운동은 필수적이다.

낮 동안에 운동을 하면 단잠을 잘 수 있다. 운동을 할 때 깨끗한 공기를 호흡해야 한다. 좋은 공기와 나쁜 공기는 건강에 큰 차이를 만들어 낸다. 도시 안에서 하는 운동은 산속에서 하는 운동과 비교하면 효과가 아주 떨어진다. 좋은 공기를 마시며 운동을 하게 되면 빠르게 회복되는 경험을 하게 될 것이다.

운동은 근육을 튼튼하게 한다. 오랫동안 운동을 하지 않은 사람들은 다시 운동을 할 때 어떤 근육이 약해졌는지 알게 된다. 매일 적당한 운동을 할 때 근육에 힘이 공급된다. 운동을 하지 않으면 근육은 맥이 없고 연약하게 된다. 운동을 할 때 간, 위장, 신장, 폐 등 그들이 할 수 있는 일을 마음껏 하게 된다.

세계보건기구에서는 건강에 대한 정의를 '신체적, 정신적, 사회적으로 원만한 상태'라고 말하고 있다. 단순히 현재 병이 없다고 꼭 건강하다고 말할 수 없다. 언제 질병이 찾아올지 아무도 모른다. 그렇다면 운동은 신체적으로만 건강을 유지시켜줄까? 아니다. 운동은 우리의 정신에도 미치는 영향이 크다.

운동의 종류는 여러 가지가 있다. 호흡에 관한 운동, 유산소운동, 무산소운동 등이다. 근력도 키워야 하고 근육도 약간은 만들어야 한다. 그래야 더 건강할 수 있다. 운동은 면역력을 강화시키고 몸을 튼튼하게 해준다. 암 환자나 아토피 등 모든 질병에 운동은 필수이다. 운동을 하지 않고 회복될 수 있는 사람은 없다.

환자도 일과 운동을 해야 할까?

　일반적으로 몸이 아프거나 건강에 문제가 생기게 되면 활동을 급격히 자제하고 더 먹으려고 한다. 활동을 하지 않고 쉼을 갖는 것은 어느 정도 필요하나 자신의 체력에 맞는 운동을 규칙적으로 하지 않을 경우 진정한 쉼이 되지 않는다.

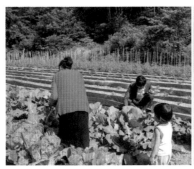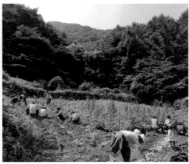
시온의 동산 노작활동

　스트레스나 과도한 일로부터 해방되어야 하지만 적당한 운동은 필수적이다. 몸이 좋지 않더라도 활동을 해야만 충분한 건강을 유지할 수 있으며 회복이 될 수 있다. 매일 규칙적으로 시간을 늘려 나가면서 운동을 하는 것은 세포를 살리고 질병에서 이겨낼 힘을 얻는다. 자신이 환자라고 생각하고 하루하루를 우울하게 보내며 운동이나 소일거리가 해를 줄 것이라고 생각하지 말아야 한다.

텃밭에서의 작은 활동, 집안에서의 작은 일들, 매일의 활동을 통해서 몸은 회복될 수 있다. 자신이 환자라는 의식을 떨쳐버려야 한다. 자신의 손으로 무엇인가 하고 있다는 의식, 자신이 남에게 조금이나마 유익이 될 수 있다는 의식들은 병든 몸과 마음을 회복시키는 아주 효과적인 치료제가 된다.

유산소운동과 건강

유산소운동이란 체력을 과도하게 사용하지 않고도 호흡을 유지할 수 있는 운동이다. 유산소운동 중에는 걷기, 달리기, 등산, 자전거 타기, 수영 등이 있는데 사실 누군가에게는 큰 재미를 주지 못하기도 한다. 일반적으로 축구나 과도한 스포츠는 권하지 않는다. 그러한 것들은 오히려 인체에 해가 되는 경우도 있다. 너무 과도한 것은 좋지 않다. 유산소운동은 사람이 살아가는데 꼭 필요한 운동이다. 그것은 우리의 각 신체기관에 중요한 역할을 한다. 규칙적으로 하는 유산소운동은 식욕을 왕성하게 해주고 저녁에 단잠을 자게 함으로 환자에게 있어서 큰 치료제가 된다.

환자인 경우 하루 1시간 정도 운동을 하는 것이 좋은데, 그 시간 중 20~30분 정도는 숨이 좀 차도록 하는 것이 좋다. 이 시간이 모두에게 맞는 시간은 아니다. 어떤 사람은 그보다 더할 수도, 덜할 수도 있다. 자신의 체력에 맞춰서 조금씩 늘려 나가는 것이 가장 바람직하다. 유산소운동을 하면 인체의 노폐물은 제거된다. 실제로 숲속에 거하는 시간이 많아질수록 몸은 더 건강해진다. 미국스포츠의학회에 의하면 유산소운동을 하는 사람들이 유산소운동을 하지 않는 사람에 비해 각종 질병에 의한 사망 확률이 극히 적었다.

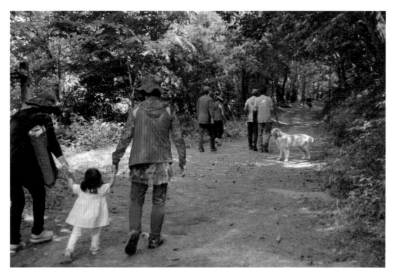

시온의 동산 산책로, 환자들의 산책하는 모습

유산소운동을 30분 정도 하게 되면 휴식 때보다 폐 안으로 들어가는 공기가 20배 증가한다. 그리고 심박수는 더욱더 빨라지고 심장에서 나오는 혈액의 양은 4배 이상 많아진다. 오랫동안 운동을 하지 않다가 운동을 하게 될 경우에 인체에는 큰 변화가 일어난다. 즉, 사용하지 않았던 근육들에 통증이 오고 숨이 차고 머리가 아픈 경우도 있다. 그렇다고 유산소운동을 포기해서는 안 된다. 이러한 현상은 며칠이면 없어지고 인체는 변하게 되며 평상시에도 더 많은 공기를 마실 수 있고 근육들은 활성화된다.

또 우리의 세포에는 미토콘드리아라는 것이 있는데, 그것은 사람마다 가지고 있는 양이 다르다. 어떤 사람은 더 많은 수의 미토콘드리아를 가지고 있는 반면, 어떤 사람은 비교적 적은 수의 미토콘드리아를 가지고 있다. 미토콘드리아는 우리 인체에서 영양소들을 태워서 에너지로 만들어준다. 운동을 많이 한 사람일수록 미토콘드리아의 수는 많다. 이것이 많다는 것은 운동을 할 때에 다른 사람보다 덜 지치고 피로감이 덜하다는 것을 통해서 알 수 있으며 미토콘드리아의 수가 많을수록 인체의 영양분 흡수는 원활하게 진행된다.

운동을 해보면 처음에 숨이 많이 차던 코스가 두 번, 세 번 혹은 여러 번 반복하다 보면 숨이 덜 차고 덜 피로함을 느끼게 되는데, 그것이 바로 미토콘드리아의 수가 늘어난다는 것이다. 유산소운동이 중요한 이유가 바로 여기에 있다. 조금이라도 더 운동하고 싶다는 욕구는 자신의 신체를 건강하게 할 것이다. 열심히 운동한다면 환자는 분명한 보상을 받게 될 것이다.

폐, 심장, 근육에 미치는 영향

운동은 우리의 장기에 직접적인 영향을 미친다. 그것은 우리의 전신에 큰 역할을 하는데, 우리의 소화기관은 물론, 폐, 심장 그리고 근육에 미치는 영향에 대해서 알아보자.

유산소운동을 하게 되면 얼마 가지 않아 숨이 차기 시작할 것이다. 운동양이 증가함에 따라 근육의 산소 공급을 위해서 공기 중의 많은 산소가 폐로 들어오게 된다. 폐를 통해 유입된 공기는 혈액을 통해 폐포라고 불리는 작은 기낭 3억개에 산소를 보낸다고 한다. 이것을 펼쳐 놓았을 경우에 보통 테니스장 코트만 하다. 산소는 신속하게 혈액으로 들어오고, 이산화탄소는 교환되어 밖으로 밀려 나가게 된다. 그리하여 사람은 호흡 주기에서 산소는 들이마시고 이산화탄소와 아울러 독소는 폐를 통해서 나간다고 보면 된다. 공기 중의 산소는 약 20% 정도밖에 되지 않으므로 폐는 충분한 산소를 얻기 위해, 즉 건강을 유지할 만한 양의 산소를 얻기 위해서 많은 양의 산소를 필요로 한다. 보통 안정적인 상태에서 분당 인체 안으로 들어오는 산소는 6ℓ 정도 된다고 하는데 유산소운동을 하게 되면 그보다 10~20배 많은 양의 산소를 들이마실 수 있게 되는 것이다.

운동을 하게 되면 폐활량이 많아진다. 그것은 운동을 하지 않을 때보다 더 많은 양의 산소를 얻을 수 있다는 것이다. 그리고 계속 운동을 하게 되면 안정 시에도 보통 사람이 얻을 수 있는 양의 산소보다 더 많이 얻을 수 있게 되는 것이다. 그렇게 많은 산소가 들어오면 무엇을 할까? 그것은 혈액을 맑게 하여 질병을 제거하는 데 큰 도움을 준다. 질병은 산소를 싫어한다. 폐의

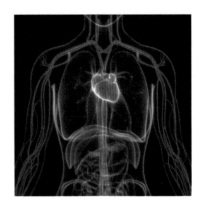

활동이 증가하고 이러한 작용이 정상적으로 되었을 때에는 독소를 제거하고 영양을 공급하는데 도움이 되고 두뇌를 맑게 할 수 있다.

두 번째는 심장과 관련된 이야기이다. 우리의 심장은 대략 6L가량 되는 혈액을 순환시켜준다. 운동으로 단련된 사람은 심장의 크기가 더 크고 강해진다. 그 말은 혈액을 더 잘 순환시킬 수 있다는 말이다. 심장은 운동으로 인해 심박출량의 크기가 달라지는데 이것은 흔히 느낄 수 있는 점이다. 운동을 하지 않던 사람이 갑자기 운동을 하게 되면 심박수가 아주 빠르게 뛰는 것을 느낄 수 있다. 똑같이 뛰어가도 사람마다 심박수는 다른데, 이는 심장의 단련된 정도가 다를 가능성이 가장 크다. 보통 안정적인 상태에서 심장은 천천히 뛰게 되

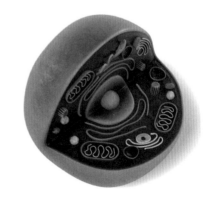

는데 운동을 하게 되면 빠르게 뛴다. 하지만 운동을 계속하게 되면 운동 시에도 처음보다 훨씬 느리게 뛰는 것을 경험하게 될 것이다. 보통 사람의 주먹만 한 심장은 안정적인 상태에서 분당 약 5~6L의 혈액을 9만 6천㎞(사람마다 혈액의 길이는 다름)의 길이 혈관에 뿜어낸다. 1분마다 보통 모든 혈액이 온 혈관에 전달된다. 그러나 만일 운동을 하게 되면 심장의 기능은 더 강해진다. 그렇게 되면 혈관 속에 있는 독소들이 제거되고 인체는 건강을 유지할 수 있다. 동일한 심박수를 가지고도 더 많은 혈액과 산소를 뿜어낼 수 있다는 것은 정말 흥미로운 일이다. 그렇게 유지하기 위해서는 운동 중 달리기나 등산, 자전거 등이 아주 유익하다.

또 유산소운동은 근육에도 큰 영향을 미치게 된다. 심장과 폐가 좋아진다는 것은 당연히 근육에 영향을 끼치는데, 심장의 피는 근육에 전달되어 에너지를 공급하며, 산소를 운동 중인 근육에 전달하여 탄수화물과 지방을 태우는 역할을 하기도 한다.

유산소운동을 통해 근육 자체에서 일어나는 놀라운 일들도 있다. 유산소운동을 많이 할 경우, 모세혈관 그리고 연료, 미토콘드리아와 에너지를 생산하는 효소와 미오글로빈, 즉 혈액에서 미토콘드리아로 산소를 저장하고 운반하는 역할을 하는 것을 더 많이 얻게 된다. 이러한 기능적인 것들이 운동으로 단련되기 전보다 훨씬 많은 양을 가지게 되는데, 이러한 기능들이 늘어난다는 것은 인체가 건강해진다는 결론이다. 아무리 영양이 많은 음식을 섭취하여도 그것이 정상적인 흡수가 되지 않는다면 아무 소용이 없게 된다. 그것은 우리의 간이나 근육에 저장되어야 한다. 하지만 운동으로 단련된 인체는 이러한 영양 흡수를 잘하게 해주기 위해 더 많은 미토콘드리아를 만든다. 똑같이 운동을 해도 숨이 더 차고 힘이 빠지는 경우가 바로 미토콘드리아의 부족에서 오는 현상이다. 하지만 지속적으로 운동을 하게 될 경우 미토콘드리아가 활성화된다.

운동과 관련된 질병들

운동은 모든 질병에 꼭 필요하며 큰 유익을 준다. 심한 관절염 같은 경우도 운동을 통해서 많은 도움을 볼 수 있게 된다. 당뇨나 암이나 고혈압, 중풍 등도 마찬가지다. 운동은 노폐물을 제거하는 데 큰 역할을 한다. 운동은 폐와 심장과 근육을 통해서 전신에 전달하는 혈액에 영양을 공급할 뿐 아니라 노폐물을 제거하는 훌륭한 역할을 하게 된다. 암 같은 경우에는 다량의 산소가 투입될 경우에 아주 싫어하게 되며, 그것은 암세포의 활성을 막아버리게 된다. 각종 질병에 운동은 도움이 될 뿐만 아니라 환자에게 있어서는 필수적이다. 모든 질병은 산소를 싫어한다. 충분한 산소의 공급은 질병을 이기는 데 큰 도움이 된다.

암 환자는 운동을 해야만 한다. 운동을 할 때 암세포가 죽게 되고 면역력이 더 활성하게 된다. 또한 신경세포에도 큰 도움이 되며 통증에 효과가 있다. 특히 소화기 암은 운동과 산소와 직접적인 관계가 있으니 암 환자라고 해서 운동을 무서워하지 말고 조심스럽게 운동을 늘려나 간다면 회복이 될 수 있다.

고혈압 환자도 운동은 필수다. 고혈압 같은 경우에 산에 가면 혈압이 떨어진다. 혈액은 더 맑아지고 혈관은 확장된다. 심장에 부담은 줄어들게 된다.

관절염 환자라고 해서 운동을 두려워해서는 안 된다. 운동을 조금씩 하다보면 관절염 부위의 근육이 발달하고 튼튼해진다. 운동을 통해서 혈액이 깨끗해지고 순환이 정상적으로 이루어질 때 몸의 활력은 더 증가될 것이다.

당뇨병에도 운동은 필수다. 운동 중에는 혈당을 일정하게 유지하기 위해서 근육 수축이 인슐린과 유사한 작용을 하기 때문에 혈액에 집중되는 인슐린의 양이 떨어진다. 즉 활동 중의 근육은 인슐린 없이도 포도당을 끌어올릴 수 있으며 췌장에서 나오는 글루카곤은 간을 자극해서 포도당 분비를 촉진시켜 근육에 필요한 연료를 보낸다.

골다공증에는 걷는 운동이 가장 좋다. 뼈의 강도를 더 강하게 하고 튼튼하게 한다. 노인들도 꾸준히 운동을 하게 되면 뼈가 강해진다.

운동과 영양 흡수

　많은 양의 음식과 양분이 많은 음식을 아무리 섭취해도 그것이 인체에 합당하게 사용되려면 흡수가 잘 되어야 한다. 그 과정이 소화기관에서만 이루어진다고 생각할 수도 있다. 하지만 일부는 근육에서도 담당한다. 소화기관의 흡수율이 운동과 비례할 수 있다. 소화기관은 음식물을 소화하고 최종적으로 장에서 영양분을 흡수하여 그것을 간과 근육에 저장하는데, 음식을 먹고 가만히 앉아 있거나 누워서 바로 잠을 자거나 한다면 음식은 소화기관 내에서 부패해 대장으로 내려간다. 이런 생활이 연속적이라면 인체에 좋지 않은 여러 증상들이 나타나게 된다.

　운동, 활동을 통해서 흡수된 영양소들은 우리의 골격을 이룰 뿐 아니라 각 세포에 전달되어 면역을 담당하기도 하며, 노폐물을 제거하며, 에너지를 만들어 낸다. 이러한 작용이 일어나지 않으면 질병에 걸리기 쉽다. 다시 말해서 세포 간의 인지·수신 작용은 인체에 들어온 독소를 인지하고 면역체를 활성화시키는데, 이것의 작용은 우리가 먹은 음식과 그 음식이 소화되어서 흡수되는 물질에서 이루어진다. 즉, 섭취는 먹어서 하지만 흡수는 여러 조건을 통해서 일어나는데, 가장 중요한 것 중 하나가 운동이다.

　같은 음식을 먹어도 운동을 잘하게 되면 그 음식이 피가 되고 살이 된다. 즉, 운동은 보약이다. 운동 중에는 다량의 산소가 근육세포에 들어가게 되고, 그것은 미오글로빈에 붙는다. 그리고 미오글로빈은 산소를 미토콘드리아에 보내고, 미토콘드리아는 그 산소를 이용하여 연료를 만들어 낸다. 다시 말해 미토콘드리아는 인체 내에서 발전기 역할을 하게 된다. 또 운동은 근육 내에서 큰 변화를 보여주는데 그것은 바로 모세혈관을 증가시키는 것이다. 모세혈관이 많아지면 산소와 연료 운반을 수월하게 해준다. 근육의 움직임은 외부적인 자극에 의해서 일어나고 그것은 바로 영양분을 잘 흡수할 수 있도록 도움을 주게 된다. 지속적인 운동은 미오글로빈(산소를 미토콘드리아에 보냄)을 증가시키고 미토콘드리아의 수를 증가시킨다. 그리하여 인체는 영양 흡수를 더 잘할 수 있도록 해주고 그 결과 인체는 더 건강하게 살아갈 수 있다.

체중 때문에 걱정하는 사람이 엄청 많다. 오늘날 고등학생뿐 아니라 중학생 혹은 초등학생들도 자신의 몸 관리에 큰 신경을 쓰는 가운데 살고 있고 조금만 살이 쪄도 많은 스트레스를 받는 것을 볼 수 있다. 칼로리는 많이 섭취하지만 활동 부족의 결과로 살이 찌게 되는데 그렇다면 운동과 체중과의 관계는 어떠할까? 한번쯤 생각해볼 필요가 있다고 본다.

운동을 하면 당연히 칼로리가 소비되기 때문에 살이 빠지는 것은 자연스러운 현상이다. 하지만 어떤 사람은 "나는 운동을 매일 이렇게 하는데 왜 살이 빠지지 않는 걸까?"라고 할 수도 있다. 하루 한 시간씩 운동을 할지라도 일상생활 중 '대부분을 아무런 활동 없이 보낸다면 살은 많이 빠지지 않게 된다. 부지런히 활동해야 한다.

정상적인 생활에서 운동은 아주 효과가 있다. 물론 어떤 경우에서든지 하지 않는 것보다는 운동을 하는 것이 훨씬 유익하다. 지속적인 운동은 노폐물을 제거하면서 칼로리 소비로 인하여 체중을 줄일 수 있다. 또한 추가적으로 음식물 섭취에 있어서도 신중하게 생각해야 하며 인스턴트식품이나 입맛에만 맞는 기호식품을 피해야 한다.

　운동을 하게 되면 인체의 근육은 활동하게 되고 세포 속의 미토콘드리아가 증가되어서 지방을 태운다. 꾸준히 하는 유산소운동은 아주 좋다. 그리고 운동을 하되 숨이 차게 하며 땀이 나게 한다면 더욱 좋다. 체중 관리는 활동에서 크게 좌우된다. 살찐다는 것은 대부분 칼로리 문제이며 먹는 칼로리의 양이 소모되는 칼로리의 양보다 많게 되면 살이 되는 것이므로 살을 빼기 위해서는 칼로리 섭취를 줄이고, 활동을 증가시키는 것이다. 그렇게 될 때 인체 세포의 유전자가 살아나고 건강해진다.

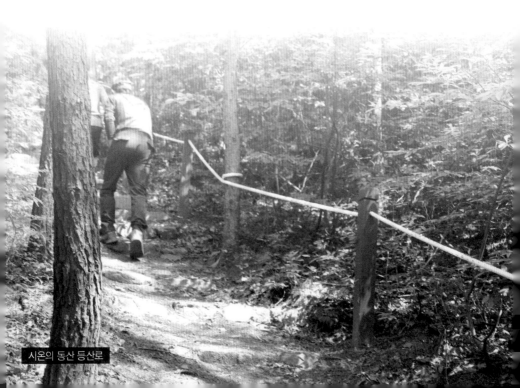

시온의 동산 등산로

좋은 운동, 나쁜 운동

운동에도 좋은 운동이 있고 나쁜 운동이 있을까? 세상의 모든 것들에 양면성이 있듯이 운동에도 그렇다. 운동에도 몸을 회복시키는 운동이 있고 몸을 망가뜨리는 운동이 있다. 우선 좋은 운동은 유산소운동이다. 모든 운동이 좋기는 하나 그 운동양이나 활동 범위에 따라 좋고 나쁨이 달라진다.

우선 실내에서의 운동은 좋지 않다. 피할 수 없을 때를 제외하고 실내에서의 운동은 자신이 뿜어낸 독소를 계속 흡입하게 된다. 독소 배출을 원활하게 하기 위해서는 반드시 실외에서 운동을 해야 한다.

축구, 수영, 농구, 마라톤, 육상 등 과한 운동은 반드시 피해야 한다. 이러한 운동들은 인체에 활성산소를 쌓이게 하고 몸을 피로하게 하여 간과 신장이 망가질 수 있다. 심지어 등산도 심하게 하는 것은 해가 된다. 가장 좋은 운동은 걷는 운동이다. 걷는 운동은 전신을 강하게 만든다. 팔, 다리, 복부, 뇌신경, 소화기관 등을 적당한 자극과 혈액순환과 호흡 작용을 통해 회복시키게 된다. 등산은 무리하지 않는 것이 좋으며, 매일 등산을 할 경우 반드시 일주일에 두 번 정도는 쉬어 주는 것이 좋다. 특별히 예외가 되는 사람들이 있다. 다른 사람들보다 더 많은 등산을 해도 큰 무리가 없는 사람이 있기는 하나 무리하는 것은 하지 않는 것보다 해로울 수 있다.

근력운동은 적당히 해야 한다. 텃밭을 가꾸거나 부업일을 할 경우는 관계가 없으나 아무 일이나 활동을 하지 않을 경우 가벼운 아령으로 하루 5분씩 두 차례 정도 해주면 아주 좋다. 헬스장에서 하는 무리한 운동은 반드시 피해야 한다. 무산소운동을 과하게 하면 질병의 상태를 더 악화시킬 수 있다.

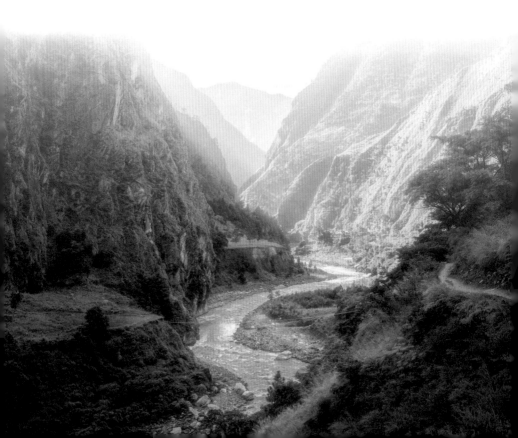

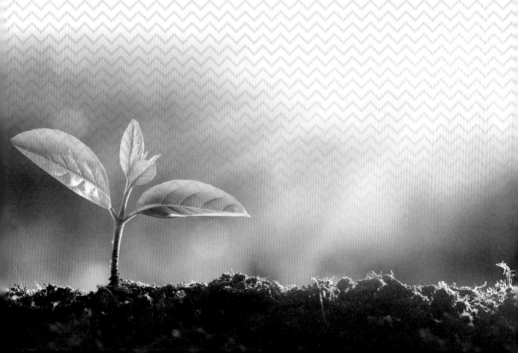

PART
18

소금과 미네랄

18

소금과 미네랄

소금의 중요성

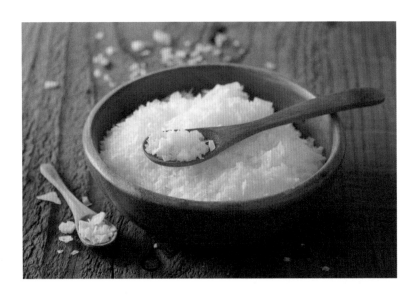

소금은 물이나 공기나 산소처럼 인체에 꼭 필요한 물질이다. 영양소

로도 탁월하며 이것이 없이는 소화, 호르몬작용, 면역에 대한 문제가 일어날 수밖에 없다. 즉 인체에는 반드시 소금이 필요하다는 사실을 알아야 한다.

소금의 주성분은 염화나트륨으로 알려져 있다. 인체는 60조 개 이상의 세포로 이루어져 있다. 이 세포 하나하나마다 모두 세포 외액이라는 액체 안에 떠 있다. 소금은 바로 이때 세포 외액에서 세포가 파괴되지 않도록 한다.

소금은 생명체를 이루는 역할을 하는데 그것은 모든 생명과 관계를 이루고 있다. 또 소금으로 요리하면 음식의 맛은 더 좋아지고 부패를 막아주는 역할을 하기도 한다. 소금은 소화와 흡수에 큰 역할을 하고 뇌에 자극을 전달하며 전기를 일으키는 역할을 하는 물질이다. 아무리 음식을 깨끗하게 먹고, 좋은 공기를 마신다 해도 소금이 없이는 건강하게 살 수 없을 뿐 아니라 생명을 유지할 수도 없다. 그래서 이번에 우리는 과연 소금은 무엇이고, 소금의 섭취는 어느 정도가 적당하며, 소금을 어떻게 섭취해야 하는지에 대해서 간단히 알아보도록 하자!

소금에는 우리 인체에 꼭 필요한 미네랄, 즉 아연, 철, 칼슘, 마그네슘, 수소, 나트륨, 인 등 다양한 성분이 들어 있으며 그것은 생명에 필요한 삼투현상을 유지하는 데에도 필수적이다. 체내에 수분이 증가하게 될 경우에 수분을 소변이나 땀을 통해 내보내기도 하지만 이것을 일정하게 잡아주고 탈수나 부종을 일으키지 않도록 해주는 것이 바로 소금의 역할이다.

나트륨은 온 생명체가 필요로 하는 요소이다. 초식동물들은 모두 나트륨을 필요로 한다. 염소나 양, 산양들은 50m의 절벽에 올라 생명의 위협에도 불구하고 살기 위해 염

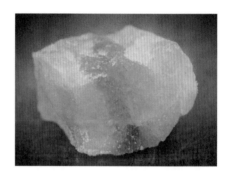

분을 섭취한다. 코끼리도 소금 섭취를 위해 사막을 찾아 헤맨다. 아프리카 습지에 사는 야생물소도 킬리만자로산의 3,000m 이상의 고지에 올라 소금을 먹기 위해 여행을 떠난다.

보통 병원에서는 환자들에게 염분 사용을 제한시킨다. 그러나 혈관으로 투여하는 생리식염수, 포도당은 염분과 당분이다. 인체의 0.9%의 염분 함유량과 마찬가지로 0.9%의 생리식염수를 공급한다. 소금이 나쁘다고 말하는 것은 너무나 과한 양과 정제염일 경우이다. 소금 섭취는 필수적이며 소금 섭취가 제대로 되지 않게 될 경우에 인체는 무기력해지고 판단력이 흐려지며 질병 치료가 되지 않는다.

성경적으로 보나 과학적으로 보나 소금은 인체에 꼭 필요하다. 성경에서 소금은 언약의 소금으로 대표되고 그것은 부패를 막고 밭에 거름

이 되는 역할까지 설명하고 있다. 또 소금은 해독하는 작용도 있는 것으로 이미 오래전부터 말하고 있었던 것이다. 간척지에 농사를 지으면 쌀이 더 맛있는 이유는 바로 소금 성분에서 기인된 것이며 고구마를 심을 때에도 소량의 소금을 뿌리고 심으면 고구마의 당분이 더 많아지는데 그렇다고 소금을 밭에 많이 뿌리게 되면 땅이 오염될 가능성이 있다.

일반적으로 소금은 인체 내의 질병과 싸움을 하는 백혈구를 도와주고 면역체들을 강화시켜 준다. 필요한 염분이 부족해지면 식욕이 감퇴하게 되고, 소금의 주성분인 위액이 제대로 그리고 충분히 만들어지지 않는다. 인체의 pH(산도)는 보통 7.4 정도가 알맞다. 그것을 유지하기 위해서는 소금이 꼭 필요하다.

흔히 바이러스균이나 전염병들이 돌아다닐 때 소금은 정말 필요하다. 그때에는 소금을 보통 섭취량보다 늘리는 것이 더 좋다. 소금 섭취는 필수적이며 소금이 좋지 않다고 해서 무염식을 하는 것은 아주 위험한 일이라는 것을 생각해야 한다.

소금과 건강 문제

우리 몸의 염도는 0.9%다. 이것을 유지할 때 건강하게 살아갈 수 있다. 면역력을 좌우하는 것 중에 나트륨은 대단히 중요하다. 소금에는

86종의 미네랄이 들어 있다. 소금 없이는 피가 만들어지지 않는다. 피가 만들어지는 데 필수적인 소금은 매일 그리고 적당한 양으로 꾸준히 섭취해야 한다.

손발이나 배가 찰 때, 손 저림에도 필수적이다. 성경에서 소금은 '좋은 것'(막 9:50)으로 표현되어 있고, 모든 소제물에 소금을 포함시켰다. 또한 짐승을 도살하여 피를 많이 흘려도 전염병이 돌지 않았던 것은 성경의 법칙대로 소금을 제단 주위에 충분히 뿌렸기 때문이다.

소금은 인체에 꼭 필요한 미네랄의 보고이다. 우리 몸에 필요한 미네랄이 가득한 천일염은 인체의 부족한 영양소를 채워준다. 나트륨은 삼투작용을 통해서 인체의 수분을 일정하게 유지시킨다. 나트륨이 적어지면 세포 외액의 수분도 적어진다. 나트륨이 증가하면 세포 외액의 수분이 증가하며 체내 수분은 빠져나가지 않게 된다. 이때 과일이나 채소 섭취를 통해 칼륨 섭취가 증가되면 수분 배출이 촉진된다. 나트륨과 칼륨의 균형이 잘 잡혀 있어야만 탈수나 부종이 일어나지 않는다.

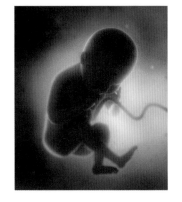

양수는 소금물로 되어 있으며 농도는 1.2%가 된다. 태아를 다른 병균으로부터 막아주는 물질이 바로 양수다. 산모가 만일 수분과 나트륨의 섭취가 적당하지 않은 경우 태아에게도 문제가 생기고 약한 체질을 갖게 되는 것이다.

음식을 잘 소화하고 흡수할 수 있도록 만들어 준다. 소금 섭취를 하지 않고 음식을 먹게 되면 소화가 잘 안 되고 제대로 영양분을 흡수할 수 없다. 인체 내에 필요한 수분, 즉 물의 양을 조절하여 준다. 삼투작용을 통해서 체내에서 수분이 빠져 나가지 않도록 해준다. 체내에 염분이 부족한 상태에서 물을 많이 마실 경우 배에서 물소리가 나며 더부룩하다.

음식이 부패할 경우에 소금이 부패를 방지해주듯이 소금은 인체 안에서 일어나는 부패 작용을 방지해준다.

피를 정화시켜 주고 맑게 해주며 그리고 피의 항상성을 갖게 한다. 물론 소금을 많이 먹게 되면 정욕이 왕성해지긴 하지만 적당히 사용하면 좋다. 정욕에 좋다는 것은 사실 피에 힘을 준다는 것을 의미한다. 이것은 고기나 자극성 음식이 주는 정욕과는 다른 것이다.

그 외에도 체온을 유지해줌으로써 추위와 더위를 덜 타게 하고, 체질을 산성에서 알칼리성으로 바뀌게 하며 해독제 역할도 한다.

소금과 관련된 연구 결과들

소금에 대한 잘못된 연구들이 잘못된 인식을 만들었다. 몇 가지 연구 결과들을 통해서 무엇이 올바른지 살펴보도록 하자!

소금이 혈압에 좋지 않다는 이야기는 1954년 미국의 다르 박사의 연구에서 시작되었다고 한다. 그는 일본의 동북부 지방을 대상으로 고혈압의 발병률을 조사했는데 과도한 염분 섭취가 그들의 고혈압을 일으켰다고 주장했으나 사실상 다른 문제가 그들의 고혈압의 원인이었음이 판명되었다.

겨울철 화장실에 가기 위해 본채에서 밖으로 나와 볼일을 봤던 것이다. 집은 따뜻했지만 변소는 매우 추웠다. 이때 추위로 인해 체온이 떨어지고 극적인 온도차로 인해 뇌졸중의 발병률이 높았던 것이다.

또한 메너리 박사의 잘못된 이론을 살펴보자! 10마리의 실험용 쥐에게 매일 평소보다 훨씬 많은 양의 소금을 섭취시켰다. 이 실험은 6개월간 지속되었고, 그중 4마리가 고혈압에 걸리게 되었다. 이 실험으로 소금은 고혈압의 원인이라는 사실이 수많은 사람들에게 알려지게 되었다. 이 쥐에게 준 소금의 양을 사람에게 적용해보면 약 200~300g 정도 된다고 한다. 이것은 불가능한 일이다. 사실상 좋은 것이라 해도 과하면 독이 되는데 이 실험은 완벽하게 잘못된 실험이다. 그러나 그 이면에 간과한 것이 하나 있는데 나머지 6마리의 쥐는 그 많은 양의 소금 섭취에도 불구하고 아무런 변화가 없었다는 것이다.

세계보건기구는 소금 권장량을 5g 정도로 제한하고 있다. 사실상 너무나 적은 양이다. 점점 소금 섭취를 줄이는 것을 권장하고 있으나 사실상 소금의 섭취로 인해 문제가 온 것보다 소금과 함께 섭취된 자극적인 식사와 과식과 육류 사용과 인스턴트식품의 문제가 더 컸던 것을 알수 있다.

소금과 과식 문제

현대인들의 식사 문제는 심각해지고 있다. 소금 섭취는 점점 줄어들고 당분 섭취가 늘어나고 있다. 가령 나트륨 섭취의 증가는 정제염, 재제염으로 육식에 길들여진 사람들과 혈압이 과하게 높은 사람들에게 좋지 않을 수 있다. 그러나 천일염은 큰 문제가 없으며 채식을 할 때 반드시 소금 섭취가 있어야 한다.

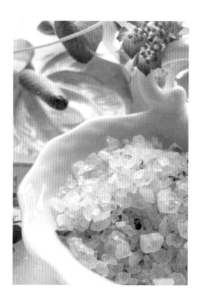

고혈압 환자와 당뇨 환자가 늘어나고 있다. 고혈당의 문제는 포도당의 과잉생성과 포도당 대사 문제가 있을 때 발생한다. 즉, 포도당이 소화되지 않을 때 일어나는 문제이다.

　일반적 탄수화물 다량 섭취는 고혈당에 문제가 될 수 있다. 당분이 많은 음식들은 과식하기가 쉽다. 우리 인체는 곡식에서 필요한 영양소를 뽑아낸다. 그러나 추가적으로 당분이 체내에 들어가게 되면 당분을 가지고 에너지원으로 사용한다.

　암 환자나 기타 질병을 가진 사람들 중 고혈당을 유발할 정도로 과식하는 사람들이 있다. 그러한 사람들에게는 의지나 환경석 요인보다는 본능적인 작용이 더 큰 영향을 준다. 인체 자체의 욕구나 식욕을 그대로 방치할 경우 의지도 큰 도움이 되지 않는다는 것을 알 수 있다. 즉, 작심삼일이라는 표현이 적합한 듯하다.

　굶주림이나 포만감은 시상하부의 식이조절중추의 흥분에 의해 조절된다. 그것은 포도당의 농도에 따라 영향을 받게 된다. 혈당의 농도가 높아질 경우 식이조절중추가 흥분하게 되고 포만감을 느끼게 된다. 반대로 혈당의 농도가 낮아질 경우 배고픔을 느끼게 된다. 특히 말초신경까지 포도당이 전달되면 포만감이 느껴지나 말초세포에 포도당이 전달되지 않을 경우 배고픔이 느껴지게 된다. 포도당을 이송하는 물질은 인슐린뿐만이 아니라 수분과 나트륨이다. 수분과 나트륨이 부족하게 되면 우리 몸은 질병에 시달리게 된다.

인체는 70%가 수분으로 되어 있다. 혈액의 55%는 나트륨이다. 나트륨 부족으로 탈수가 생기게 되면 혈액의 농도가 진해지고 혈액의 양도 줄어들게 되어 혈액순환에 큰 문제가 생긴다. 그렇게 되면 포도당의 운반에 시간이 지체되며 말초세포들은 에너지원을 공급받지 못하게 되며 배고픈 증상을 얻게 된다. 즉, 간식과 과식의 위험성이 있다는 것이다. 당뇨 환자가 무염식과 저염식만 피해도 인슐린 걱정을 덜해도 된다.

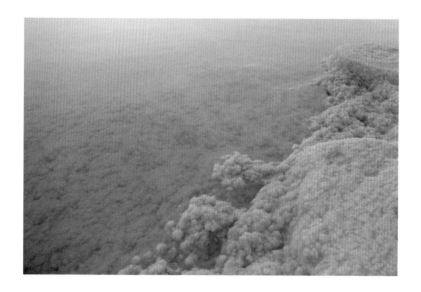

소금을 적게 섭취했을 때의 문제

우리 몸의 염도는 0.9%다. 병원에서 맞는 링거액 역시 0.9%다. 건강한 사람의 염도는 0.9~1.2% 정도로 유지하나 암 환자나 질병이 있는 경우 이 염도보다 떨어지게 된다. 소금은 나트륨을 바탕으로 각종 필수 미네랄을 함유하고 있는데 만약 이 미네랄이 부족할 경우 인체에 문제가 생긴다.

채식을 중심으로 하는 식사의 경우 비교적 칼륨 섭취가 늘어난다. 반면 나트륨 섭취는 줄어들게 된다. 특히 암에 걸리게 되면 사람들은 싱겁게 먹어야 한다는 생각에 사로잡힌다. 문제는 체내의 염도를 맞추기 위해 인체가 고생을 하게 된다는 것이다. 지속적으로 공급되는 나트륨이 부족해지면 미네랄의 저장고인 뼈에서 나트륨과 각종 미네랄을 분비하게 된다. 즉, 뼈가 약해진다. 보통 암 환자 가운데 뼈로 전이되는 경우가 허다한데 여러 이유 가운데 나트륨 부족도 빼놓을 수 없다.

체내에 나트륨 부족 현상이 생기면 몸은 산성화된다. 염분을 너무 적게 섭취하면 수명도 단축된다. 식후 식곤증이 일어나는 원인이 과식 말고도 또 하나가 있다. 식후에는 일반적으로 혈액 속에 염분보다 당분이 많다. 이때 소금만 적절하게 섭취해주면 이러한 증상이 모두 사라지게 된다. 당분 섭취가 많으면 몸이 냉해지고 염분 섭취를 늘려야 손발이 따뜻해진다.

소금기가 충분한 장기에는 암이 잘 걸리지 않는다. 심장이나 십이지장에서는 암을 찾아보기 힘들다. 소금을 충분히 섭취하지 않는 채식주의자들이 당분 섭취를 과하게 한다. 그때 세포에 문제가 일어나는 것이다. 세균은 당분을 좋아하고 염분을 싫어한다. 몸 안의 염도가 정상보다 떨어지게 되면 바이러스, 세균이 번식하게 된다.

체내의 나트륨양은 간단한 계산으로 나온다. 체중이 60kg일 때 인체 수분은 70%로 가정하고 체액은 42kg을 유지하면 염분이 0.9%인 378g이 된다.

만일 수분만 계속 마시고 저염식이나 무염식을 할 경우에 인체는 나트륨을 유지하기 위해 계속해서 소변으로 수분을 빼낸다. 특히 잠자리에서는 질병의 회복을 위해 큰 방해가 된다. 저염식을 지속적으로 할 때 몸은 기력을 잃게 되고 간과 신장, 위장, 뇌, 췌장, 십이지장이 망가지게 된다.

나트륨이 체내에서 부족하게 되면 일어나는 현상을 알아보겠다.

(1) 소화불량

많은 환자들이 소금을 제한하지만 지속적인 소금 제한은 소화불량에 영향을 끼친다. 소금이 없으면 제대로 소화도 되지 않고 좋은 피가 만들어지지도 않는다.

(2) 속 쓰림, 속 메슥거림

소금은 체내 삼투작용을 통해 수분 조절을 한다. 또한 필요에 따라 세포 외액과 내액의 나트륨 펌프를 하기도 한다. 또한 인체의 산과 알칼리를 조절하는 일에 큰 역할을 한다.

(3) 피로감, 의욕 상실

무염식을 하게 되면 혈액이 약해진다. 소금 섭취가 줄어들 때 의욕이 상실하게 되고 피로감이 증가한다. 소금은 몸에 힘을 주고 혈액을 강하게 한다.

(4) 면역력 저하

소금 섭취를 적게 할 경우 면역력의 기능이 저하된다. 그렇기 때문에 상처 치유가 늦고 감염성 질환에 걸릴 확률이 더 높아진다.

그 외는 체력 저하, 냉체질, 소변볼 때 힘이 없는 증상, 머리카락 빠짐 증상, 혈액순환 저하, 손·발·배 차가워짐 등이 있다.

어떤 소금이 좋을까?

소금에는 종류가 아주 많다. 일반적으로 소금을 많이 섭취하면 문제가 된다고 한다. 하지만 소금 자체는 건강식품이지만 어떤 소금이냐에 따라 문제가 달라질 수도 있고, 얼마만큼의 양이냐에 따라 달라질 수도 있다. 60억 세계 인구가 1년간 먹는 소금의 양은 대략 1억 5천 톤 이상이 된다고 하는데 그중에 대부분이 땅속의 암염이라고 하고 나머지는 30% 정도는 바닷물을 원료로 하는 소금이라고 한다.

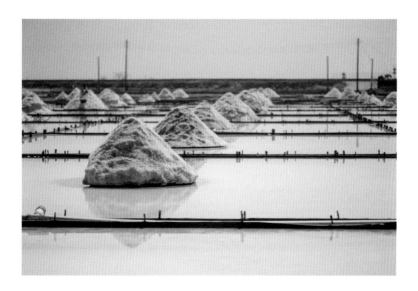

소금은 몇 가지로 구분된다. 소금의 종류를 몇 가지만 열거하면 천일염, 정제염, 암염, 구운 소금, 맛소금 등이 있다. 천일염은 바다에서 물을 가두어 놓았다가 수분이 증발되어 나오는 소금이다. 가공소금이나 맛소금은 인체에 좋지 않다. 가공소금의 문제는 나트륨을 제외한 미네랄이 전혀 없다는 것이다. 깨끗하게 정제는 되었지만 살아 있는 성분이 아니다. 햇빛에 의해 수분 증발이 되는 소금은 한국, 일본, 대만, 중국, 인도, 파키스탄 등 동남아시아에서 만들어지며 인도양, 미국, 멕시코 등에서도 생산이 된다. 가장 품질이 좋은 것은 국내산이다. 이유는 갯벌이 많다는 것이 특징이다.

암염은 바다였던 호수가 지각변동에 의해 물은 증발되고 소금만 남아 있는 지층이나 암석으로 이루어진 소금인데 이것은 흔히 식용 대신에 공업용으로 많이 쓰인다.

정제염은 소금 성분에서 미네랄이 제거된 소금이며 아주 짜다. 일반적으로 소금이 해롭다고 말할 때 기준은 사실상 이 소금이 적절하다.

천일염은 고온에 구운 것을 말한다. 주로 식용으로 사용하기 좋고 반찬을 할 때 적합하다. 간수 성분이 적기 때문에 때로는 일반 천일염도 함께 사용하는 것이 좋다. 여기에는 죽염, 용융소금 등이 포함된다. 상업적으로 만들어진 값비싼 소금이 많다. 그중에 하나가 용융소금이나 죽염이다. 구태여 비싼 돈을 주고 사서 먹을 이유는 없다.
지금도 마트와 건강식품점에서는 수많은 소금이 쏟아져 나온다. 소금에서 얻는 것의 대부분은 나트륨과 각종 미네랄이다. 바다가 오염되었기 때문에 소금을 구워서 먹어야만 한다는 것은 잘못된 표현이다. 물론 중금속이 들어 있을 수 있다. 그러나 극미량이며 아직 문제가 될 정도는 아니다. 정제되지 않고 조미되지 않은 소금은 건강에 아주 좋다. 무조건 간수가 없어야 좋은 것은 아니다. 간수는 마그네슘이라는 미네랄을 함유하고 있기 때문에 배척할 물질이 아니며 무엇이든 적당하게 섭취하게 되면 가장 큰 건강을 얻게 될 수 있다는 결론을 내릴 수 있다. 값비싼 소금으로부터 자유를 얻을 필요가 있다.

소금 섭취와 양

　소금이 우리 몸에 꼭 필요한 영양물질이라는 것은 확실하다. 그런데 소금을 얼마나 섭취해야 하는지에 대해서는 개인차가 있기는 하다. 몸무게, 활동 범위, 수분 섭취량 비례 등에서 소금 섭취가 달라지며 더운 여름과 겨울철에도 좀 달라질 수는 있다.

　채식을 할 때 소금의 양은 특별히 제한할 필요는 없다. 육식 자체는 나트륨이 과하게 섭취되고, 일반적인 식사 자체는 상당히 많은 양의 염분 섭취가 있을 수 있다. 그것도 정제염으로. 그러나 채식을 하는 사람의 경우 체내 염분이 너무나 적을 가능성이 있다. 의식적으로 섭취하지 않으면 소금이 체내에 부족할 수도 있다. 소금은 충분히 사용되어야 한다. 인스턴트식품에도 나트륨이 많은데 채식을 할 경우 아주 많은 양의 소금이 제한된다. 그래서 반찬은 반드시 간간하게 먹는 것이 좋다. 물론 증상에 따라 소금 섭취를 줄여야 할 사람들이 있기는 하다.

앞서 말했듯이 인체의 일반적인 염도는 0.9%이며 단순 섭취되는 수분이 2L일 경우 18g의 소금이 필요한 것은 사실이다. 그러나 이런 것을 꼭 예민하게 생각할 필요는 없다. 수분이나 염분이 과하게 되면 인체는 그것을 체외로 배출하게 된다. 즉, 꼭 몇 그램을 정해놓고 먹는 것이 좋은 방법은 아니다. 단, 식사를 할 때 충분히 반찬을 통해 소금을 섭취하고 부족하다고 느낄 때에는 가끔 소금물을 마시는 것도 좋다.

자연스러운 것이 가장 좋다. 국이나 찌개를 식사에서 제한할 경우 반찬에 들어가는 소금 양은 더 늘어나야 하며 조금씩 곁들여 먹는 것도 좋다. 국이나 찌개에는 우리가 생각하는 것보다 더 많은 양의 소금이 들어간다. 채식을 하는 사람은 소금을 충분히 섭취하는 것이 정답이나 육식이나 일반식을 할 경우 혹 매일 국을 마시는 경우에는 달라질 수 있다.

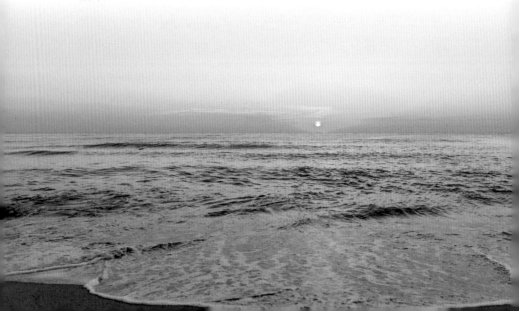

절제와 건강 회복

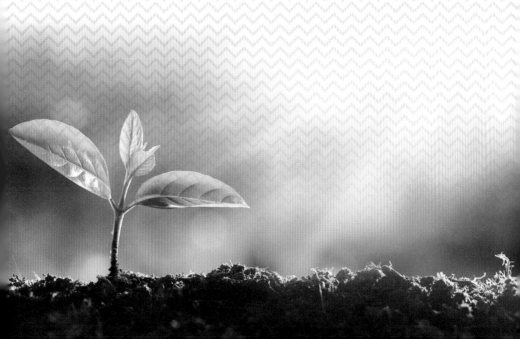

19

절제와 건강 회복

질병의 원인은 부절제

부절제는 현대 사회에 수많은 질병을 만들어 냈다. 식욕, 정욕, 스트레스 등 생각하고 싶은 대로 하고, 먹고 싶은 대로 먹는 부절제한 삶은 반드시 좋지 않은 결과를 초래하게 된다. 부절제는 인간의 이성과 육체를 마비시킨다. 뇌의 작용을 무디게 하고 자율신경에 문제를 일으킨다.

먹는 것에 방종하는 사람은 자신의 몸을 망치는 일을 하는 사람이다. 인간은 선악과를 따 먹은 이후 식욕과 항상 싸우게 되었고, 인간의 의지로 식욕을 이겨내는 것은 쉬운 일이 아니라는 사실을 역사 가운데서도 살펴볼 수 있다.

문제는 식욕의 부절제는 반드시 그 결과를 초래한다는 것이다. 해를 거듭할수록 인간은 나약해지고 질병의 유전은 점점 더 증가하여 후손들에게 질병과 기형과 부도덕을 물려주게 된다. 이 모든 원인은 부절제에서 시작된 것이며 질병에서 회복하기 위해서는 반드시 절제를 해야 한다.

부절제는 주로 식욕에서 가장 많이 나타난다. 그것뿐만이 아니다. 보는 데 방종하는 것, 무분별하게 말하는 것, 근심과 걱정 등 이렇게 부절제하게 되면 인체의 모든 기능들이 정상적으로 작동되지 않는다. 인간은 자유의 의지를 가지고 있으며 그 의지는 절제하는 데 꼭 사용되어야 할 것이다. 절제할 때 의지는 더 강해지고 질병을 이겨낼 힘을 소유하게 된다. 부절제한 사람의 피는 더러워지고 성격은 난폭하게 된다. 특별히 식욕의 방종은 거기에서 끝나는 것이 아니라 더 많은 부절제로 이어지게 된다. 이것은 자신의 몸에 죄를 짓는 것이고, 후손에게도 가장 나쁜 것들을 물려주는 것이다.

현 시대는 질병이 난무하는 시대이다. 오늘날 얼마나 많은 사람들이 질병으로 인해 고통당하고 있는가? 어떤 사람은 산소호흡기에 의지하며 살아가고, 어떤 사람은 자신의 모든 재산을 치료하는 데 사용하기도 하고, 어떤 사람은 일생의 모든 시간을 질병을 치료하는 데 사용하기도 한다. 건강했을 때 생활습관에 변화가 조금이라도 이루어졌다면 많은 불행들이 일어나지 않았을 것이다.

천연의 법칙을 어기고 신체 법칙을 계속적으로 범하는 사람들은 그 결과를 받게 된다. 그러나 대다수의 사람들은 이것을 알지 못한다. 잘못된 생활들이 그토록 무서운 결과를 초래한다는 것을 잊고 살아간다. 부절제로 인해 질병이 생기게 되면 약물을 사용하기 시작한다. 그러나 절제하지 않은 환자는 어떤 약물을 사용해도 결코 회복이 될 수 없다.

인류의 시조 아담과 하와는 완벽하게 창조되었고 그들에게 부절제한 것은 조금도 찾아볼 수 없었다. 지금의 인류와는 전혀 다른 건강을 가지고 있었다. 어느 나라를 가든지 어느 동네를 가든지 질병을 찾아볼 수 있다. 아담과 하와에게 불행은 식욕의 방종에서 생겨난 것이었다. 식욕이 인간을 지배하고 있다. 질병은 증가하고 있으며 원인의 결과가 따르고 있다.

결국 이성은 지배자가 되지 않고 식욕의 노예가 됨으로써 올바른 판단을 할 수 없게 되고, 인체의 시스템도 망가져서 질병으로부터 자유를 얻을 수 없게 된다. 질병의 원인은 부절제라는 사실을 꼭 기억해야 한다.

절제해야 할 필요성

질병의 회복을 위해서 절제를 해야 하는 이유는 무엇일까? 그것이 살길이기 때문이다. 부절제가 질병의 원인이라면 절제는 회복의 발판이 된다. 절제하지 않고서는 아무도 회복할 수 없다. 질병을 치료하기 위해서 약물치료, 대체요법들이 주목을 받고 있지만 사실상 그런 것들이 질병의 치료에 큰 도움이 되지 않는다는 것을 명심해야 한다. 많은 질병들이 절제만 해도 회복 될 수 있다. 세상에는 참으로 많은 건강보조식품, 기능식품, 건강을 위한 요법들이 있다. 또한 값비싼 열 치료기도 많다. 이것들이 주는 효과는 극히 적다.

설령 어떤 요법으로 인해 질병이 좋아졌다 하더라도 그것은 그 요법 때문이 아니다. 어떤 보조식품을 먹고 좋아지더라도 그것은 보조식품 때문이 절대 아니다. 많은 사람들은 속고 있다. 일반적으로 보조식품을 판매하는 곳이나 한약을 주는 한의원이나 대체요법을 하는 수많은 곳에서도 단지 그것으로만 해결하지 않는다. 반드시 생활에 변화를 주도록 유도한다. 어느 곳에 가든지, 어떤 물건을 팔든지, 부절제를 피하도록 한다. 어떤 제품을 팔면서 물을 많이 마셔야 한다, 혹은 운동을 많이 해야 한다, 잠을 잘 자야 한다, 자극적인 것을 먹지 말아야 한다, 술·담배를 끊어야 한다 등의 절제 의식을 심어준다.

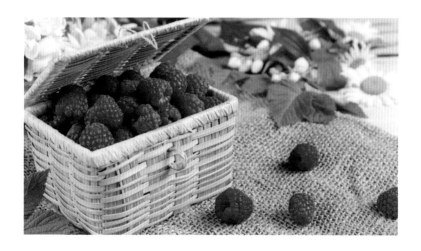

사실 술만 안 마셔도 간이 회복되고, 담배만 끊어도 호흡기가 좋아지고, 육식만 하지 않아도 염증 수치가 내려가고, 운동만 해도 심폐기능이 좋아지며 몸이 회복된다. 그런데 왜 사람들은 그토록 어떤 특정 요법에 치중하는 것일까? 그것은 믿음이 부족하기 때문이다. 진정한 자연치유는 신뢰가 필요하며 절제가 생명의 길이라는 것을 깨닫게 만든다.

절제된 삶은 인간의 형상이 다시 하나님의 형상으로 회복되는 것이다. 우리 몸은 하나님의 소유이며 우리 몸을 잘 관리하는 것은 우리 몸을 창조하신 하나님께 대한 우리의 의무이다. 사람은 단 하나의 목숨으로 살아간다. 자신의 삶 속에 어떻게 살아야 가장 가치 있는 삶인지에 대해서 생각해야 한다. 가장 가치 있는 생애는 건강한 삶과 남을 위한 이타적인 삶에서 찾아볼 수 있다. 자신을 계발시킬 때 우리는 진정한 봉사를 할 수 있고, 그것이 유지될 때에만 행복과 건강을 유지할 수 있다.

자신의 몸을 잘 관리하는 데 사용하는 시간들은 값진 시간들이다. 육체나 정신의 어떠한 기능도 위축시키거나 활동에 문제를 일으키면 반드시 그 결과를 받게 된다.

과식

　과식은 인체에 많은 해를 주고 소화기관을 약화시킨다. 음식을 너무 많이 먹게 되면 우리의 인체 전체가 부담이 되고 생명과 활력이 감소된다. 이렇게 되면 인체의 수명은 줄어들 뿐만 아니라 질병에 걸리기 쉽다.

　시온의 동산에서는 자극적이지 않은 식사가 제공되고 육식도 제공되지 않는다. 간식도 금지되며 저녁 식사도 과일이다. 그런 이유에서인지 환자들 중에 저녁이 없다는 생각에 점심을 과하게 먹는 경우들이 있다. 아무리 유기농 식사와 합리적인 배합식과 좋은 요리로 준비되어도 과식을 하게 되면 문제가 생긴다. 암 환자의 암이 줄어들거나 커지는 것은 과식과 큰 관련이 있다. 회복을 위해서는 반드시 과식을 피해야 한다.

　똑같은 음식을 먹어도 과식하는 사람은 자연치유가 될 수 없다. 절제해야만 회복이 일어난다. 암 뿐만 아니라 당뇨, 혈압, 아토피, 심장병 등 모든 질환에 과식은 무조건 피해야 한다.

　아무리 건강에 좋은 음식들일지라도 과식은 인체의 기를 막히게 하고 피를 불결하게 한다. 음식을 먹게 되면 위장으로 들어가게 되는데, 가장 이상적인 식사법이 위의 70%만 채우는 것이다. 식탁에 앉았을 때나 일어날 때 식욕이 같아야 한다. 조금 더 먹고 싶다 할 때에 반드시 일어나야 한다.

과식이 혈액에 문제를 일으키는 이유는 정상적으로 소화가 되지 못하기 때문이다. 우리 몸에 들어온 음식물이 다 소화되지 못할 경우에는 그 음식이 썩게 된다. 그것은 노폐물이 되어 혈액에 침투하게 된다.

빨래를 원활하게 하기 위해 세탁기에 적당한 양의 빨래를 넣고 해야 하는데 너무 많은 양을 넣어버리면 빨래가 되지 않는다. 마찬가지로 과식은 정상적인 소화를 시킬 수 없다.

과식할 때 위장은 큰 부담을 얻게 된다. 위뿐만이 아니다. 소화기관 모두 부담을 가지게 된다. 공사를 하기 위해 자재를 주문할 때 필요한 양을 구입한다. 그러나 그것보다 훨씬 더 많은 양의 자재를 쏟아놓고 갔을 경우에 문제가 생긴다. 한 트럭의 벽돌이면 되는데 여러 트럭의 벽돌이 오면 필요한 양을 제외하고 모두 치워야 한다. 계산하지 않았던 인력이 들어가게 된다. 마찬가지로 우리 몸에도 꼭 필요한 양의 음식이 있는데, 식욕의 방종으로 그것보다 훨씬 많은 양의 음식을 먹게 되면 인체에 필요한 음식 외에 나머지 음식물은 쓰레기가 되고 만다. 절대로 영양분이 되지 않는다.

과식은 단지 인체에 필요한 음식 외에 나머지가 그냥 버려질 뿐 아니라 체내에서 부패하게 되는 것이다. 그 독은 전신을 돌아다니며 어느 곳에서 병이 생길지 준비하게 된다. 한 번의 과식도 해가 되는데 매일 과식으로 자신의 몸을 혹사시킨다면 회복은 절대로 일어날 수 없다.

과식은 뇌신경의 작용도 흐리게 한다. 우리 몸의 에너지는 한정되어 있는데 과식으로 에너지가 소화기관에 집중되다 보면 뇌는 올바른 판단과 좋은 의지를 소유하지 못하게 된다. 뇌의 작용이 원활할 때 인체는 놀랍게 회복될 수 있다. 왜냐하면 뇌신경을 통해 온몸이 통제를 받기 때문이다. 과식은 특히 자라나고 있는 아이들에게 더더욱 좋지 않고 환자들에게는 마치 독과 같다. 과식하고 있는 동안에는 절대로 회복이 될 수 없다.

미각신경과 절제

"내 몸이 필요한 것은 몸이 안다."라는 말이 있다. 자칫 잘못하면 부절제한 식사를 할 수 있는 표현이기도 하다. 사실 우리 몸의 부족한 것은 그 음식을 통해서 찾아지기도 한다. 김치에서 늘 나트륨을 섭취해 온 사람은 나트륨이 필요할 때 김치를 찾게 될 것이고, 육류에서 단백질을 섭취해온 사람은 단백질이 부족할 때 육류를 찾게 된다는 것이다. 우리의 인체는 어느 영양분이 부족하게 되면 그것을 얻기를 원하고 여러 반응을 보일지도 모른다.

그러나 단지 식욕이 부르는 음식들이 있다. 오랫동안 자극적이고, 맵고, 기름진 육식을 하지 않다가 그러한 음식들을 갈망하여 먹게 되면 흔히 병의 원인이 되는 경우가 많이 있다. 몸에 해로운 어떤 음식이 아주 많이 먹고 싶어서 그것을 먹고 나면 탈이 나는 경우가 허다하다. 자연치유식 식사를 하다가 한 번의 실수로 죽음의 길로 이어지는 경우도 있다.

인체의 신경 중에 미각신경이 있는데 그것은 혀 안에 미뢰가 있고, 그 미뢰 속에 있는 미세포는 입안에 들어온 음식의 맛을 전기로 바꿔서 뇌의 미각중추로 보낸다. 미각은 단맛, 신맛, 쓴맛, 짠맛을 감지하고 또 그것은 식욕만이 아니라 그것이 인체에 해를 끼치는지 아니면 이로운지 분별하게 하고 독이 들어 있는 것과 없는 것을 구분하게 하는 역할을 하는 중요한 신경이다. 우리의 뇌는 정말 신비하다. 뇌는 음식을 먹었을 때에 그 맛에 대한 감각을 생존 수준을 넘어 쾌감, 즉 식욕에 연결되도록 발달시켰다. 그렇기 때문에 사람은 맛의 무한한 즐거움에 빠져들게 되는 것이다. 하지만 미각의 발달 정도에는 개인차가 있다. 미식가도 있고, 맛을 잘 느끼지 못하는 사람도 있다. 이러한 이유로 다른 신경과는 다르게 미각 신경은 둔하다고 할 수도 있다. 무엇인가 맛있는 것이 있으면 더 먹고 싶고 또 먹고 싶은 것이 인간의 미각인데 우리는 그것을 조절해야 한다.

환자의 경우, 식욕에 대한 자제가 없으면 결코 회복이 될 수 없다. 식욕을 최대한으로 자제하는 것은 정말 가치 있는 일이며 이것은 자신의 건강관리와 회복에 가장 으뜸이 되는 것이다.

한 번 맛있는 음식에 흥미를 느낀 우리 인체는 계속 그 음식을 갈망하게 될 것이며 그것을 극도로 먹고 싶어 한다. 누구나 부절제가 얼마나 해로운지 알 것이다. 그것은 인체 안에서 자동으로 조절되는 것이 아니라는 것이다. 결론을 말하자면 미각신경은 자신이 길들인 것이며, 몸이 필요한 것인지 단지 나의 식욕이 요구하는 것인지 잘 판단하고 음식물을 섭취해야 한다.

절제가 생명의 길

사람이 살아가는 데 있어서 절제는 정말 중요한 부분을 차지하고 있다. 절제는 육체적, 도덕적, 지적 향상에 도움을 준다. 그러한 절제는 의지의 힘을 통하여 이루어진다.

신체 법칙은 그것이 모두 생명과 직결되어 있는데 절제는 생명과 직접적인 관계를 가지고 있다. 이것만이 살길이다. 한번 인내하고 의지를 강하게 한 사람은 질병과의 싸움에서 이겨낼 수 있다. 한 번 더 먹고 싶을 때 수저를 놓고, 딱 하나만 먹으려고 손이 갈 때 뿌리치고, 한 번만 보고 끊는다고 할 때 아예 보지 않는 등의 절제들은 단지 거기에서 끝나지 않는다.

　더 강한 의지가 형성이 되며 그것은 질병을 이겨낼 엄청난 힘이 된
다. 생명은 계속해서 증진된다. 만일 하나의 유혹과 한 번이라는 타이
틀을 놓고 무너지기 시작한다면 그 사람은 많은 것을 잃어버리고 목숨
까지도 안전하지 않을 수 있다. 말기 암 환자는 많이 회복이 되었더라
도 단 한 번의 선택이 중요하다는 것을 알아야 한다.

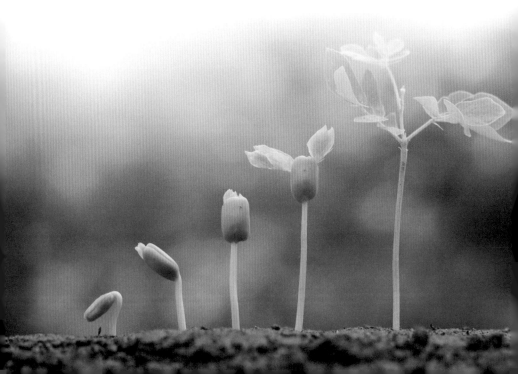

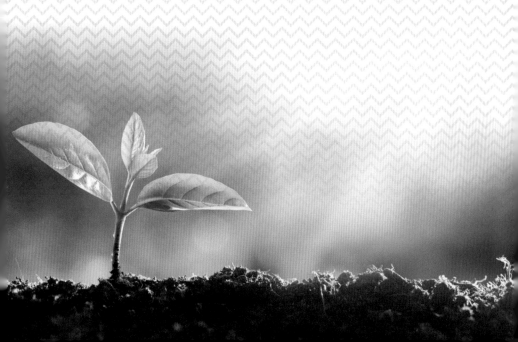

PART
20

암과 자연치유

20

암과 자연치유

암의 원인들

병원에서 암에 대한 진단을 받게 되면 그것은 사형선고를 받은 것같이 막막하고 슬프고 힘든 것이 사실이다. 왜냐하면 그것이 바로 죽음으로 가는 길목이기 때문이다. 암은 현대인들에게 무서운 질병이다. 돈도 많이 들어가고 힘들게 투병을 해도 이기지 못하니 당연히 그렇게 생각할 수밖에 없다. 하지만 암이 너무도 흔하다 보니까 이제 암도 일상 질병으로 간주된다. 아무튼 암에 걸리면 엄청난 고통과 어려움이 따르고 생명에도 큰 문제가 있다는 것은 다 아는 바이다.

사망 원인 1위가 암이다. 암은 해마다 늘어나고 있다. 많은 사람들이 암이 끼치는 생명의 종말을 두려워하는 것은 당연하지만, 그보다 더 두려워할 만한 것은 생명이 끝나기 전에 오는 이루 말할 수 없는 고통이다. 그것은 사람의 외모와 지적 기능에 큰 변화를 주기도 한다. 그것은 자기의 의지가 아무리 강하다 할지라도 마음대로 될 수 없는 부분이기 때문에 그렇게도 두려운 것이다. 우리의 인체는 수많은 세포로 구성되어 있고, 정상적인 세포는 태어나고 분열되고 증식하며 수명이 되면 죽지만, 암세포는 그렇지 않다. 암세포는 계속 자라난다. 이 이상 세포는 죽어야 할 때 죽지 않는다. 아포토시스(세포 자살)가 일어나지 않으면 큰 문제가 일어나는 것이다.

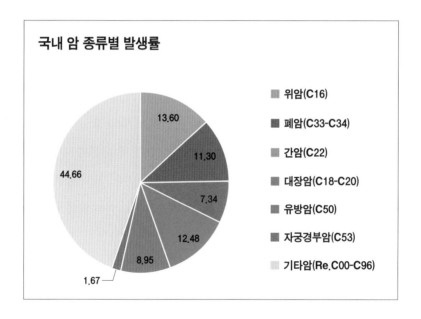

암이 왜 생겨날까? 우리 몸의 혈액에 문제가 있을 때 주로 일어난다. 암은 잘못된 세포의 문제이기도 하다. 정상적인 세포는 삶의 주기에 따라 죽고 다시 태어나지만 암세포는 죽지 않는다. 여기에서 문제가 생긴다. 이러한 몸이 만들어지는 데에는 이유가 있다. 잘못된 식습관으로 인해 혈액이 더러워지고 혈액을 통해 노폐물이 약한 부분에 정착하게 되면서 발생하게 된다.

누구나 암세포가 있다. 그 요인은 매일 발생하지만 우리 몸의 면역시스템에 의해 암세포는 매일 억제된다. 왜냐하면 우리 몸 자체에서 매일 자연항암제가 만들어지고 있기 때문이다. 건강한 사람이 암에 걸리지 않는 이유는 바로 백혈구가 암세포를 공격하기 때문이다. 그러나 백혈구의 면역력이 떨어지면 이상 세포가 백혈구의 간섭을 받지 않고 자라나 암이 되는 것이다.

암이 되는 과정은 외부적으로 해로운 물질이 인체 안에 들어와서 인체의 면역 기능들을 파괴시킴으로 시작된다. 암 발병 요인의 대부분이 잘못된 생활습관에서 일어난다. 술, 담배, 자극성 식품, 고기 등은 암에 걸릴 확률을 높여주고 스트레스나 오염된 공기 등도 역시 암을 유발시키는 원인이 된다. 이렇게 환경적인면에서 세포의 DNA에 손상을 입히게 되면 바로 암으로 전향한다는 것이다.

문제는 암을 일으키는 요인들이 사실상 직접적이지는 않다는 것이다. 왜냐하면 어떤 사람들은 그것들을 매일 접촉하고 먹고 생활하는데도 이상이 나타나지 않기 때문이다. 술과 담배를 평생 해도 암에 걸리지 않는 사람들도 있고, 폐기물로부터 발암물질을 매일 마시고도 암이 발생하지 않는 사람들도 있다. 신진대사의 정상작용과 면역프로그램이 활성화되면 해롭고 방종적인 습관도 어느 정도 몸이 이겨내고 있다는 것이다. 그러나 질병에 걸리는 것은 순식간이다. 몸의 면역이 약해지는 것도 내가 모르는 사이에 시작된다.

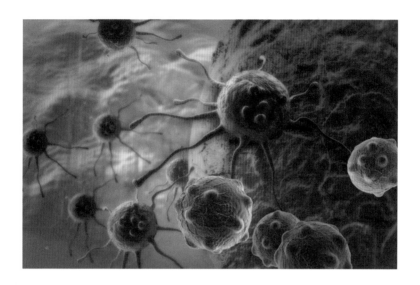

발암의 요인

- 전자기 노출
- 전자레인지의 방사선
- 수많은 전선들과 전자파
- 핵 방사선

- 살충제, 제초제, 비료

- 공업용 폐수

- 오염된 물을 마시거나 그 물로 목욕하는 것

- 염소화합물 사용

- 직·간접 흡연

- 호르몬요법과 면역억제제

- 식품 첨가물

- 중금속(수은, 아말감)

- 약물의 잘못된 복용

- 영양 섭취의 불량

- 건강보조식품의 남용

- 부정적인 생각과 스트레스

- 소화기의 불완전성

- 세균감염

- 바이러스

- 석면이나 건축물

- 알코올

- 육식과 자극적인 식생활

- 발효식품과 잘못된 배합

위에 있는 것들이 암의 원인이 될 수 있다. 그러나 가장 중요한 원인은 인체의 노폐물이 쌓이게 되는 것이다. 아무리 발암물질을 많이 접촉

해도 노폐물이 쌓이지 않는 생활을 하게 되면 훨씬 좋다. 우리가 사는 삶 속에서 위에 열거된 모든 것을 완벽하게 제거하고 살 수는 없다. 최대한 할 수 있는 것을 하고 나머지는 올바른 습관으로 바꾸어야 한다. 비록 세균이나 병균들이 우리 몸에 들어온다 할지라도 배양체인 노폐물(독소)이 없으면 우리는 건강하게 살 수 있다.

암의 초기 증상

암의 종류는 많다. 그중에 간암, 위암, 폐암, 대장암, 유방암은 한국 사회에 흔한 암이고, 난소암, 골수암, 췌장암, 피부암, 식도암 등 역시 늘어나고 있는 암 중 하나이다. 기본적으로 암은 통증이 있지만 어떠한 암들은 그 암이 발견되기까지 아무 이상이 없는 듯이 보인다. 또한 많은 암들이 인체 내에서 생명에 지장을 줄 때까지는 크게 못 느껴지기도 하나 암이라는 사실이 발견되면서 급격히 인체가 망가지는 것을 느낄 수 있다.

우리 몸에 정말 암의 신호가 없을까? 사실 암의 신호가 없거나 이상이 없는 것은 아니다. 일반적으로 아프면 약을 먹어서 증상을 완화시킨다. 또한 매일 먹게 되는 자극적인 식품 때문에 인체의 신경들이 마비되고 그 신호를 놓쳐 버리고 마는 것이다. 암은 말기에 많은 통증과 기능의 저하를 일으킨다. 수면의 변화, 식욕의 변화, 성격의 변화, 체력의 변화, 체중의 변화 등.

　암의 초기 증상들을 살펴보면 먼저 소변이나 대변의 변화가 일어나는 것을 알 수 있다. 갑자기 잔변이 생긴다든지, 변의 색이나 소변색의 변화도 의심해볼 필요가 있다. 그리고 암의 증상은 대개 인체가 과하게 피로한 증상으로 나타나기도 한다.

　상처 난 곳이 더디 낫거나 종창이 낫지 않을 때 주의해서 보아야 한다. 백혈구의 상태가 좋지 않을 때 상처나 종창이 낫지 않는 경우가 허다하다.

　소화기 암일 경우 속이 더부룩하거나 소화에 문제가 일어난다. 음식을 먹어도 소화가 잘 되지 않는 경우가 있다. 특히 위암 같은 경우에 평소에 괜찮다가 계속 소화가 되지 않아 병원에 갔더니 암으로 진단된 경우가 허다하다. 반대로 먹어도 먹어도 허기지는 증세도 나타난다. 이것은 영양 부족이라는 것을 말해준다. 암이 자라나고 있다는 뜻이기도 하다.

　암에 걸린 초기 증상 중 떨어지지 않는 기침이나 쉰 목소리가 오래가는 것이다. 감기가 너무 오래갈 경우에도 암이 아닌가 하는 의심을 해보는 것이 좋다.

　사소한 것일지라도 자신의 건강을 철저하게 체크하는 것이 좋다. 생활하는 데 큰 문제가 없을지라도 자신의 몸의 이상 부분을 꼭 체크해서 식생활을 개선해 나가는 것이 아주 중요하다.

식생활과 암

암에 걸린 많은 사람들이 유전적인 요소를 살펴본다. 부모님이 암 환자인 경우에 자식이 암에 걸릴 수 있는 확률은 부모가 암 환자가 아닌 경우보다는 당연히 높다. 왜냐하면 식생활이 비슷하기 때문이다. 유전성을 무시할 수 없다. 상당히 큰 비중을 차지하지만 그것보다 더 무서운 것이 있다. 생활습관이다. 식생활 문제는 암과 직접적인 관계가 있다. 인체의 특정 부위가 약한 경우 똑같이 담배나 술을 마셨을 경우에 약한 곳에 문제가 일어난다. 반대로 암이라는 유전이 자신의 체질 속에 배어 있어도 올바른 식습관을 통해 충분한 예방을 할 수 있게 된다.

암의 대부분이 식생활에서 발생된다. 육류와 술, 담배, 커피 그리고 자극성 음식들이 주는 결과가 각종 질병들이다. 해로운 음식을 먹게 되면 피는 불결해지고 암을 일으키게 된다. 또 음식뿐 아니라 오염된 공기나 물, 스트레스 등 과잉 생산된 활성산소로 인해 인체의 DNA는 공격을 당하고 이러한 것들이 바로 질병의 원인이 될 수 있다.

어떤 식생활들이 암을 유발시킬까?

- 육식을 하는 것

- 우유, 치즈, 요구르트 등의 유제품

- 자극성 식품

- 인스턴트식품

- 커피와 해로운 차

- 술과 담배

- 조미료

- 설탕

- 유전자 조작식품

- 과식

- 복잡한 식사

- 늦은 시간의 식사와 과식

- 과량 당분 섭취

- 영양을 골고루 섭취하지 못할 때

- 도시의 나쁜 공기

- 집 안의 너무 더운 공기

- 화학 물질의 공기

- 산소가 부족한 장소

- 운동 부족

- 수면 부족

- 전자파

- 심한 스트레스
- 약물을 많이 사용할 경우
- 과로

일반적으로 위에 열거된 것이 별것 아니라고 생각할 수도 있다. 그러나 그런 것 하나하나가 모여 질병을 만드는 것이다. 간접적으로든 직접적으로든 위에 나열된 것은 모두 다 암의 원인과 관련이 있는 것은 확실하다.

가능한 암의 치유

암 치유는 가능할까? 의학적으로 암이라고 하는 질병은 완치가 불가능한 것으로 간주된다. 암이 아주 작거나 예후가 좋은 암들은 수술을 통해 쉽게 제거되거나 항암이나 방사선 치료를 통해 암이 없어질 수는 있다. 문제는 공격당한 암은 살아남기 위해 자기 영역을 키운다는 사실이다.

많은 암 환자가 현재 가지고 있는 암을 줄이기 위해 일반 치료를 하지만 식생활은 하나도 개혁하지 않은 채 암의 증상만 없애는 방법을 택할 때 때로는 위험한 선택을 하고 있는 것이다. 근본적으로 그 원인을 해결하지 않는 이상, 암의 치유는 확신할 수 없다.

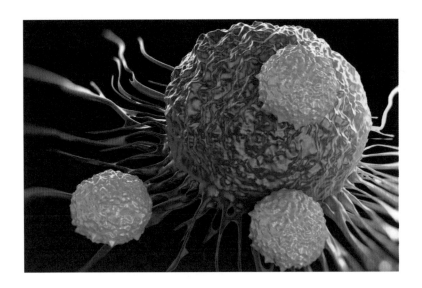

생각이 바뀌어야 한다. 감사해야 하고 웃어야 한다. 자연치유를 통해서 자신의 질병이 확실하게 나을 것을 믿어야 한다. 강한 신뢰가 생기면 세포의 변화가 생긴다. 유전자에 변화가 온다면 반드시 치유가 일어난다.

그때 T세포가 활성화 되면서 암을 공격하게 된다. 아주 재미있는 사실은 암세포가 내 몸에서 살 수 없는 상황이 되면 자기의 표면에 죽여달라는 신호를 보낸다. 그때 T세포가 암세포를 제거하기 시작하는 것이다.

필자는 자연치유를 통해 많은 사람들이 회복되고 더 나은 삶을 살아가는 것을 보게 되었다. 건강교육센터를 운영하면서 암 환자들이 어떻게 회복되어 가는지도 보게 된다. 어떤 방법으로 회복되는 것이 아니다. 마음의 변화와 삶에 대한 또 다른 의미를 깨닫게 될 때 회복이 일어난다.

이기적인 생각에 사로잡힌 삶에서 이타적인 삶으로 바뀔 때 회복이 일어난다. 유전자가 바뀌고 인체의 모든 시스템이 바뀌어야 한다. 간혹 1개월밖에 남지 않았던 사람들이 회복되는 사례들을 보면 참 신기할 정도의 기적이라고 느껴진다.

폐암 말기 환자 중 한 사람은 방사선을 통해 몸이 아주 망가진 상태에서 입소하게 되었고, 걸을 힘도 없었으나 수개월 자연치유를 하고 난 뒤에 폐암이 흔적도 없이 사라진 경험을 하게 되었다. 또 한 사람은 폐암을 수술하기 위해 수술대에 올라갔다가 암이 전신에 퍼져서 수술을 하지 못한 채 바로 시온의 동산에 오게 되었는데 자연치유를 통해 그 큰 암들이 모두 줄었다.

어떤 방법에 답이 있는 것이 아니다. 또 한 사람은 위암 5㎝ 정도의 크기를 가지고 있었고 자신은 암 환자라는 사실을 알지 못하고 입소하였다. 고혈압이라는 명분으로 입소했고 열심히 운동하고 자연치유의 올바른 핵심 중 마음이 열리는 경험을 하게 되었는데 한 달 후에 검사를 해보니 암이 모두 사라지게 되었다.

저자의 가까운 분 중 한 분은 위암 절개수술 후 입소하였다. 혈액암 말기 진단을 받고 시온의 동산 자연치유를 했는데 회복이 일어나서 현재 6년 정도를 건강하게 살고 있다. 대장암에서 복막암으로 전이되신 분이 있는데, 자연치유를 하면서 회복된다는 생각은 전혀 하지 않았고 단지 항암 후유증을 해결하고 싶었고 그냥 편하게 쉬다가 잠들더라도 그렇게 좀 쉼을 갖고 싶은 소망이었다. 1개월 자연치유를 선택했다가 3개월로 연장되었고 그 후 놀랍게도 검사 결과 복막에 있던 암이 깨끗하게 사라진 것을 경험한 것이다.

사실 어떠한 방법이나 환경을 따라 하는 것이 중요하지 않다. 가장 중요한 것은 바로 자신과의 싸움이다. 이기적인 방법을 버리고 마음에 변화가 일어나야 한다. 더 이상 암에 대해서 신경을 쓰지 않는 것이 좋다. 무엇을 먹어서 나을까? 무엇을 해서 나을까? 이런 저런 방법을 따라가다 보면 오히려 질병이 악화된다. 그것이 민간요법일지라도 그렇다. 너무 여러 가지를 하거나 몸에 좋다고 이것저것 먹는 것은 오히려 암을 더 크게 하는 것이다. 산삼일지라도 안 먹고 차라리 식사를 조절하는 것이 가장 좋다. 하루 두 끼 식사와 올바른 식사 습관을 갖게 되면 암은 자연스럽게 낫게 된다.

이곳 자연치유센터에서는 특별한 치료 방법이 따로 없다. 식사하는 것처럼 똑같이 식사를 하면서도 신경 하나 안 쓰고 낫는 방법이 바로 그것이다. 수많은 사람들이 암에 신경을 그렇게 많이 쓰지만 낫지 않는 이유가 바로 근본적인 원인을 제거하려고 하지 않기 때문이다.

어느 환자에게나 마찬가지로 권유하고 싶다. 하지만 특히 암 환자에게 권하고 싶은 것 중에 가장 중요한 것이 바로 약물치료의 중단과 자연치유의 권장이다. 어떤 약물도 인체의 암을 고칠 수 없다. 암은 그 뿌리를 없애버리지 않는 이상 크기가 줄고 없어졌다 하더라도 소용이 없다. 암이 일시적으로 또는 외부적 치료에 의해서 줄어들 수는 있으나 그것이 완전하게 치료가 되기 전에는 또 재발한다. 일반적으로 병원에서는 암 환자에게 거의 항암제를 투여할 것이다. 하지만 항암제는 암을 결코 치료하지 못한다. 방사선도 마찬가지이다. 오히려 인체의 기운을 빼앗아간다. 그리고 암 주위로 모여든 백혈구를 죽인다.

그러므로 인체는 더 많은 백혈구를 만들어 내는데 체력을 소모시키며 암은 줄어든 만큼 인체의 기력도 약화된다. 그래서 항암치료 후 병원에서는 나가서 음식을 영양가 있게 잘 먹으라고 권장하지만 그렇게 되면 암은 또 더 커지기 마련이다. 환자는 이런 싸움을 통해서 결국 기력이 약화되고 회복되지 못하여 암 때문에 죽기보다는 기력이 쇠하여 죽는 경우가 더 많은 것을 알 수 있다. 차라리 가만히 있었더라면 더 오래 혹은 나았을 뻔했던 질병들이 스스로 무덤을 파는 결과를 초래한 것이다.

어떤 환자에게도 약물치료는 완전한 회복을 주지 못한다. 오히려 질병을 더 악화시키는 상황을 만들게 된다. 그러나 약물치료를 중단하고 자연치유를 할 때 인체는 놀라운 변화를 보게 된다. 상상할 수 없었던 일들이 일어난다. 자연치유는 특별한 것이 따로 없다. 그것은 식생활을 개선하는 것이고, 규칙적인 생활을 하는 것인데 그렇게 하면 암은 분명히 줄고 자신의 노력과 마음의 변화에 따라 6개월 정도면 큰 성과를 거둘 수 있다.

반복하지만 어떤 방법이 있는 것이 아니다. 자연치유는 놀라운 것이다. 누구에게나 다 이루어지지는 않는다. 간절히 원하고 마음을 비우고 마음에 변화가 일어나야 한다. 또한 사람을 창조하신 하나님이 회복을 시켜주실 때, 그것이 가장 확실한 답이라는 사실이다.

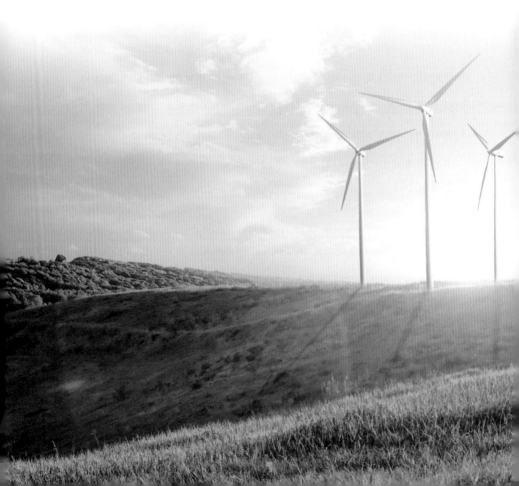

부록

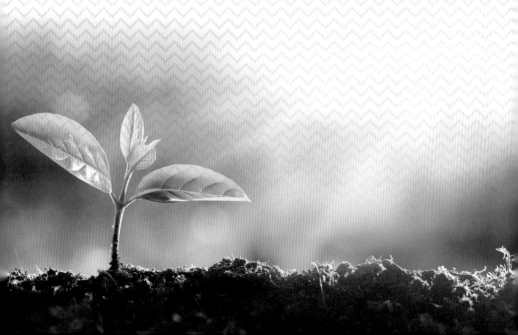

부록

시골 생활과 건강

도시 안에서 질병을 회복하려는 생각을 하고 있다면 큰 오산이다. 물론 간혹 호전되는 경우가 있지만 거의 드물고 특히 암 환자에게는 절대적으로 해가 된다. 도시의 삶은 그 자체가 유혹의 삶이다. 먹는 것부터 공기, 생활의 모든 부분들에 문제가 된다. 주거 환경은 환자의 건강 회복에 있어서 많은 부분을 담당하고 있다. 음식의 유혹과 피로, 스트레스는 암 환자에게 적이다.

흔히 말기 환자들에게 병원에서 내리는 선고는 죽음이다. 대개 병원에서 2개월, 3개월, 6개월의 기간을 말하는 말기 환자는 모든 것을 포기한다. 그러나 자연치유를 발견하게 될 때 소망이 생긴다. 회복의 기적을 만드는 곳이 바로 자연이다. 철저하게 라이프 스타일을 바꾸고 이기심을 버리고 시작한 자연치유는 큰 성과를 보여준다. 가끔 회복된 환자들은 질문을 받는다. "무엇을 했고 어떻게 회복되었나요?" 그때 몇 분의 대답은 "저는 자연히 나았습니다." 웃자고 하는 말이다. 사실 얼마나 노력을 했을까? 이 말은 인위적인 치료를 하지 않고 자연 속에서 회복되었다는 것이다. 그런데 도시에서 이 일이 어떻게 가능할까? 절대 불가능하다.

암 환자나 각종 질병이 있는 환자는 반드시 시골 생활을 배워야 한다. 유기농사법을 배우면 좋다. 이것은 돈으로 계산할 수 없다. 살기 위해 먹을 것이 필요하다. 내 손으로 농사지은 상추나 감자나 토마토는 값으로 헤아릴 수 없다. 단 무리하지 말고 그곳에서 기쁨과 행복을 찾아야 한다.

농약, 풀약, 비료의 사용 등은 인체에 아주 해롭다. 그것은 인체의 면역체를 파괴시키고 독소를 일으킨다. 밭에 풀약이나 비료나 농약을 하게 되면 땅의 이로운 미생물들이 죽게 되고 땅은 산성화된다. 그러므로 식물은 영양분을 제대로 흡수하지 못하고 성장한다. 이렇게 성장한 식물들은 그것이 인체에 큰 유익이 되기보다는 오히려 해가 될 수도 있다.

옛날에 비해 땅은 더 산성화되었고 중요한 성분들이 많이 없어지게 되었다. 그러므로 예전의 식물에 비해 현재 우리가 먹는 식물은 그 자체가 영양소들이 훨씬 적은 것이다. 다시 말해 예전에 당근 하나에 들어 있는 영양을, 지금은 당근 열 개가 있어야 채울 수 있다고 보면 된다. 그

리고 감자 하나가, 지금의 감자 여러 개의 영양과 같다는 것이다. 우리
가 지금 섭취하고 있는 음식들은 단지 배는 부르게 하지만 실제적으로
우리의 세포와 면역체에 큰 영양을 주지 못한다. 그러므로 현 시대 질병
대부분의 원인이 사실 영양 불균형에서 온다고 보아도 과언이 아니다.

유기농으로 농사를 짓게 되면 어느 정도 회복이 된다. 땅은 다시 알
칼리성으로 바뀌게 되고 미생물의 작용과 각종 좋은 영양소들이 살아
있다는 결론이다. 유기농사라고 꼭 힘들게 생각할 것은 없다. 우선은
화학약물들과 비료를 사용하지 않도록 한다. 그리고 비료를 대신하여
발효퇴비로 농사를 짓는다. 그리고 농약이 많이 필요한 채소들은 유기
농업용으로 나오는 약재를 사용하면 좋은 결과를 얻을 수 있다. 이렇게
유기농으로 된 식물을 환자가 먹게 되면 그런 식품을 먹지 않을 때보다
훨씬 나은 건강을 얻을 수 있게 되고 활력을 얻게 되어 빠르게 건강을
회복할 수 있다. 삶의 거처를 옮기기로 결심해야 한다. 도시의 삶은 불
안하다. 그리고 결코 회복될 수 없다.

건강식 요리 방법

"곡식과 과일과 견과 및 야채는 우리 창조주께서 우리를 위하여 선
정하신 식물이다. 이러한 식물을 할 수 있는 대로 간단하고 자연스
러운 방법으로 요리하면 가장 건강적이요, 자양적인 식물이 된다. 이

러한 식물은 복잡하고 자극성 있는 요리에서 얻을 수 없는 힘과 인
내력과 정신력을 주는 것이다."(Counsel on Diet and Foods, p.313)

건강식 요리 방법을 배우는 것은 자연치유에서 가장 중요하다. 일반
적으로 너무 복잡한 요리법, 인체의 건강에 전혀 맞지 않는 요리법은
맛을 위해 포커스가 맞추어져 있으나 건강식요리방법은 몸이 원하는
음식이다. 단순하면서도 한 가지 한 가지 고유의 맛을 느끼게 할 수 있
는 방법이다.

식사는 늘 변경시켜서 요리되어야 하며 할 수 있으면 천연 그대로의
식사를 하도록 훈련되어야 한다. 건강식요리방법을 실천하게 되면 영
적·육체적 건강 문제를 해결할 수 있다. 이때 냉장고 안의 개혁이 일어
나야 하며 식품에 관한 충분한 이해를 갖고 있어야 한다.

또한 고정관념을 깨뜨려야 한다. 맛을 내는 데 반드시 많은 양념이
있어야만 하는 것이 아니다. 생각을 바꾸고 입맛을 바꾸어야 한다. 발
효식품은 완전히 제거되어야 하며 복잡한 요리가 우리 몸의 세포를 망
가뜨린다는 생각을 해야 한다.

요리법에서 중요한 원칙은 단순성이다. 부엌일로 지치지 않아야 하
며 위장은 단순할수록 소화를 잘 시킨다는 사실을 인지해야 한다. 그러
나 식사가 매끼마다 자주 변경되어야 한다.

건강채식요리

　건강한 음식은 혈액을 변화시키고 건강을 회복하는 필수 요소입니다. 자극적이지 않고, 단순하면서 균형진 영양을 섭취하는 것이야말로 자연치유의 핵심입니다.

　나음힐링센터에서는 맛과 정성, 그리고 신선한 최고의 재료를 고집하며 무엇보다 건강 회복에 도움이 되는 요리를 제공하고 있습니다.

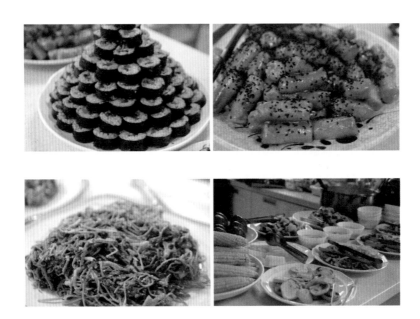

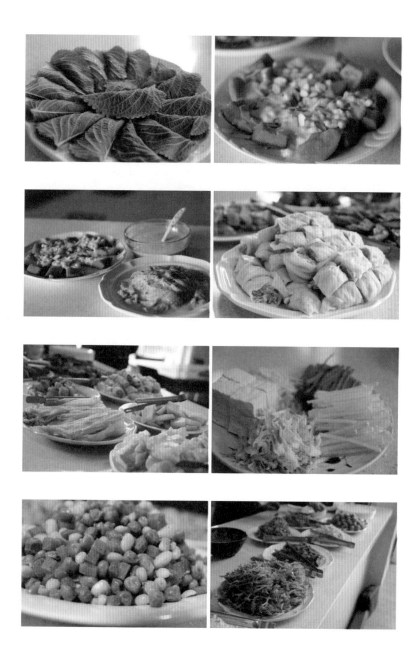

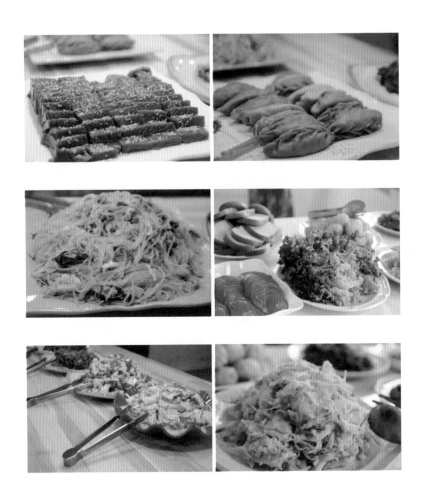

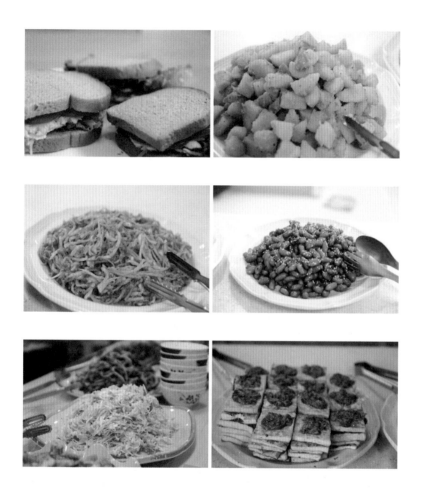

힐링디톡스프로그램

  방태환원장과 함께 하는 2주 프로그램으로 70기 이상 진행되고 있으며, 약 3000여 명 이상의 참가자가 프로그램에 참여하였습니다.

  혈액관찰, 건강상담, 건강교육, 천연치료, 건강체조와 건강식 등을 통해 2주동안 자연치유를 체험할 수 있으며 생활습관의 변화로 건강한 생활을 새롭게 시작할 수 있는 계기가 됩니다.

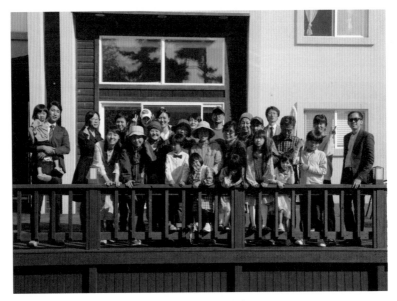

힐링디톡스 단체 사진

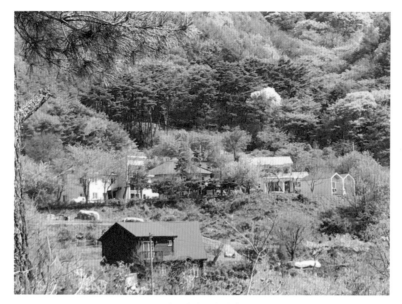

나음힐링센터 전경

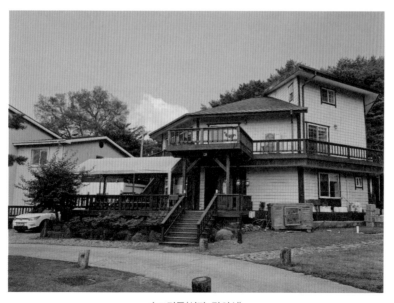

숲그린동(식당, 강의실)

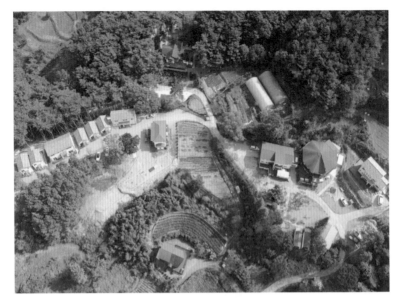

드론으로 촬영한 나음힐링센터

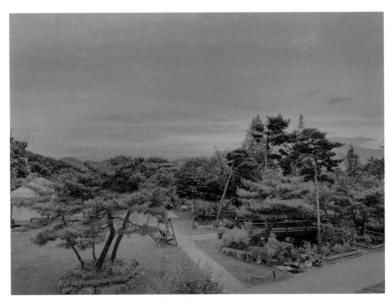

나음힐링센터 정원

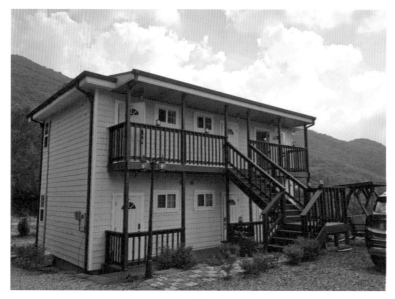

솔그린동 전경

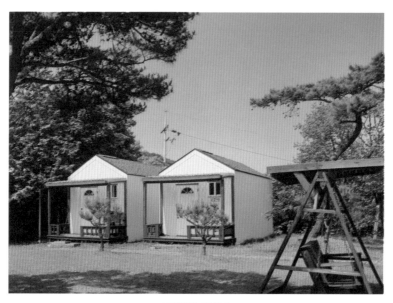

물빛채와 달빛채

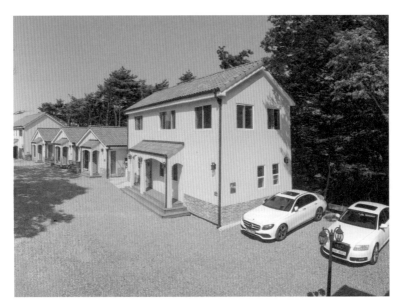

힐링스테이와 지중해풍 숙소들

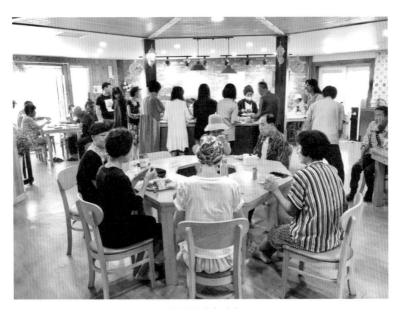

나음힐링센터 식당

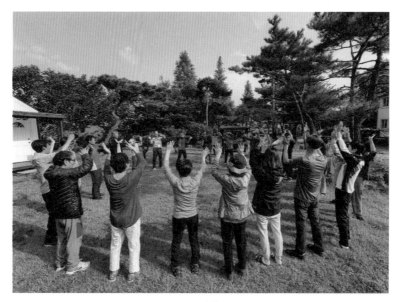

스트레칭

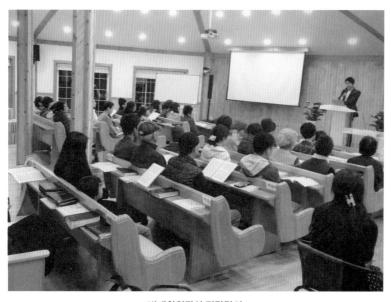

방태환원장의 건강강의

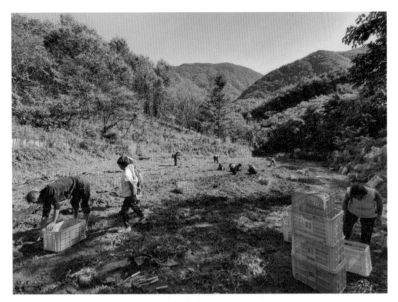

나음힐링센터 농사

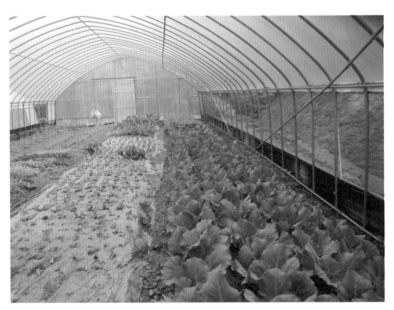

비닐하우스 유기농 채소

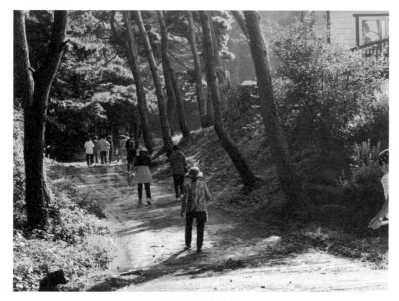

나음힐링센터 산책로

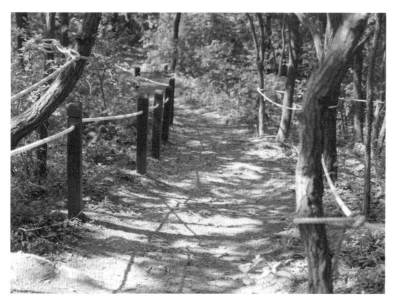

나음힐링센터 백월산 등산로

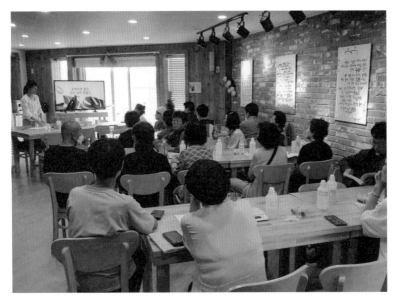

천연치료

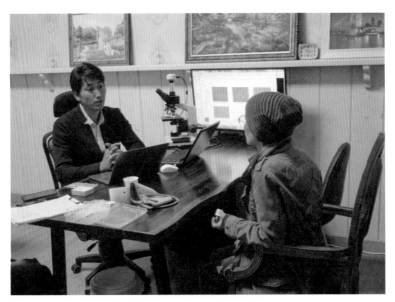

건강상담

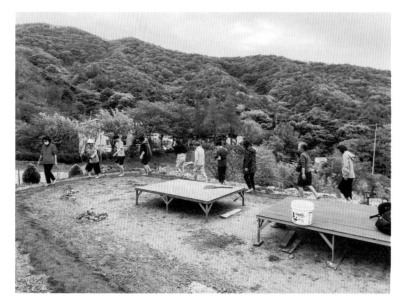

어싱

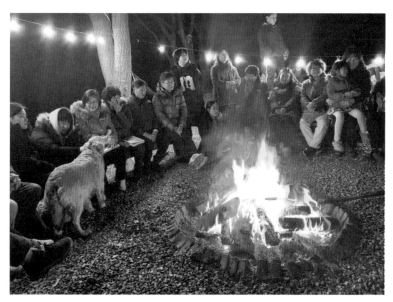

캠프파이어

건강 교육 및 상담 문의

건강 교육을 통해 자연치유의 확신을 얻고 싶은 분들은 참여하여 교육을 받을 수 있으며 짧은 체험으로 건강에 대한 확신을 원하는 분들에게 도움을 드립니다.

Tel: 1588-2577

홈페이지:

검색창에 "나음힐링센터"를 검색해 보세요! | Q

기적을 만드는
식생활 혁명

ⓒ 방태환, 2023

개정판 1쇄 발행 2023년 8월 25일

지은이   방태환
펴낸이   이기봉
편집   좋은땅 편집팀
펴낸곳   도서출판 좋은땅
주소   서울특별시 마포구 양화로12길 26 지월드빌딩 (서교동 395-7)
전화   02)374-8616~7
팩스   02)374-8614
이메일   gworldbook@naver.com
홈페이지 www.g-world.co.kr

ISBN   979-11-388-2218-3 (03510)